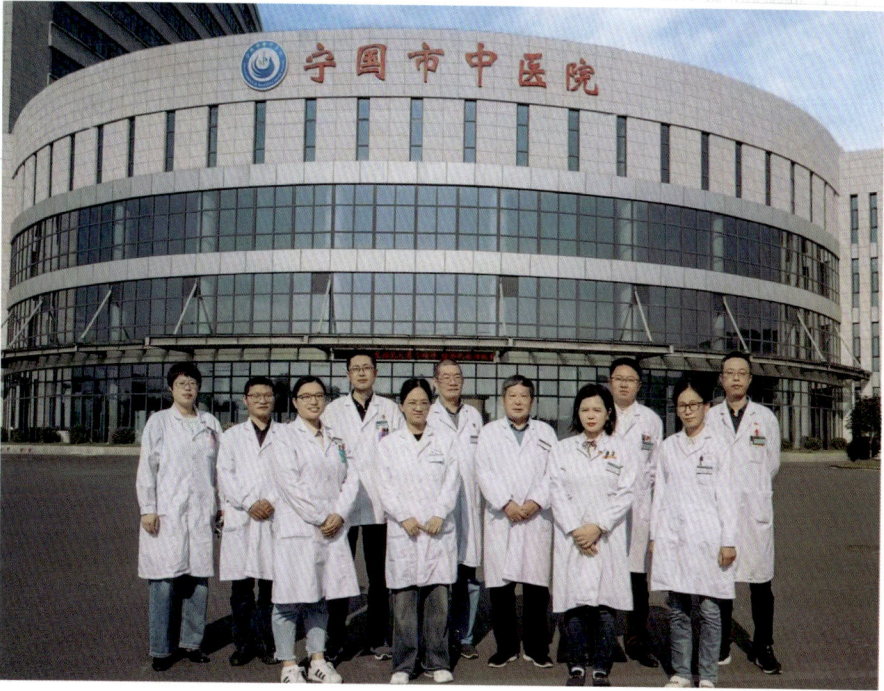

吕美农中医传承团队

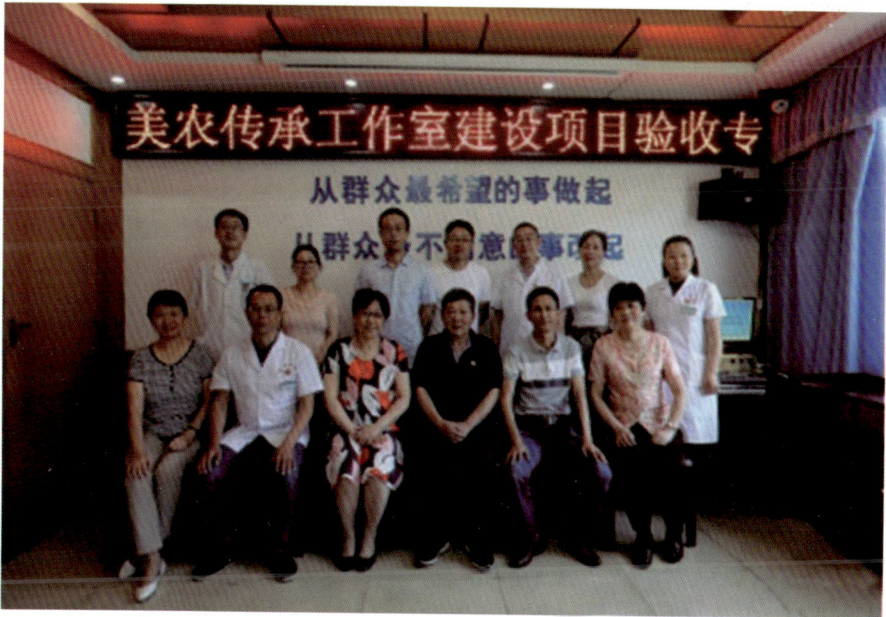

2018年，吕美农传承工作室建设项目顺利通过验收

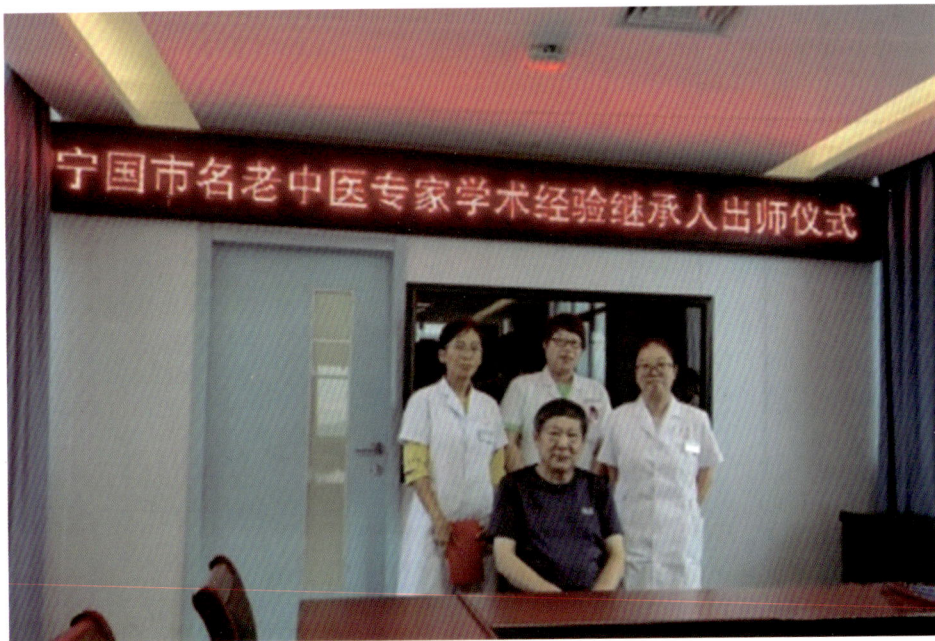

吕美农学术经验继承人出师仪式

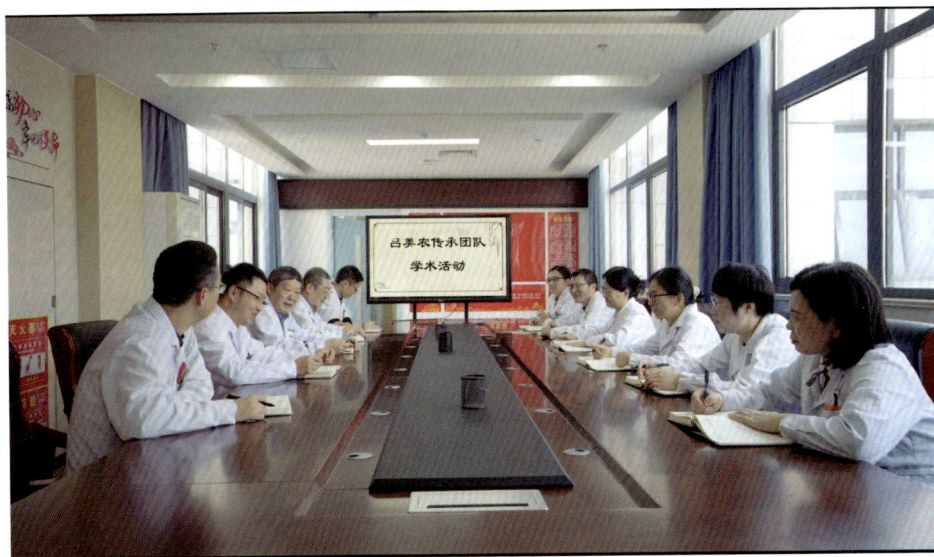

吕美农传承团队开展学术活动

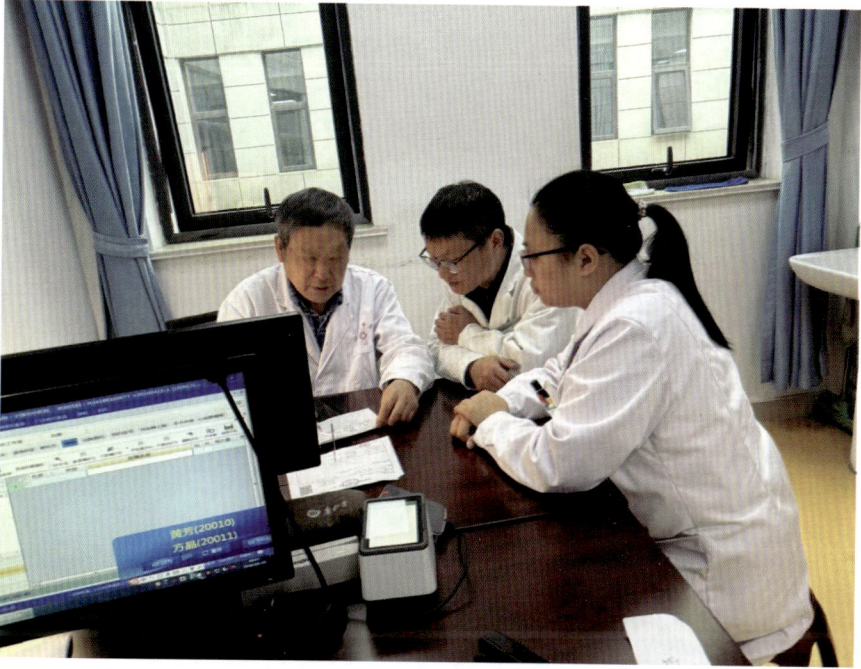

吕美农先生临床带教

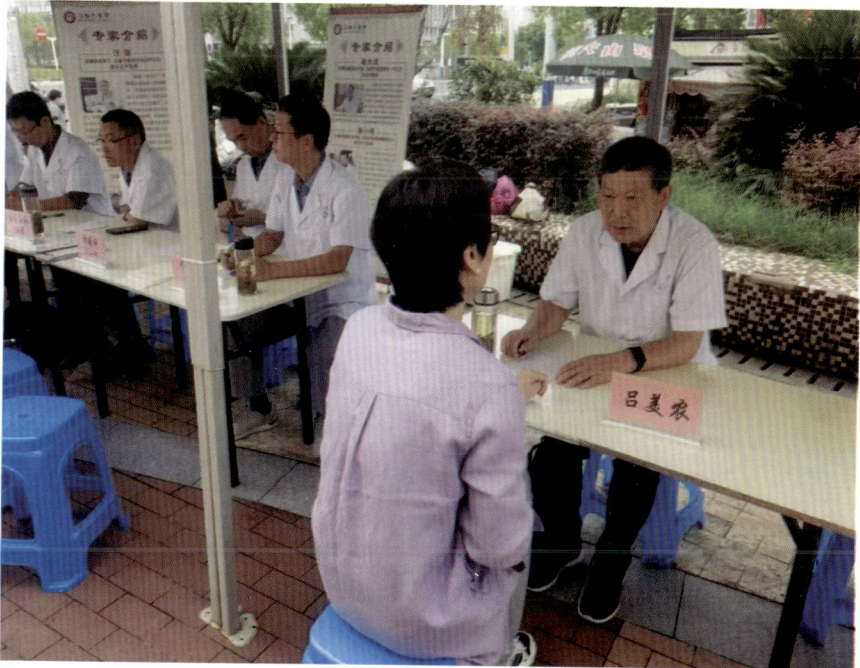

吕美农先生义诊

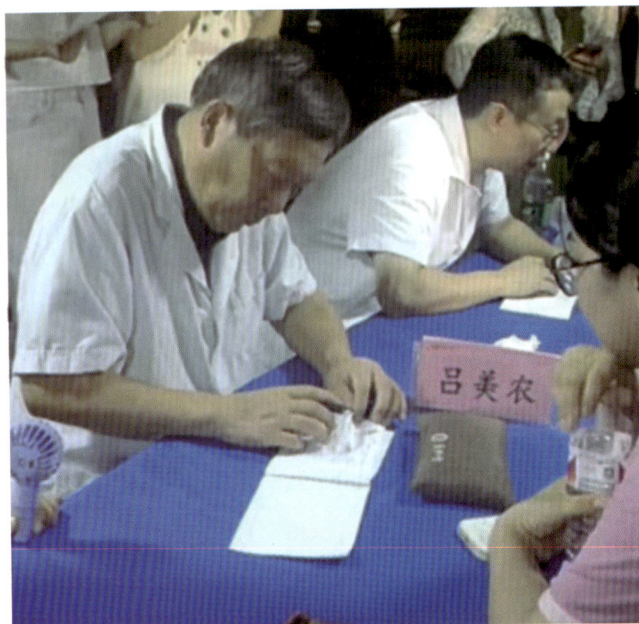

吕美农先生携徒弟参加宁国市中医药文化夜市为市民义诊

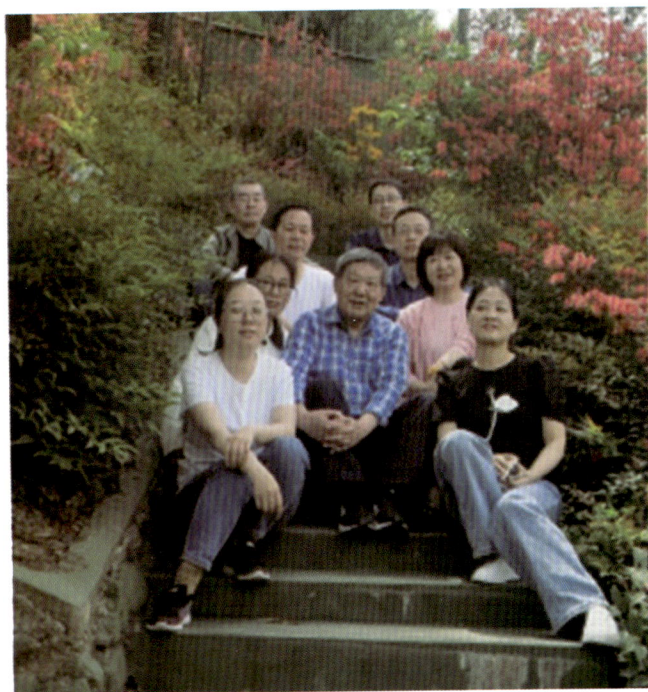

吕美农传承团队下乡活动合影留念

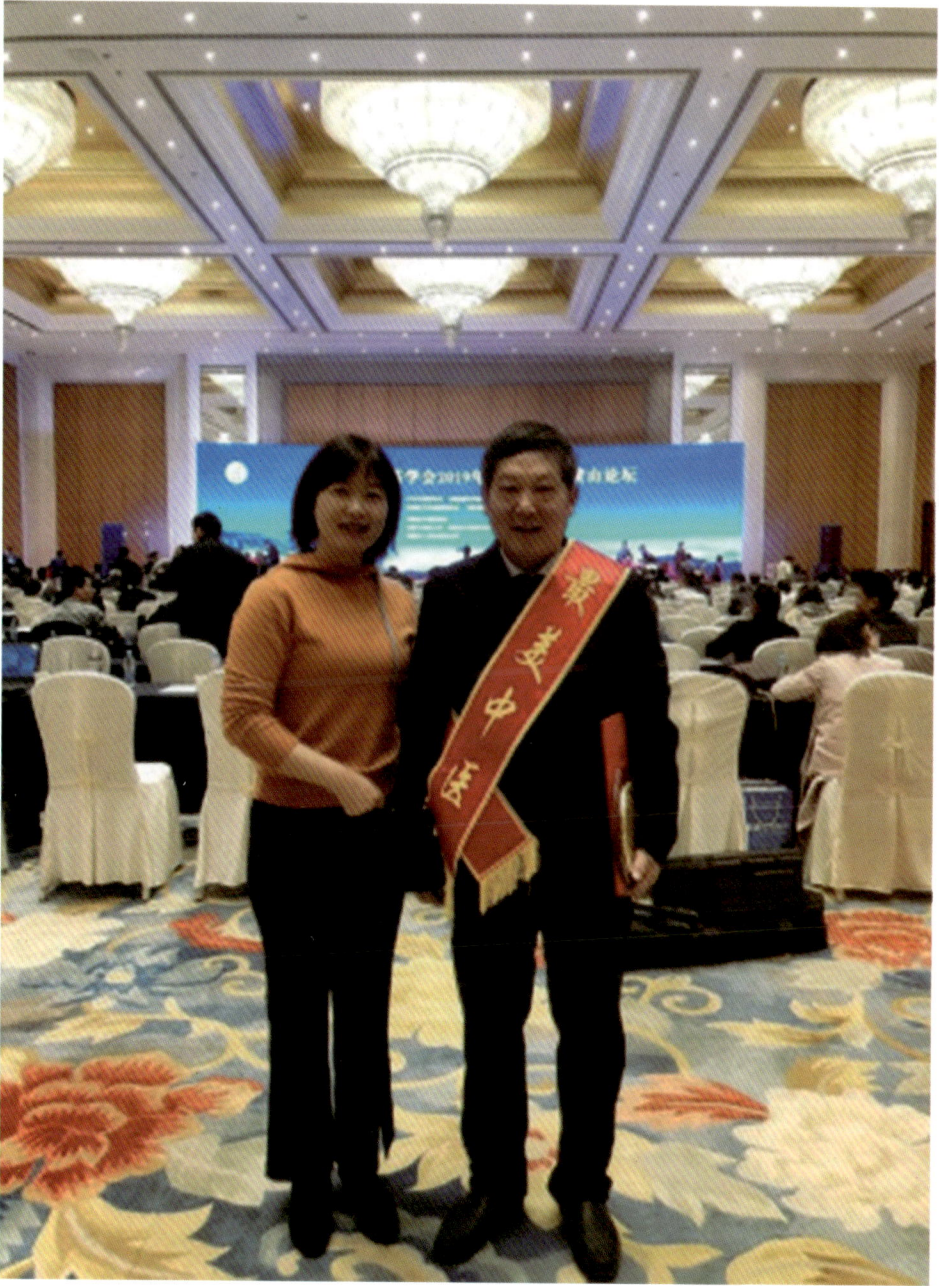

吕静陪父亲参加安徽省"最美中医"表彰会

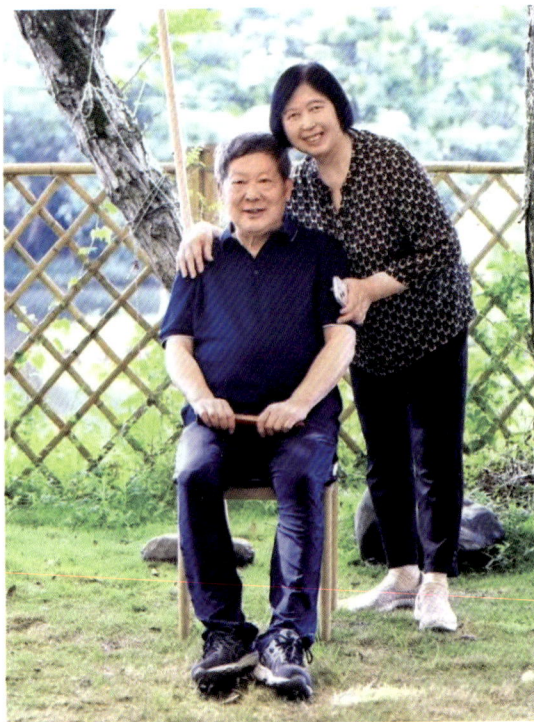

吕美农先生和夫人合影

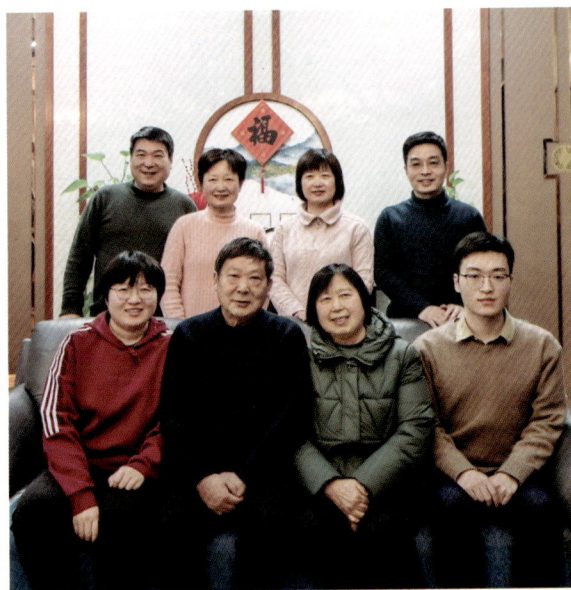

吕美农先生全家福

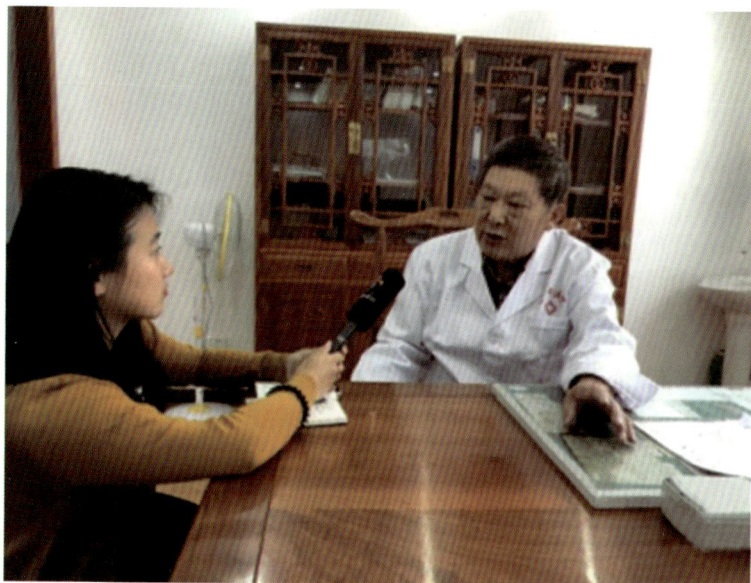

吕美农先生接受《今日宁国》专栏"改革开放40年40人"采访

吕美农先生所获荣誉成果展示

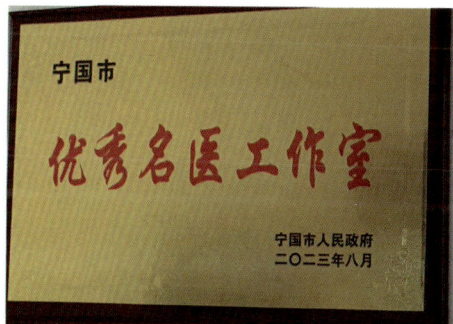

宁国市
优秀名医工作室
宁国市人民政府
二〇二三年八月

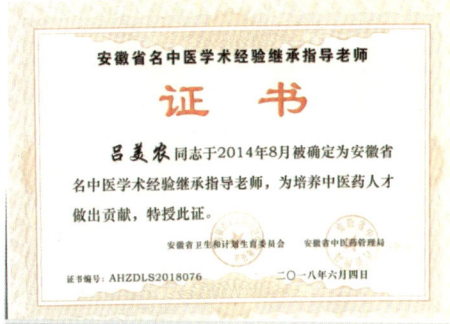

安徽省名中医学术经验继承指导老师
证 书
吕美农 同志于2014年8月被确定为安徽省
名中医学术经验继承指导老师，为培养中医药人才
做出贡献，特授此证。

安徽省卫生和计划生育委员会　安徽省中医药管理局
证书编号：AHZDLS2018076　　二〇一八年六月四日

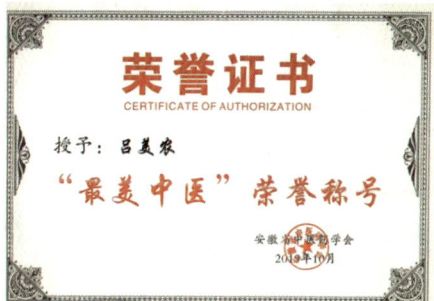

荣誉证书
CERTIFICATE OF AUTHORIZATION

授予：吕美农

"最美中医" 荣誉称号

安徽省中医药学会
2019年10月

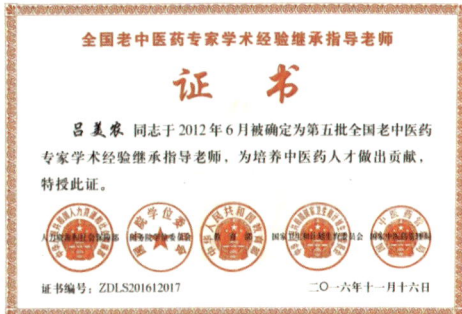

全国老中医药专家学术经验继承指导老师
证 书
吕美农 同志于2012年6月被确定为第五批全国老中医药
专家学术经验继承指导老师，为培养中医药人才做出贡献，
特授此证。

证书编号：ZDLS201612017　　二〇一六年十一月十六日

吕美农传承团队成员简介（以姓氏笔画为序）

石泽武 男,副主任中医师。1985年毕业于安徽中医学院(现为"安徽中医药大学")中医专业,同年被分配至宁国县中医院(现为"宁国市中医院")工作,先后任门诊部主任、院长、书记。现任皖南医学院第二附属医院中医科主任,宁国市健民医院中医专家,宁国市中医药学会首任会长,现任名誉会长。安徽省中医学术技术带头人,安徽省中西医结合消化内科学会常委,安徽省中医男科学会常委,安徽省健康促进与教育协会中医药传承与发展专业委员会专家。第五批全国老中医药专家吕美农传承工作室成员。从事中医工作40余年,工作后在恩师吕美农的指导下,医院管理水平和中医技术都得到很大提高,先后发表论文10余篇,参编著作《吕美农学术传承集》。

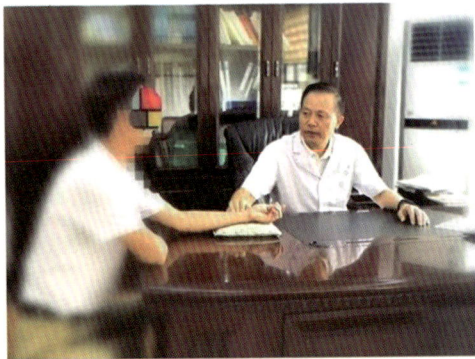

吕静 女,中共党员,政工师。第五批全国老中医药专家吕美农传承工作室信息网络平台管理员,协助整理吕美农论文等学术资料,参编著作《吕美农学术传承集》。曾任宁国市中医院办公室主任、工会主席,中共宁国市中医院党总支副书记,现任宁国市人民医院纪委书记。发表学术论文2篇。曾多次荣获宁国市、宁国市卫健系统"优秀党务工作者""优秀工作者""优秀党员"称号。

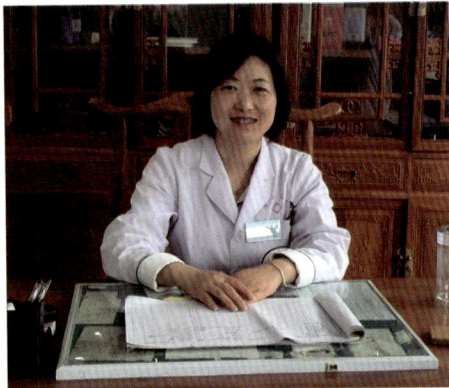

朱苏平 女,中共党员,硕士,主治中医师,宁国市优秀共产党员,宁国市医坛新秀,第五批全国老中医药专家吕美农传承工作室成员,中国老年保健协会委员,安徽省全科医师协会中西医结合内分泌(糖尿病)分会第一届理事会理事。2016年毕业于南京中医药大学,2018年完成全国住院医师规范化培训,并获得结业证书。擅长糖尿病及其并发症、甲状腺疾病、高尿酸血症、骨质疏松及与内分泌相关的高血压、高血脂、肥胖等疾病的中西医结合诊治。

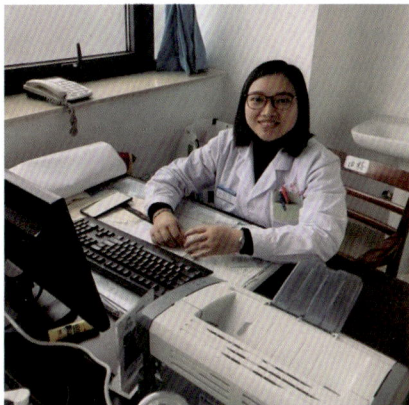

朱鑫焱 男,中共党员,硕士,主任中医师,宁国市中医院副院长。第五批全国老中医药专家学术经验继承工作师承研究生班学员,师承全国基层优秀名中医吕美农主任中医师,吕美农传承工作室负责人,省级重点脾胃病专科学术带头人。安徽省脾胃病专业委员会常委,安徽省中西医结合消化专业委员会委员,安徽省老年医学会理事,宁国市名中医,宣城市名中医,宁国市中医药学会会长。擅长消化系统疾病的诊断、治疗及消化道内镜的检查、治疗。曾先后在上海市曙光医院肝病研究所进修肝病专业,在南京军区总医院(现为"东部战区总医院")、皖南医学院第一附属医院(弋矶山医院)进修消化内科和内镜专业。在核心期刊发表论文4篇、论著1部。完成省级课题1项。作为专家组成员参与国家级课题1项,该课题获2020年安徽省科学技术成果二等奖。

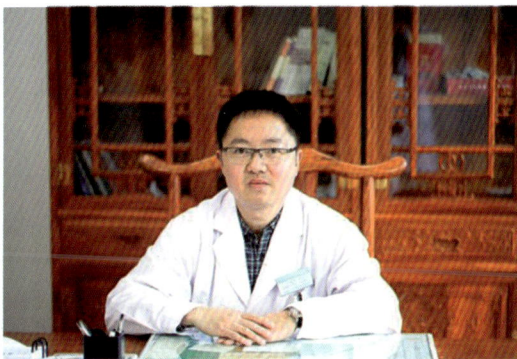

李磊　男,中共党员,硕士,副主任中医师,宁国市中医院心血管内科主任。2012 年 6 月被确定为第五批全国老中医药专家吕美农主任中医师学术经验继承人,并于 2016 年完成安徽中医药大学中医内科学硕士专业学位培养计划,获得临床医学硕士专业学位研究生。现为安徽省中医药学会心血管病专业委员会委员、安徽省中西医结合学会心血管病专业委员会青年委员会委员、宣城市医学会心电学分会常务委员、宣城市胸痛中心联盟委员会委员、宣城市医学会脑心同治专科分会第一届委员会委员、宁国市医坛名医。现已发表论文 3 篇,参编著作《吕美农学术传承集》。

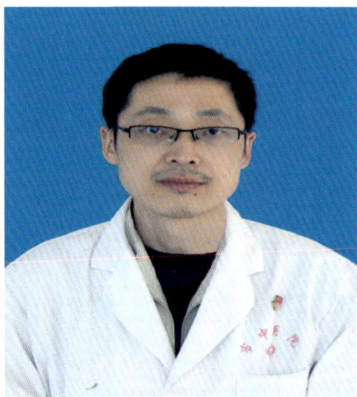

　　杨责制　男,副主任中医师,宁国市中医院儿科主任。安徽省中医药学会儿科专业委员会委员,安徽省儿童医疗协会委员,安徽省基层儿科专业委员会委员。宣城市医学会儿科专业委员会委员,宣城市儿童新冠肺炎危重症救治专家组成员,第五批全国老中医药专家吕美农传承工作室成员,2006 年毕业于陕西中医学院中医学专业,一直从事儿科临床工作,曾在西安交通大学第二附属医院进修儿科,于西安市儿童医院进修新生儿科。在儿科常见病、多发病的诊疗方面积累了丰富的经验,擅长以中医药治疗小儿咳嗽、厌食、腹痛、便秘、过敏性紫癜等儿童疾病。

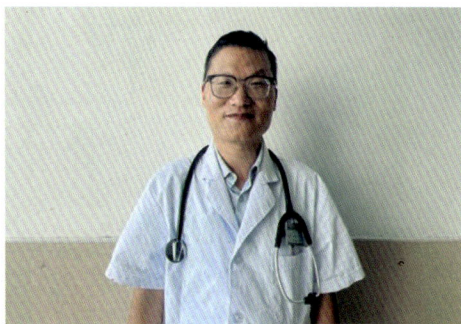

吴玲　女,中共党员,副主任中医师,现任宁国市中医院名老中医馆主任,宁国市名中医,安徽省中医药学会中医妇科专业委员会委员,从事临床工作 30 余年,师从全国基层优秀名中医吕美农主任中医师,临床跟师 8 年,继承吕老诊病遣方用药特色,尤其善于运用中医药治疗盆腔炎、月经病、不孕症、更年期综合征等妇科疾病。2015 年参编著作《吕美农学术传承集》,并在国家期刊发表多篇论文。

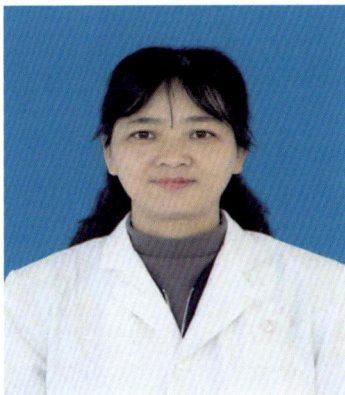

陈微　女,中共党员,副主任医师,硕士,毕业于安徽中医药大学中医内科学专业,第五批全国老中医药专家吕美农传承工作室成员。先后获得"宁国市医坛新秀""先进个人"等荣誉称号。安徽省抗癌协会介入呼吸肿瘤学专业委员会委员,宁国市中医药学会委员。曾在芜湖弋矶山医院、安徽省胸科医院进修学习,现能熟练进行肺功能检查、电子支气管镜检查及镜下治疗。擅长呼吸内科常见病及多发病如肺炎、慢性阻塞性肺疾病、支气管哮喘、肺癌等的中西医结合治疗。2015 年参编著作《吕美农学术传承集》,在核心期刊发表论文多篇。

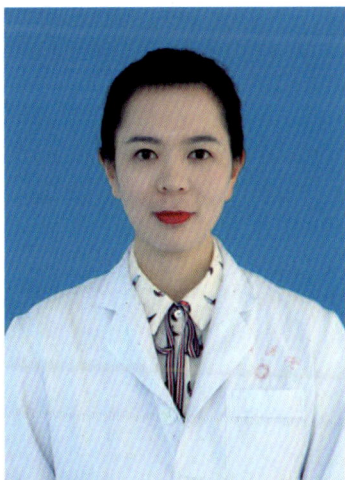

陈秀宁　女,中共党员,副主任中医师,毕业于安徽中医学院,从事临床工作近30年,先后师从全国基层优秀名中医吕美农主任中医师、安徽中医药大学第一附属医院中医皮肤科刘涛峰主任医师,继承吕老遣方用药特色,尤其善于运用中医药治疗慢性湿疹、慢性荨麻疹、痤疮、银屑病等皮肤疾病。

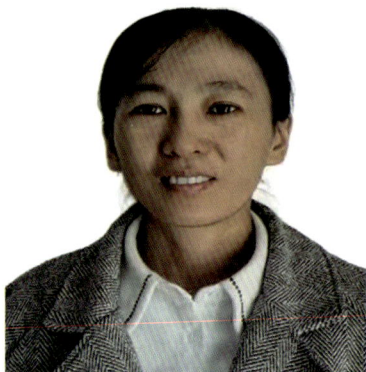

　　胡俊　男,副主任中医师,1988年7月毕业于安徽中医学院中医专业,同年被分配至宁国县中医院工作至今,历任内科住院医生、内科主任、副院长等。第五批全国老中医药专家吕美农传承工作室成员,安徽省中医药学会脾胃病专业委员会第四、第五届常委,首届安徽省中西医结合消化内镜学会副主任委员。1997年赴上海医科大学附属华山医院消化内科、上海第二医科大学附属仁济医院胃肠镜室进修学习,回院后着手筹建胃镜室,开展常规胃镜检查及部分镜下治疗,为医院脾胃病专科建设奠定了基础,是医院重点专科——脾胃病科的主要成员。长期从事脾胃病(消化内科)及消化内镜诊治工作,在慢性胃炎、食管炎、消化性溃疡、功能性消化不良、慢性肝病、炎症性肠病等内科疾病及男性疾病的治疗方面积累了丰富的临床经验。

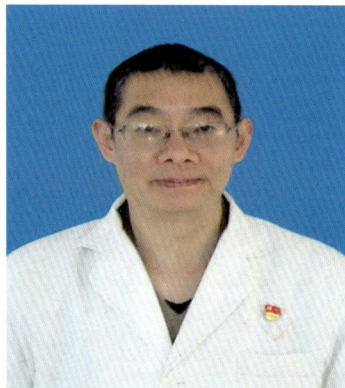

柯翠英　女,中共党员,副主任中医师,2011年毕业于上海中医药大学中西医结合专业,硕士,宁国市中医院脾胃病科医疗骨干。师从第五批全国老中医药专家学术经验继承指导老师吕美农主任中医师,先后获得"优秀医生""先进个人""医坛骨干"等荣誉称号。宁国市中医药学会委员。2019年在芜湖弋矶山医院消化内科进修,擅长消化内科常见疾病的中西医结合治疗、电子胃肠镜的检查操作及治疗。

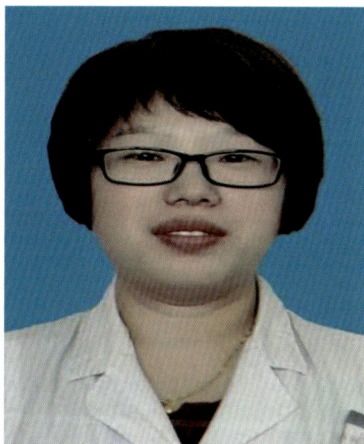

凌峰　男,中共党员,硕士,副主任医师,宁国市人民医院党委书记。中国医院协会县市分会常务委员,安徽省医院协会县市分会副主任委员,安徽省健康服务业协会县级医院分会副会长,安徽省基层男科委员会副主任委员,安徽省县域医院高质量发展联盟副主任委员,安徽省医学会男科学分会委员,安徽省性学会理事,安徽省泌尿外科学会转化与创新分会委员,安徽省医学会小儿微创外科委员会常务委员,宣城市医学会副理事长,宣城市医学会泌尿外科分会常务委员。

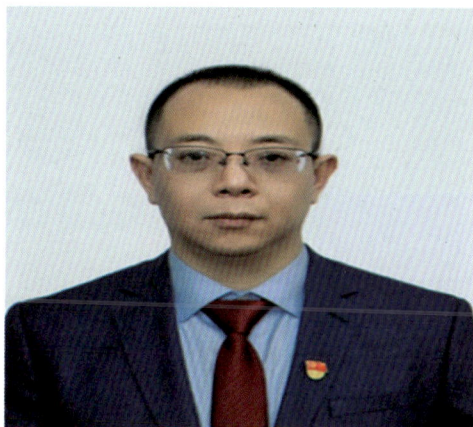

陶芸　女,副主任中医师(中医妇科),2006年毕业于安徽中医学院中医临床专业,第五批全国老中医药专家吕美农传承工作室成员,安徽中医药学会中医妇科分会委员。在宁国市中医院从事临床工作10余年。2022—2023年赴江苏省中医院妇科进修学习。擅长女性月经不调、先兆流产、更年期综合征、盆腔炎等疾病的中西医结合诊治。参编著作《吕美农学术传承集》,发表《加减血府逐瘀汤合中药灌肠治疗慢性盆腔炎复发期疗效观察》等论文多篇。

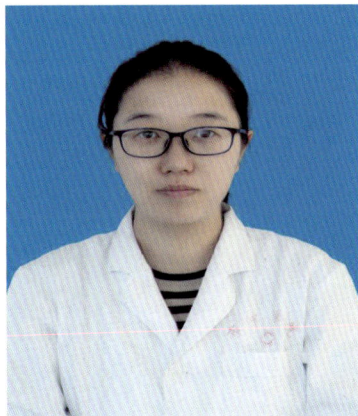

熊润　男,中共党员,副主任中医师,宁国市中医院党委副书记、院长,宣城市名中医,宁国市名中医,宁国市医坛名医,宁国市首届中国医师节优秀医生,安徽省中医药学会儿科专业委员会常务委员,安徽省儿童医疗协会理事,安徽省基层儿科专业委员会常务委员,宣城市医学会儿科专业委员会常务委员,第五批全国老中医药专家吕美农传承工作室成员。2001年毕业于安徽中医学院中医专业,从事中医临床、医疗、教学工作20余年,在中西医结合治疗小儿厌食、慢性咳嗽、过敏性紫癜等方面积累了丰富的经验。2015年,参编著作《吕美农学术传承集》,并在国家核心期刊发表论文多篇。

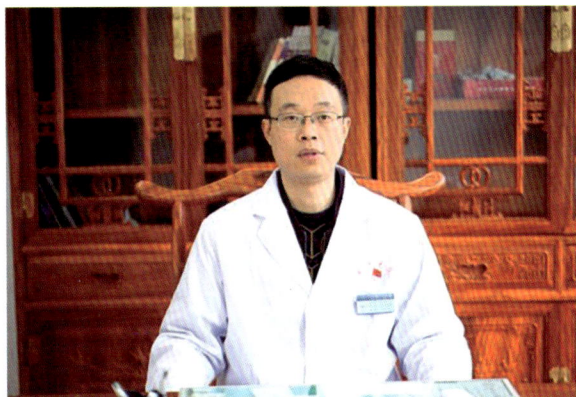

吕美农

中医临床经验集

◎主编 吕美农

时代出版传媒股份有限公司
安徽科学技术出版社

图书在版编目(CIP)数据

吕美农中医临床经验集 / 吕美农主编. ‐‐合肥:安徽科学技术出版社,2025.3 ‐‐ ISBN 978-7-5337-9163-6

Ⅰ.R249.7

中国国家版本馆 CIP 数据核字第 2024ES5405 号

LÜMEINONG ZHONGYI LINCHUANG JINGYANJI

吕 美 农 中 医 临 床 经 验 集　　　　　　　　　主编　吕美农

出 版 人:王筱文　　　选题策划:王丽君　　　责任编辑:王丽君
责任校对:沙　莹　　　责任印制:梁东兵　　　装帧设计:冯　劲
出版发行:安徽科学技术出版社　　　　http://www.ahstp.net
　　　　　(合肥市政务文化新区翡翠路 1118 号出版传媒广场,邮编:230071)
　　　　　电话:(0551)63533330
印　　制:合肥创新印务有限公司　　　电话:(0551)64321190
(如发现印装质量问题,影响阅读,请与印刷厂商联系调换)

开本:710×1010　1/16　　　印张:17　插页:8　　字数:320 千
版次:2025 年 3 月第 1 版　　　2025 年 3 月第 1 次印刷

ISBN 978-7-5337-9163-6　　　　　　　　　　　　定价:78.00 元

《吕美农中医临床经验集》编委会

主　　编　吕美农
副　主　编　朱鑫焱　熊　润
编　　委　（以姓氏笔画为序）
　　　　　　石泽武　吕　静　朱苏平　朱鑫焱
　　　　　　李　磊　杨责制　吴　玲　陈　微
　　　　　　陈秀宁　胡　俊　柯翠英　凌　峰
　　　　　　陶　芸　熊　润

前　　言

本人于 2012 年被遴选为第五批全国老中医药专家学术经验继承指导老师，2014 年被国家中医药管理局确定为名老中医专家吕美农传承工作室，团队组建至今已有 10 年。

遵照国家中医药管理局〔2014〕61 号文件《传承工作室建设项目实施方案》的要求，经师徒们共同努力，工作室顺利完成了项目的各项任务，通过了国家验收，受到了上级的好评。在这 10 年里，本人培养的 2 名师承硕士研究生获得硕士学位，1 名经安徽省卫生健康委员会确认为安徽省名中医学术经验继承人并顺利结业出师。目前，本人带领的传承团队由 14 名中青年骨干医师组成，其中有主任医师 2 名、副主任医师 11 名、硕士研究生 6 名。团队成员认真学习、整理、总结我的临床经验，先后在中医药学术期刊上发表论文 15 篇、学术会议交流论文多篇，拟定了 5 个优势病种诊疗方案，并于 2017 年出版专著《吕美农学术传承集》。经过 10 年的努力，团队成员屡获佳绩，有 2 人被评为宣城市名中医，3 人被评为宁国市名中医，2 人被评为医坛名医，1 人被评为医坛骨干，2 人被评为医坛新秀。值此传承团队组建 10 周年之际，我们编写了这本《吕美农中医临床经验集》，并得到了安徽科学技术出版社的厚爱和支持。这本书的出版，是对我从事中医临床工作近 60 年的最好总结。我今年已是 80 岁的老人了，还能师徒一同著书立说，真可谓幸甚至哉。

2025 年 7 月 1 日，是宁国市中医院建院 40 周年纪念日，我作为首任院长、中医院建设发展的见证人和陪伴者，思绪万千，感慨良多，愿将此书向宁国市中医院 40 周年献礼，当是最快慰的事。

成绩已是过去，未来还需依靠中青年，望传承团队的同道以团队组建 10 周年为起点，以建院 40 周年为契机，继承发扬，守正创新，团结一心，开拓进取，做爱岗敬业、德艺双馨的好中医，为中医药事业的发展、为宁国市中医院再创辉煌做出应有的贡献。

吕美农

2024 年 10 月

目　　录

第一章　医家传记

一、名医小传

　　吕美农，男，1945年9月生，安徽省旌德县人，中共党员，宁国市中医院主任中医师。安徽省第一批跨世纪中医学术和技术带头人指导老师，全国第五批老中医药专家学术经验继承指导老师，安徽中医药大学兼职教授、硕士研究生导师。2014年，吕美农工作室被确定为全国名老中医专家传承工作室，同年被评为安徽省名中医、安徽省名中医学术经验继承指导老师。

　　吕美农主任于1962年1月跟随宁国市名老中医李宏奎先生学习，5年学徒期满正式行医，先后在云梯、虹龙、上门公社卫生院从事中医临床工作，一直扎根于基层，享誉一方。1979年，在全国中医药人员选拔考试中，吕老以全县第一名的成绩被录用，由大集体身份转为全民编制，取得大专学历，定职称为中医师。1985年1月，吕老奉命组建宁国市中医院，担任首任院长兼党支部书记，并先后担任宁国市中医药学会会长，宣城市中医药学会副会长，安徽省中医脾胃病专业委员会委员、名誉副主任委员，其间，他始终坚持工作在临床一线。

　　在基层医院工作期间，吕老是名副其实的全科医生，精通内、外、妇、儿科，特别是在治疗脾胃病和妇科病方面，更是独具匠心、颇有特色。他刻苦钻研经典理论，善于总结临床经验，先后撰写并发表论文30余篇，出版专著《吕美农学术传承集》。在传承工作上，吕老一再要求学生"立志中医，必须坚定信念；狠抓基础，做到功底扎实；刻苦勤奋，不能稍有懈怠；弄懂弄通，不可一知半解；勇于创新，先得守正求源；医技精湛的前提，必须要医风端正，医德高尚"。

　　由于成绩突出，吕老先后被评为"全国基层优秀名中医"、全国及省地市卫生系统先进工作者，多次被评为优秀共产党员，2019年荣获"安徽省最美中医"称号。

二、学术特色

（一）胃痞辨治主张"四个三"和"四不宜"

胃痞，又称痞满，是指胃脘部位痞闷、胀满、钝痛不舒的一组自觉症状，临证时触之无形、按之不坚、压之不痛或隐隐作痛。有人认为，胃痞即西医的慢性萎缩性胃炎，但吕主任说并不准确，从其症状来看，它包括西医的慢性胃炎，特别是萎缩性胃炎、胃神经症、胃下垂、功能性消化不良等病。早在《黄帝内经》(简称《内经》)中就有"心痛痞满"的记载，《伤寒论》云"但满而不痛者，此为痞"，《景岳全书》提出了虚痞和实痞不同的辨治方药。吕主任认为，由于现代人生活节奏快，工作压力大，胃痞已经不单受环境、气候、饮食失节的影响，有相当大的部分与心理、情志因素有关，即肝主疏泄的功能受到影响，从而导致胃痞的发生。这是因为在脾主运化、胃主受纳，一升一降，腐熟水谷、运化精微的过程中，又必赖肝之疏泄功能，它们之间互为影响，又互为制约。对病因病机的认识切不可呆板，要做到灵活综览。既是慢性，就不能归结于某一个致病因素，往往是多种因素共同作用的结果。无论证分几类，总不外乎胃、脾、肝。病变之初，是饮食劳倦伤及脾胃，湿热阻滞，气机不畅，脾失健运，胃失和降；日久则脾胃气阴受伐，气不行血，血不荣络，就会导致胃络血瘀，从气到血，从虚到瘀，痞满痛胀，程度不一，但临床上还是以气病为多见。

吕主任对胃痞的辨治，总结出"四个三"：三个主证是痞、满、痛，三个关联脏腑是胃、脾、肝，三个发病主因是脾虚、肝郁、胃滞，三个治疗大法是疏肝、健脾、行气和胃。在具体应用上，虚痞当补，但补虚不可滋腻碍胃；实痞当泻、当行气导滞，但又不可过于温燥攻伐，针对虚多实少、虚实夹杂之候，要标本兼治，扶正祛邪并用。临床上经常是缓解症状不难，但要治愈不复发就不易了。这里既有幽门螺杆菌未根治、胃肠动力障碍、胆汁反流等缘由，也会受环境因素、饮食习惯、精神情绪等影响。中医调理有着较好的疗效，虽然方法很多，如十法、八法，但总以疏肝行气和胃为要，无论是虚实夹杂之痛，还是寒热错杂之痞，无论是通补兼施，还是温清并用，重要的是要让气得通畅，肝得条达，胃得调和。在遣方用药方面，吕主任强调"四不宜"原则，即药物不宜杂，药量不宜重，药性不宜过寒过热，药味不宜大辛大苦。他认为治胃之法,好似与人相交,当以和为贵,要时刻不忘为脾胃减负(包括食物和药物),处处顾护脾胃之气。

（二）关于萎缩性胃炎的理法方药

中医无萎缩性胃炎之谓,它是西医所说的慢性胃炎的一种,属"胃痞""胃瘅"范畴。由于胃镜检查和病理检查的普及,因此临床诊断此病已经不难,难的是如何保持长期治疗效果,以及如何使胃黏膜病变、肠上皮化生得以逆转,即胃镜下得到总有效率的改变。

1. 痞满痛胀,主要症状无殊

西医的慢性胃炎,是指多种原因引起的胃黏膜慢性炎症,大体分为浅表性(又称非萎缩性)、萎缩性、特殊类型3类。慢性萎缩性胃炎是指胃黏膜已经发生了萎缩性改变的慢性胃炎,常伴有肠上皮化生,它是一种慢性进行性病变,由浅表炎症转变而来。也可以这样认为,萎缩性胃炎是多种因素引起胃黏膜病变的最后阶段。本病的发展是一个逐步演化和加重的过程,即由虚而热,由热而瘀,久瘀成毒,以致成为癌变前期乃至癌变期。而在临床所见,浅表性胃炎和萎缩性胃炎是一个疾病的两个阶段,故临床症状也基本相似,痞满痛胀,是其共同特点,主要表现是上腹钝痛、饱胀、嗳气、吞酸、恶心、呕吐、食欲不振、腹泻、乏力、消瘦等,两者无特异性,胃镜和病理检查是金标准,可以明确诊断。在实践中,有症状较重而病变程度轻者,亦有仅感胀闷不舒,而病理则显示为重度者。因此,四诊固然重要,但萎缩性胃炎的确诊必须借助于胃镜检查和病理检查。

2. 证型相同,治法基本相同

慢性萎缩性胃炎属中医"胃痞"范畴,它的基本病机在于中焦气机不利,脾胃升降失调,临床表现同慢性浅表性胃炎差别不大,故辨证分型上基本相似,治法也大致相同。虽然病之后期属胃阴不足、胃络瘀阻者不少,但总的辨证以脾胃虚弱、肝胃不和、脾胃湿热型为多。吕主任始终遵循"脾以守为补,胃以通为补,肝以散为补"的治疗原则,补字当先,用药灵活,在甘温调中的基础上,结合不同证型,给予不同用药。气郁者宜疏肝行气,痰湿者宜燥宜运,夹瘀者和营通络、化瘀止血,夹滞者消补兼施,热者清之,寒者温之,胃阴不足者甘平调养,胃阳亏虚者辛温通阳,络伤出血者益气摄血,这是常规之法。吕主任认为,确诊为萎缩性胃炎的患者,大多已是体虚病久,实属先天不足、后天失养,故健脾补虚应贯彻始终。

3. 据证遣方,注重灵活用药

对于萎缩性胃炎的治疗,吕主任大体按照5个证型分而治之。其中脾胃虚弱者,用香砂君子汤合黄芪建中汤加减,以健脾益气养胃,药用炙黄芪、党参(或太子参)、白术、白芍、茯苓、姜半夏、桂枝、山药、木香、砂仁、佛手、炙甘草等;肝胃不和者,用柴胡疏肝散加减,以疏肝行气和胃,药选柴胡、白芍、醋香附、炒枳壳、青陈皮、八月札、绿梅花、砂仁、炒川楝子、炙甘草等;胃阴不足者,用一贯煎合益胃汤化裁,以养阴益胃荣络,药用北沙参、麦冬、石斛、玉竹、乌梅、生谷芽、生麦芽、百合、太子参、白芍、法内金等;脾胃湿热者,用三仁汤合连朴饮化裁,以清热化湿和中,药用黄连、黄芩、藿香、茯苓、法半夏、川厚朴、石菖蒲、薏苡仁、炒扁豆、白豆蔻、砂仁等;胃络瘀阻者,用失笑散合金铃子散加味主之,以活血化瘀止痛,药选蒲黄、炒五灵脂、广三七、醋延胡索、炒川楝子、制乳香、制没药等。另外,对寒热错杂者,宜温清并用,辛开苦降,以泻心汤加减;凡兼有疼痛者,选用醋延胡索、炒川楝子、白芍、徐长卿;脘腹胀满者,选用枳实(或枳壳)、川厚朴、大腹皮;反酸者选用乌贼骨、煅瓦楞子、煅牡蛎;呃逆嗳气者,用旋覆花、丁香、柿蒂、刀豆子;有胃热者,常用蒲公英,既清热,又健胃;对肠上皮化生与非典型增生者,常加入半枝莲、白花蛇舌草、皂角刺、莪术、蒲公英、乌药。

(三)心衰患者在住院期间的遣方用药

心衰,即西医的心功能不全,是由不同病因引起的心脉气力衰竭,心肌受损,心动无力,血流不畅,逐渐引起脏腑功能失调,以心悸、喘息、尿少、水肿为主要临床表现的危重病证。临床有急慢之分,其急者,表现为怔忡、气急、不能平卧、端坐位、面色苍白、汗出如雨、口唇青紫、阵咳、咯粉色泡沫样痰,脉疾数,即急性左心衰;慢性表现者为心悸、短气不足以息,夜间尤甚,不能平卧或梦中惊醒,胸中如塞、口唇爪甲青紫、烦躁、腹胀、右胁下瘀块、下肢水肿,即慢性右心衰或全心衰,其病位在心,为心之体用俱病,与肺、脾、肝、肾均相关,属本虚标实,本虚为气虚、阳损阴伤,或气阴两虚,或阴阳俱损,病初多为气虚,病久为阳虚,亦有见血虚阴虚者。中医原来没有心衰一病,分散于"心悸""怔忡""喘证""水肿"范畴,直到近些年才统称为"心衰病",对其治法基本上是按照慢性稳定期和急性加重期来分而治之的。

总的来说,心衰病虚是第一位的。心气心阳虚衰,不能运血;肺气虚衰,不能通调水道;脾虚失运,水湿内停;肾阳虚衰,膀胱气化不利,病情反复发作,症状时轻时重,在病变过程中不断形成病理产物,为饮、为痰、为瘀、为浊,阻滞气机,以致气滞、血瘀、水结之标实之候,即"虚(气虚阳虚、心肺脾肾皆虚)、瘀(血瘀)、水(水停)"。基于此,益气、温阳、化瘀、行水就成为心衰病的根本治法,如心肺气虚者,多以保元汤主之;气阴两虚者,多选生脉散、炙甘草汤加减;阳虚水泛者,多以五苓散、真武汤、苓桂术甘汤加减;气虚血瘀者,多选补阳还五汤加减;水饮犯心肺者,多选葶苈大枣汤加减,方药因症而异,所谓有是症即用是方,病千变药亦千变。

吕主任指出,心衰住院患者,大多处在急性发作期或急性加重期,表现为胸闷气急、喘促不安或咳嗽痰多、心慌气短,或额汗如油、四肢厥冷重症危候。当此之时,无论是综合医院还是中医院,都会立即采取一系列的纠正心衰措施,包括供氧、强心利尿,中成药针剂,如生脉注射液、参附注射液、银杏叶注射液、丹红注射液、灯盏花素注射液等,均广泛应用于临床。我们在查房或会诊时,要首先了解已在使用的西药、中成药情况,以便我们在处方用药时考虑这些因素,调整用药方法和剂量,例如阳虚水泛证或阳虚喘脱证,已静脉滴注参附注射液,那我们在选用真武汤或参附龙牡汤时,就可以不再用附子、干姜,或据情减少用量。阳虚症状缓解后的心率偏快、心气不足或气阴两虚者,可考虑用加味生脉散;同样,已静脉滴注生脉注射液者,就可以不用人参、麦冬、五味子或减量应用。凡心衰者,一定会用利尿剂。我们在会诊处方时也同样不用或少用利水消肿之品,如猪苓、泽泻、葶苈子、车前子之类,以避免同类性质药物的重复使用。吕主任查房时,对已用利尿剂的患者,在处方时多用健脾扶正之品,如黄芪、党参、白术、山药、薏苡仁、陈皮、玉米须;对痰浊蕴肺的咳喘痰多、胸闷气短正在用强心药和抗感染药者,则用二陈汤、瓜蒌衣、桑白皮、杏仁、炒苏子、桔梗、丝瓜络来化痰通络。吕主任说,理论上我们要做到中西医融会贯通,实践中要做到中西医相结合,临床上要做到中西医相配合,处方用药时要做到中西药相融合,这样才能提高临床诊断率和治愈率。

（四）解郁安神治不寐

不寐，即失眠，临床上常因不能入眠前来就诊的患者很多，其实它是很多疾病过程中的一个症状。中医对此病认识的时间很早，三千多年前的殷墟甲骨文中就有关于寐、寝、梦的记载。《内经》称之为"目不瞑""不得卧""不得眠"，《难经·四十六难》中也阐述了老人不寐的病机为"血气衰、肌肉不滑、荣卫之道涩，故昼日不能精，夜不能寐也"。《伤寒论》《金匮要略》有记载用黄连阿胶汤和酸枣仁汤治疗失眠，现仍指导和应用于临床。应该说，中医治疗不寐一病，有其独特的疗效和治疗优势。

1. 病机上崇尚神不安则不寐

吕主任认为，当下患不寐的重要原因在于情志所伤。生活节奏快、思想压力大、精神负担重，易导致睡眠障碍，至于具体病由，或因情志不遂，肝气郁结，气郁化火，郁火扰动心神，神不得安，故而不寐；或由五志过极，心火内炽，心神扰动而不寐；或因思虑太过，损伤心脾，心血暗耗，神不守舍，脾虚生化乏源，营血亏虚，不能奉养心神而不寐；还有心肾不交，因心阴不足难以牵制心火，或肾水不足不能上济心阴共制心火，则心火不能下温而独亢于上，形成水火不济、亢而无制的状态，亢则害，就会出现心烦失眠的症状，此类心肾不交的失眠尤多见于更年期妇女。

不寐病位在心，其发病与肝郁胆怯、脾肾亏虚、胃失和降等相关，但无论何因，最终都必然导致心神失养或心神不安而不能寐，所以吕主任治疗不寐，在分型论治时，往往都会选加几味养心安神之品。他常说，要使寐安，必须神宁，也只有心神安定，其他诸症方可迎刃而解。吕主任在诊治过程中，每每认真细心、不厌其烦、耐心听取患者的倾诉，注意患者对失眠情况的描述，反复询问患者患病新久、持续时间，是入睡难，还是中途醒后再寐难，抑或易醒、早醒。连续多日不寐，反复缠绵，甚则彻夜辗转不安，这是真不寐，常伴有心烦易躁、焦虑不安、头晕、健忘、纳呆等焦虑、抑郁症状，而易醒、早醒或再入寐难者，为继发性睡眠障碍，相比之下，症情轻一些，中药调理起来效果会更快更好，有时稍加心理疏导、语言暗示，可起到药半功倍之效。

2. 治疗上力倡解郁安神为主

吕主任十分认同"不寐一病实证者少,虚证者多,虚实夹杂者尤多"的论断,证分肝气郁结、痰火内扰、心肾不交、心脾两虚、心胆气虚、血瘀内阻等多型,但具体到患者个体往往多型互见,所以在治疗上常合法并用,其中疏肝解郁、养心安神尤为重要。吕主任常常在应证方药中,选加合欢花、合欢皮、酸枣仁、柏子仁、夜交藤、茯神、淮小麦、白芍、丹参、五味子等品。从药物性味功效来看,合欢花、合欢皮味甘性平,功能解郁安神,一花一皮,相得益彰;酸枣仁味甘酸平,具有养心阴、补肝血、宁心安神、敛汗生津之功,是治疗因心神失养所致的心烦不眠、惊悸多梦的要药;柏子仁味甘质润,性平和,养心阴而安神,多应用于阴血不足、虚烦失眠、心悸怔忡等症;夜交藤味甘,补虚益阴,滋肝肾以安神,尤能协调阴阳。以上5味药物均属养心安神药,都具有甘润滋养之性。茯神是茯苓中间抱有松根的白色部分,称为"抱茯神",味甘淡,功能宁心安神,对心神不安、惊悸失眠效果好;淮小麦味甘,功能养心除烦,是治疗心神不宁、烦躁不眠的要药,尤适宜于妇人脏躁症;白芍为补血药,能养血柔肝,酸收敛阴,平抑阴阳,酸入肝,偏于益肝之阴血,又有敛阴止汗的作用;丹参活血,养心肝之血,又清心凉血,除烦安神;五味子味酸、甘温,有益气滋阴、补肾宁心之功,对心神失养或心肾不交之虚烦不眠的效果很好。吕主任在临证时,还善于像对待朋友那样与患者进行深入交流,耐心启发,倍加安慰,用心理疏导帮助患者解开心结,引导患者用平常心对待生活中的烦琐事。对那些缺乏信心的患者,吕主任敢于肯定用药效果,以鼓舞患者树立信心,坚定患者的意志,同时叮嘱患者平时保持良好的生活习惯,戒烟忌酒,少喝浓茶,消除顾虑,适当锻炼和参加力所能及的体力劳动,鼓励患者常与亲友沟通和交流,保持乐观向上的积极情绪,做到精神愉悦,这些都有利于不寐的治疗和健康的恢复。

第二章　内科病诊治

一、疏肝健脾、行气和胃治疗胃癌病

（一）参照中医内科学，结合吕老经验拟定诊疗方案

吕老认为，《中医内科学》是众多中医专家们根据自身多年来临床经验积累而写成的教科书，他查阅多个版本的《中医内科学》，发现胃癌的证型分类基本相同，分证论治大体一致，在坚守诊疗原则的前提下，各医家又根据各自的临床经验和用药特点，临证组方用药不尽相同。基于此，吕老针对胃癌拟定了以下诊疗方案。

1. 脾胃虚弱

症见胃脘满闷或隐痛，以满闷为主，纳少，食后尤甚，嗳气，头晕，乏力，神疲倦怠，大便溏薄或先干后稀。舌质淡红，苔薄白，脉细弱或虚弱。

治法：补脾益气，消痞和胃。

处方：枳朴香砂六君子汤（即香砂六君子汤加枳壳、厚朴）。

党参 12～15g　炒白术 10～15g　茯苓 9～12g　法半夏 8～10g　陈皮 8～10g　云木香 6～9g　砂仁 4～6g　炒枳壳 6～9g　川厚朴 6～9g　炙甘草 6～8g

方中党参味甘、性平，补脾益气；白术苦温，健脾益气燥湿，促进脾胃运化；茯苓淡渗水湿，助人参、白术健脾，既照顾脾主湿而恶湿的生理特点，又使人参、白术补而不滞；甘草甘温，益脾调中；陈皮理气健脾化痰；半夏燥湿化痰止呕；木香辛温芳香，理气消胀，调理三焦之滞气；砂仁理气、降逆、消胀、止呕；尤其加入小剂量的炒枳壳、厚朴，起到下气除满、行滞宽中的作用，做到补中有行，这正符合叶天士提出的"通补则宜，守补则谬"理论。

2. 脾胃湿热

症见胃脘痞满或胀痛明显,胸闷痞塞,嗳气不畅,嘈杂恶心,口中黏腻或口苦口臭,或口舌糜烂,渴不思饮,身重肢倦,纳差,小便黄,大便不畅。舌质红,苔黄白腻或黄厚腻,脉濡滑。

治法:清热化湿,和胃消痞。

处方:连朴温胆汤(即温胆汤加黄连、厚朴)。

黄连 5～6g　法半夏 8～10g　陈皮 8～10g　茯苓 8～12g　姜竹茹 8～10g　炒枳壳 8～10g　厚朴 8～10g　生甘草 6～8g

方中半夏辛温降逆和胃,燥湿化痰,配伍黄连苦寒泄热开痞,为辛开苦降之法;竹茹清热化痰,止呕除烦;枳壳、厚朴行气消痰,下气除满;陈皮理气燥湿;茯苓健脾渗湿;甘草益脾和胃,调和诸药。

3. 肝胃不和

症见胃脘胀满,以胀为主,攻撑作痛,痛无定处,连及两肋,遇情志不舒加重。胸闷嗳气,恶心欲吐,善太息,头昏多梦,大便或溏或便秘。舌质红,苔薄白,脉弦滑。

治法:疏肝解郁,理气和胃。

处方:加减柴胡疏肝散。

北柴胡 8～12g　醋香附^(打) 9～12g　炒枳壳 8～12g　青皮 8～10g　陈皮 8～10g　白芍 9～15g　川厚朴 8～10g　旋覆花^(布包) 9～12g　苏梗 9～12g　生二芽^(各) 15～20g　生甘草 6～8g

方中柴胡疏肝理气,调理气机;香附、白芍助柴胡和肝解郁;白芍养肝敛阴,与柴胡相伍,一散一收,相反相成;青皮、陈皮、枳壳、厚朴行气导滞;旋覆花苦降辛开,消痰下气;苏梗行气宽中,止呕;生二芽行气消食,健脾开胃;甘草调和诸药。

4. 寒热错杂

症见胃脘胀满不适,疼痛或有灼热感,口苦反酸,恶心呕吐,便溏或干。舌质红,苔薄白或薄黄,脉弦细。

治法:辛开苦降,行气和胃。

处方:加减半夏泻心汤。

法半夏 8～10g　黄连 5～6g　黄芩 8～10g　白芍 12～15g　炒白术 9～12g　吴茱萸 3～5g　蒲公英 10～15g　蔻仁^(打、后下)4～6g

方中黄连、黄芩、蒲公英均为苦寒之性,有泄热开痞之功;吴茱萸、半夏辛温,降逆止呕,消痞散结;白术补其脾胃之虚;白芍养血柔肝。诸药合用辛开苦降,寒热并用,和其阴阳,益气和胃,痞满自除。更添蔻仁芳香化湿,行气开胃,尤其擅于止呕之功。

5. 胃阴亏虚

症见胃脘隐隐灼痛,口干咽燥少津,胃中嘈杂,灼热似饥,食少纳呆,乏力,大便干结。舌质浅绛,苔少、薄黄或无苔少津,脉弦细或细数。

治法:养阴益胃。

处方:加减益胃汤。

北沙参 10～15g　玉竹 9～12g　麦冬 9～12g　石斛 10～15g　生二芽^(各)12～15g　太子参 15～20g　白芍 10～15g

方中麦冬味甘、微苦、性凉,功擅养阴清热,生津润燥,为甘凉益胃之上品;北沙参、玉竹养阴生津,加强麦冬益胃养阴之力;太子参味甘微苦,性平,具有益气健脾、生津的作用,既补脾气,又养胃阴;石斛益胃生津,滋阴清热;白芍养肝敛阴;生二芽行气消食,健脾开胃。

治疗以上各证,在分证论治坚守主方主药的前提下,可根据不同的症状表现加减用药:烧心嘈杂,选加左金丸、蒲公英(大便稀用黄连或黄芩);泛酸,选加乌贼骨、煅瓦楞子、煅牡蛎;嗳气呃逆,选加旋覆花、丁香、柿蒂、刀豆子、代赭石;纳呆,选加砂仁、蔻仁、法内金、焦三仙;泄泻,选加炒薏苡仁、炒扁豆、黄芩;乏力疲倦,选加炙黄芪、党参、白术、山药;腹部冷痛喜按,选加桂枝、吴茱萸、干姜、高良姜;腹痛明显,选加醋延胡索、高良姜、徐长卿、炒白芍;伴有黑便、便血,选加白及、地榆炭、侧柏炭、藕节炭、仙鹤草或炮姜炭;兼有咽部不适,选加木蝴蝶、佛手,咽部干燥选加北沙参。

（二）常用药对举隅

1. 炒枳壳、川厚朴

散满消痞，宽胸除胀，用于胃腑实邪积滞、腹部胀满疼痛。厚朴性温燥，善散寒湿，偏于行气，以散满除胀为主；炒枳壳性微寒，长于破泄胃肠结气，以消积导滞除痞为主。两药合用，散满消痞，是治疗胃痞的常用药，对脾胃虚弱者，量不宜大。

2. 法半夏、广陈皮

燥湿化痰，和胃止呕。法半夏辛温降逆止呕，燥湿化痰，消痞散结；陈皮芳香醒脾，疏利气机，使脾阳运而湿痰去，气机宣而胀满除，逆气降而呕恶止。两者常相须配伍，二陈汤堪为代表。

3. 左金丸、蒲公英

左金丸中黄连苦寒，清热燥湿，既清肝火，又清胃热；吴茱萸温中散寒，下气止痛，降逆止呕。两药寒热配对，黄连苦寒直折肝火上炎之势，少佐小剂量的吴茱萸辛开肝郁，苦降胃逆，既助黄连和胃降逆，又能制黄连苦寒，一主一辅，一寒一热，辛开苦降，相得益彰。蒲公英不仅能清胃热，且有健胃作用，对于胃中有热且大便干结者，尤喜用之。

4. 木蝴蝶、佛手

木蝴蝶味苦、甘，性凉，归肺、肝、胃经，功能清肺利咽，疏肝和胃；佛手味辛、苦，性温，归肝、胃、肺经，功能疏肝行气，和中化痰。两药常用于肝胃不和之痞满。

5. 丁香、柿蒂、刀豆子

丁香性温，其气芳香，能温中散寒，味辛可行滞气，降逆气，有升清降浊之力；柿蒂苦涩，降逆气而止呃。两药相合，丁香以辛温升散为主，柿蒂以涩敛下行为要，一散一敛，一升一降，相互制约，相互为用，共奏温中散寒、和胃降逆、止呃之功。刀豆子味甘，性温，温中下气，利肠胃，止呃逆。

6. 砂仁、蔻仁

砂仁辛温行气宽中，芳香醒脾开胃，行气而不破气，调中而不伤中，温脾开胃,止呕止泻;蔻仁辛温香燥,其气清爽,能行三焦之滞气而宽中快胃,且可温中化湿而醒脾开胃,为暖脾胃、化湿浊、行气止呕之品。蔻仁偏于调畅胃气,以止呕止痛为长;砂仁偏于燥湿散寒,以醒脾宽中为要。两药常相伍,互补各长,具有较强的化湿醒脾、暖胃散寒、行气止痛、调中止呕之效。

7. 百合、石斛

百合甘润而滑利,气味清凉,又微寒而清虚热,功能养阴清心,安神益智,调养五脏,可使邪热去而脾胃安;石斛味甘而微寒,质滋润,入胃、肾经。功善养胃阴、生津液、退虚热,为治疗胃阴不足之佳品,兼虚热证者尤宜。

8. 炒枳壳、炒白术

枳壳破气消积,泻痰浊,除痞满,以走、以泻为主;白术补脾温中燥湿,以补、以守为主。两药一补一泻,一急一缓,合用则补消兼施,补而不滞,攻不伤正,急不破削,缓不留邪,相辅相成,共奏健脾开结、消除痞满之功。《金匮要略》中的枳术汤,枳实用量大于白术,功效行气消痞。《内外伤辨惑论》中的枳术丸,白术用量大于枳实,则起到健脾消痞的作用。治胃痞,常以枳壳易枳实。

9. 乌贼骨、煅瓦楞子

乌贼骨咸,微涩,入肝、肾经,功能除湿制酸,止血,敛疮,治胃痛吞酸等;煅瓦楞子甘咸平,入肝、脾经,擅治胃痛、嘈杂、吐酸等。两药相伍,起协同作用,增强了制酸止痛的疗效。

10. 苏叶、黄连

苏叶辛温,气味芳香,通降顺气,理气宽中,化浊辟秽,醒脾止呕;黄连苦寒,善入中焦,清热燥湿,和胃止呕。两药配伍,一辛一苦,辛开苦降,一温一寒,平调寒热,具有化湿畅中、清热止呕之功。

（三）病案举隅

患者:汪某某,女,61岁。

初诊:2015年11月6日。

主诉:上腹胀满、嗳气反复发作4个月。

病史:患者近4个月来上腹胀满,嗳气时作,偶有泛酸,恶心,大便秘结,2～4

天一解,纳差,自觉少腹灼热感。既往有胃病史多年。查体神清,精神可,心肺
(一),腹软,中上腹压之不舒,肝脾肋下未触及,下肢不肿。舌苔薄黄,脉缓。

辅助检查:血常规正常,胃镜示慢性浅表性胃炎。

诊断:胃痞/慢性胃炎,肝胃不和证。

治则治法:行气和中,疏肝健脾。

方药:

旋覆花^(布包)10g　法半夏9g　炒白术芍^(各)15g　云木香8g　炒枳壳9g　厚
朴9g　蒲公英15g　北柴胡9g　砂蔻仁^(各、打、后下)5g　炒二芽^(各)15g　焦山
楂15g　熟大黄6g　炙甘草6g

上方7剂,每日1剂,早晚分服。

二诊:2015年11月13日时,诉诸症好转,有轻度恶心感,大便已正常。原方
去熟大黄、蒲公英、焦山楂,加入陈皮9g,姜竹茹9g,茯苓9g,再服10剂,诸症皆
除,后随访未复发。

按:该患者诊断为胃痞,肝胃不和型,方选柴胡疏肝散为基本方加减,方中柴
胡、白芍疏肝,柔肝,解郁理气;旋覆花、法半夏降逆胃气,和中止呕;枳壳、厚朴、
云木香行气宽中,使气行畅利,脾胃安和;蒲公英清胃肠积热,熟大黄缓下通腑;
纳差加砂仁、蔻仁、焦山楂、炒二芽醒脾开胃,消食导滞;炙甘草调和安中。吕老
说,临证凡遇老年患者,病程较长,要考虑到久病必虚,久痞必虚,虽以胀满嗳气
为主要表现,当为本虚标实,故加一味白术健脾补虚。二诊时,患者诸症缓解,仅
有恶心感,故去蒲公英、山楂之苦酸,去熟大黄缓下,加姜竹茹、陈皮、茯苓健脾和
胃止呕。

(熊　润)

二、吕老辨治肠易激综合征的经验

肠易激综合征(IBS)是消化系统常见的胃肠功能紊乱性疾病,是一组持续性
或间歇性发作,以腹痛、腹胀、排便习惯和(或)大便性状异常为主要症状,而又缺
乏胃肠道结构和生化异常的临床综合征。目前,本病尚无疗效确切的西医治疗
方法,而中医药辨证论治该病已取得肯定的疗效且不良反应少,引起了国内外专
家学者的关注。吕美农主任中医师临证60载,善治脾胃病,对本病的治疗效果

很好,现将吕老的治疗经验总结如下。

（一）病因病机

肠易激综合征作为一种临床常见病,目前其发病病因和机制尚不明确,一般认为,肠易激综合征是在不同亚型、特殊个体、同一个体的不同时期,以多种系统为中介,以精神心理因素刺激为契机而引发的一种心身疾病。其病理生理学基础主要是胃肠动力紊乱和内脏感觉异常,以及炎症、免疫、激素等因素,临床上可分为腹泻型、便秘型、混合型及不定型四个亚型。西医治疗本病多对症用药,包括解痉剂、止泻药、导泻药、肠道感觉和（或）动力调节药及益生菌、抗精神病药等,但药物作用未完全有效,停药后复发率很高,难以满足临床需要。中医学对本病的认识有着久远的历史,根据本病的主要临床特点,将其归属为"腹痛""胃痞病""泄泻病""便秘""肠郁"等范畴。《素问·生气通天论》中载:"是以春伤于风,邪气留连,乃为洞泄。"《素问·脏气法时论》中云:"脾病者……虚则腹满肠鸣,飧泄食不化。"《素问·太阴阳明论》中曰:"饮食不节,起居不时者,阴受之……则䐜满闭塞,下为飧泄。"本病致病因素不外乎外感时邪、情志失调、饮食不节、阳气素虚等,其病机是多方面的。如《医方考》云:"泻责之脾,痛责之肝……脾虚肝实,故令痛泻。"认为肝脾失调是其主要病机。《景岳全书·泄泻》云:"肾为胃关,开窍于二阴,所以二便之开闭,皆肾脏之所主,今肾中阳气不足,则命门火衰……阴气极盛之时,则令人洞泄不止也。"这是因为久病之后,损伤肾阳,或年老体衰,阳气不足,脾失温煦,运化失常,则下泻清谷。本病亦有便秘之症,可为情志不舒以致气机郁滞或脾伤津耗气结,使通降失常,传导失职所致,正如《证治要诀·大便秘》中述:"风秘之病,由风搏肺脏,传于大肠,故传化难。或其人素有风病者,亦多有秘。"又云:"气秘则气不升降,谷气不行。"亦可因脾胃受损,阳气虚衰,失于温煦,大肠鼓动无力而便涩者,如《景岳全书·秘结》中曰:"凡下焦阳虚,则阳气不行,阳气不行,则不能传送,而阴凝于下,此阳虚而阴结也。"吕老认为,本病虽病在肠道,但主要责之于肝脾的功能失调。肝郁气结、脾虚湿滞是主因,迁延日久,才会由脾虚及肾,造成脾肾阳虚,病性为本虚而标实,往往缠绵难愈。

（二）辨治方案

肠易激综合征的中医诊疗共识意见将其分为脾虚湿阻、肝郁脾虚、脾肾阳虚、脾胃湿热、肝郁气滞、肠道燥热 6 个证型,中西医结合诊疗共识意见将其分为肝郁气滞、肝气乘脾、脾胃虚弱、寒热夹杂、大肠燥热 5 个证型,但不论是腹泻型、便秘型、混合型或不定型,吕老认为临床上均应该执简驭繁,以肝脾失调、脾胃虚弱、脾肾阳虚、寒热错杂四型为基础辨治,且应结合患者的年龄、体质来灵活运用药物。

1. 肝脾失调

此证型在临床上最常见,症见反复发作的腹胀、腹痛,时有腹泻,泻后痛减;或便秘,欲便不畅,便下艰难;或(和)两者交替发作,伴胸胁胀满窜痛、口苦咽干、心烦易怒;舌红、苔薄黄,脉弦或弦细。吕老认为,肠易激综合征临证时很少有单纯的肝郁或脾虚,故用药时需注意理气不忘补脾、健脾不忘调肝,"肝宜疏、脾宜健、胃宜和",不仅是指导治疗胃病的大法,同样适用于治疗本病,临证时要根据肝郁与脾虚的先后、轻重来决定选方用药。若肝郁在先,多以北柴胡、枳壳、白芍、炒白术、醋香附、防风、陈皮、云木香等药物为基础,即以柴胡疏肝散合痛泻要方为基本方;若脾虚在先,则多以四君子汤合柴胡疏肝散为基本方。腹痛加金铃子散、徐长卿,腹胀加槟榔、大腹皮,泄泻加炒山药、炒薏苡仁、炒扁豆,烦躁易怒加丹皮、栀子,夜寐差加炒酸枣仁、合欢花(皮)、夜交藤。

2. 脾胃虚弱

腹部隐痛喜按,腹胀肠鸣,经常餐后即泻,大便溏薄,夹有黏液,食后易腹胀,脘闷不舒,面色萎黄,肢体倦怠,舌质淡,舌体胖有齿痕,苔白,脉细弱。治以健脾益气,渗湿止泻,方选参苓白术散为基本方加减。食滞、纳差加鸡内金、焦三仙、砂蔻仁,四肢不温、便溏甚加干姜、煨肉蔻,久泻不止、中气下陷加升麻、柴胡、黄芪,脾虚湿盛加苍术、厚朴、藿香、泽泻。

3. 脾肾阳虚

脘腹冷痛,畏寒喜温,腰膝酸软,形寒肢冷,黎明前则肠鸣腹痛泻,大便稀溏或秘结不畅,泻后腹痛不减,不思饮食,舌淡胖,苔白滑,脉沉细。此型多见于更年期女性和老年患者。治以温补脾肾固肠,方选四神丸加减。便干、排出困难以济川煎为主方,加肉苁蓉、牛膝;夜寐不安、多梦加炒酸枣仁、合欢花(皮)、夜交藤;久泄、大便次数多,宜选用吴茱萸、炮姜、莲子肉。

4. 寒热错杂

腹胀、腹痛,便前腹痛,得便即宽,肛门下坠,腹泻、便秘交替发作,便下黏冻,或夹泡沫,面色无华,身倦乏力,口苦心烦,舌暗红、苔薄黄腻,脉沉细数或弦滑。此证型为病程迁延日久所致,反复发作导致脾胃虚弱,气滞升降失调,运化失全,清浊不分,郁遏化热,病机以寒热虚实夹杂为特点。治以寒热平调,消痞散结,方选乌梅丸为基础方加减,药用乌梅、黄连、黄柏、党参、白术、白芍、槟榔、小茴香、肉桂等。少腹冷痛去黄连,加吴茱萸、干姜;胃脘灼热、口苦去小茴香、肉桂,加左金丸、小剂量的山栀;大便黏腻不爽、里急后重,加槟榔、厚朴、乌药、煨木香。

(三)治疗特色

1. 多选药性平和之品

吕老在治疗肠易激综合征用药时多选用平和之品,味厚性燥者很少用,恐其味厚碍肠,燥烈伤阴加重腹泻或便秘。健脾益气喜用党参、太子参、炒白术、炒山药,止泻常用炒薏苡仁、炒扁豆、芡实、莲子肉,理气常用佛手、木香、青陈皮、苏梗。

2. 常用药对

吕老治疗该病,最常用的药对有:①柴胡配白芍,以柴胡之苦辛,疏肝散郁;白芍之苦酸,柔肝止痛。②党参配白术,补脾益气,增强脾胃运化功能。③青皮配陈皮,以青皮的疏肝行气、陈皮的健脾理气,共理中焦之气而和胃。④枳壳配厚朴,行气导滞,除痞消胀。⑤白术配茯苓,白术健脾燥湿,茯苓淡渗利湿,一燥一渗,健脾以除湿。⑥茯苓配山药,茯苓利水渗湿,山药健脾益肾,一补一利,补脾以利湿。⑦薏苡仁配扁豆,薏苡仁补脾益胃、利水渗湿,炒扁豆健脾化湿而止泻。⑧藿香梗配紫苏梗,广藿香芳香化湿,紫苏梗理气宽中,共奏化湿和中之功。⑨乌药配槟榔,均为辛温药,乌药行气止痛,槟榔行气消积,腹泻型、便秘型均可用之,但槟榔的剂量不宜大。⑩炒酸枣仁配合欢花、皮,炒酸枣仁养心补肝以安神,配解郁安神的合欢花、皮,共奏调肝养心宁神之效。

3. 重视情志因素的调节及饮食调养

目前大多数文献认为,本病属多因素所致的病理生理心理疾病。近年来的有关研究发现,肠易激综合征患者多伴有焦虑、抑郁等精神心理障碍,情绪变化与肠易激综合征的发病和病情变化也密切相关。吕老也认为该病是功能性的,并没有实际意义上的炎症,情志与该病关系密切,凡有失眠、心烦易躁、焦虑表现者,治疗时常在辨证的基础上使用合欢花(皮)、酸枣仁、柏子仁、夜交藤、淮小麦、茯神等有解郁、安神作用的药物。吕老常说,"胃不和则卧不安",以此推之,一旦睡眠良好,就会促进胃肠功能的健运,故他在饮食上常告知患者宜多吃清淡、易消化的食物,忌食生冷、辛辣、油腻、刺激性食物,并嘱患者生活要有规律,如戒烟酒,饮食有节,起居有常,防止过度劳累,要经常参加有益身心健康的活动。

(四)病案举隅

患者:王某某,女,69 岁。

初诊:2015 年 5 月 12 日。

主诉:腹胀、腹痛伴腹泻再发半个月。

病史:近半个月来,患者感到腹胀、腹痛,痛则欲泻,4 ~ 5 次/日,泻后稍舒,常在餐后即泻。既往有肠易激综合征病史 20 余年,有高血压、慢性阻塞性肺疾病(简称"慢阻肺")病史,胆囊已切除。近几日纳谷不馨,口苦,乏力。

体检:形体消瘦,精神软,腹软无压痛,肠鸣音活跃。

辅助检查:大便常规检查无异常。舌淡红,苔薄腻,脉细。

辨证:患者老年,素有多种疾病,多脏器功能减退,病久情志抑郁,致脾虚肝郁胃滞,虽见腹部痛胀,痛则欲泻,但多在餐后,属本虚标实之候。

诊断:腹痛泄泻(肝郁脾虚)/ 肠易激综合征。

治则治法:治以健脾益气,养胃调肝,以参苓白术散合痛泻要方化裁。

炒白术芍(各)12g　炒薏苡仁15g　炒扁豆15g　云木香 8g　炒枳壳 9g　太子参 15g　炒山药15g　陈皮 9g　防风 6g　茯苓 9g　炒二芽(各)15g　炙甘草 6g
上方 4 剂,水煎服,每日 1 剂。

二诊:2015 年 5 月 16 日。服药之后,腹痛腹胀缓解,大便 2~3 次/日,不成

形。舌淡红,苔薄黄,脉细缓。服药已奏效,守法更方再进:

炒白术芍^(各)12g 炒薏苡仁15g 炒扁豆15g 云木香8g 砂仁^(打、后下)5g

太子参15g 炒山药15g 陈皮9g 莲子肉15g 茯苓9g 佛手9g 炙甘

草6g

上方5剂,水煎服,每日1剂。

三诊:2015年5月22日。大便1～2次/日,基本成形,未再腹痛,进食后尚有轻度腹胀感,原方加入炒二芽^(各)12g、建神曲^(各)12g,5剂,水煎服,每日1剂,后坚守主方,坚持补脾消导,共服药1月而愈。逾年未再复发。

病例分析:根据肠易激综合征的临床特点,中医诊断大体为"腹痛""泄泻",另有大便燥结者称为"便秘",由于本病主要病机是肝脾功能失调,运化失常,大便传导失司,故调理肝脾气机是主要治疗原则。该案患者年老体弱,病程日久,脾虚是本,夹湿邪是标,本虚而标实,故选用参苓白术散来益气补脾渗湿,合痛泻要方补脾柔肝祛湿,药无苦寒辛燥,药性平和,可收补脾止泻之功。

(朱鑫焱)

三、行气为主治胃病,寓补于行治虚证

(一)详析病因病机,找准辨证思路

胃脘痛是中医病证名,以上腹部近心窝下疼痛不适为主要表现,西医学中各种急性、慢性胃炎,胃及十二指肠溃疡,胃黏膜脱垂症及功能性消化不良等以上腹部疼痛不适为主要表现者均可纳入本病诊断之中。胃脘痛既是临床常见症状,也是常见疾病。本病发病有急有缓,大多数初发者以急性发作为主,病程长的慢性患者则表现为时作时止,时轻时重,反复缠绵难愈。正如吕老所说,胃脘痛求治者非痛即胀,大多数以急性发作为主要表现,病因虽有外感、内伤之分,但其对于胃的损伤,是一个循序渐进的过程。病之初起,无非外感、饮食、情志所伤,发病机制总体归结于肝郁、胃滞、脾虚,致胃失和降,气结中焦,胃之气血瘀滞不通,即引起胃脘疼痛,病位在胃,与肝脾密切相关,这与李培认为"胃的病理特点突出于'滞',胃脘痛之病机主要还是胃中气血阻滞,胃腑失于和降,不通则痛",以及朱继东认为"慢性胃炎的病理改变大多数以肝气郁滞、脾失健运、胃气壅

滞为主"是一致的,这些观点均源自叶天士"肝为起病之源,胃为传病之所"的论述。

在辨证思路方面,胃脘痛以八纲为指导辨证。在诊断上,除常规的望闻问切四诊之外,也应充分利用胃镜、B超等现代化检查设备作为辅助手段来确定病位病性。吕老指出,时代在发展,社会在进步,知识在更新,中医也要现代化,不能老是停留在"三个指头和一个枕头"上,要让现代化的检查设备为中医所用,中西医共享,这是中医的进步与发展,也是减少误诊率、提高诊断准确率的重要手段。如王翼舟等所言,"认真按照四诊获得的资料,对症状体征进行分析鉴别,再结合辅助检查所得的客观指标,进行辨证论治,有助于我们更准确地遣方用药"。谈到胃脘痛的寒热虚实,吕老一再强调,临床所见患者证候并非单一,而是相互转化和夹杂的,或先实后虚,或虚中夹实,或寒热错杂。虽然初病在气,久病在血,但往往在发作期已是气血同病,或兼痰饮、食积、湿热、浊毒等复杂证候,不能一概而论。吕老说我们要学会在较短时间内,对证候进行分析鉴别,要做到这些,关键在于有扎实的基本功,用理论指导临床,在实践中善于思考。

(二)依据寒热虚实,明确主方主药

胃脘痛的临床治疗需要在错综复杂的症状、证候中,抓住主要矛盾,首先需要区分寒热虚实,根据主证,选定主方,再针对兼证,随证加减用药。吕老指出,多版《中医内科学》已将各证的主要症状、辨证分析、治则治法及代表方剂详述尽析,这是我们需要遵循的基础,而各家经验是各个医家在长期的临床实践中摸索总结出的经验,具有个人特色,但对于证型分类、治疗大法应当遵循基础,遵守原则,即使有不同观点,基本框架是不会改变也不能改变的。

对于胃脘痛的八纲辨证,首先要分清寒热虚实。胃脘痛属寒证,指素体脾胃气虚,多兼内寒,其体质本身易受外寒侵袭,或恣食生冷,表现为胃脘冷痛,畏寒喜暖,遇寒加剧,有的还兼恶寒,头身疼痛等。根据"寒者热之"的原则,治以温里散寒、理气止痛为法,常以良附丸合香苏饮为代表方。胃脘痛属热证,指素体胃热偏盛,或气机郁滞,"气有余便是火",肝郁化热,气滞生热,蕴湿化热,症见胃脘灼痛,反酸嘈杂,口干口苦。根据"热者寒之"的原则,治以清泄胃热、和胃止痛为法,以化肝煎合左金丸为代表方,常用药为黄连、黄芩、山栀等。

胃脘痛属虚证,指病程日久,气血阴阳受损,肝脾胃脏腑受戕,以虚为主,病

势缓慢,胃脘部隐隐作痛,喜按或按之痛减。治疗大法为"虚则补之",但又需要区分是气虚还是阳虚,是血虚还是阴虚,是脾胃虚寒还是胃阴不足。脾胃虚寒者主要表现为胃脘隐痛,喜按喜热,畏寒肢冷,得温痛减,遇冷痛甚,治以益气补脾、温中止痛为法,常以黄芪建中汤合理中汤为代表方,常用党参、黄芪、白芍、白术等。对于胃阴不足者,症见胃热钝痛,手足心热,似饥不欲食等,治以养阴生津、益胃止痛为法,常以益胃汤合芍药甘草汤为代表方,常用石斛、麦冬等滋阴之品。

胃脘痛属实证,情志抑郁,肝气犯胃,饮食所伤,以寒热、气滞、食积、痰瘀、虫积等标实为主,表现为寒痛、灼热、胀痛、刺痛之不同,发病多急骤,按之痛甚或拒按,以"实则泻之"为治疗原则,属脾胃气滞者,症见胃脘胀痛,痛窜两胁,嗳气频作,用疏肝理气、和胃止痛法,常以四逆散合金铃子散为代表方,多用枳壳、厚朴、云木香等理气之品。属食滞胃肠者,由于伤食而痛,脘腹饱胀,压痛拒按,嗳腐吞酸,或有呕吐,大便不爽,矢气酸臭等,用消食导滞、调理气机法,常以枳实导滞丸合保和丸为代表方,多用炒莱菔子、炒二芽等。属瘀血阻络者,症见胃脘部疼痛如刀割,痛久拒按,痛处不移,夜痛明显,或食后痛剧,或兼呕血、黑便等,用理气行郁、活血化瘀法,常以丹参饮合失笑散为代表方,多用醋延胡索、醋香附、蒲黄、炒五灵脂,痛甚加用制乳香、制没药等。

吕老说,以上寒热虚实是基本证候,临床上很少单一出现,常寒热互见,虚实夹杂,所以在临证时对于病因病机要灵活综览,方能在处方遣药时随证加减。

(三)疏肝健脾和胃,行气是关键

吕老认为,引起胃脘痛之病因,无论是外感还是内伤,总由乎脏腑功能失调,主在胃,而关联肝脾。肝喜条达而主疏泄,可疏泄脾胃气机,助胃消化水谷,助脾以升清阳,倘若肝木失其疏泄之职,肝郁即会气滞,气滞势必碍胃,气机不通,则乘脾犯胃,而致胃脘胀痛。肝郁日久,化火生热,郁火乘胃,则出现胃脘烧灼而痛。气滞则血瘀,一旦气滞日久,必有血瘀内结阻于胃络,胃必痛剧,这一系列的病理变化,其根在肝失调达,气滞不畅。脾胃属土,一主运化,一主受纳,一阴一阳,一升一降,被誉为"后天之本",为五脏六腑之枢纽。正如叶天士在《临证指南医案》中所云"纳食主胃,运化主脾,脾宜升则健,胃宜降则和"。若饮食不节,劳累过度，或诸邪犯胃，一旦脾损胃伤，就会出现胃脘痛诸症。吕老指出，无论证分几类，主要责之一个"气"字。如肝气犯胃胃脘痛，是因为气机阻滞；寒邪客胃是寒邪收引，使胃脘气道不通；饮食伤胃是由于伤食造成胃气积结不畅；湿热阻胃是因为湿热之邪阻滞中焦，灼扰胃腑而气不行；瘀阻胃络之瘀，也在于气停而血瘀；至于痰饮凝胃和蛔虫扰胃引起的胃脘痛，均是气机阻滞、脾胃受伤所致，结果都会导致胃气失和，不通则痛。所以，吕老一再强调行气是关键，这与刘景源教授的"胃脘痛的治疗当着重于'气'的调理，在临证中时刻注意把握'气'这个重点"观点是一致的。

基于此，吕老主张治疗胃脘痛以"通"法为主，以通为要。他认为，"疏肝行气，和胃止痛"是治疗胃脘痛的总则，注重通降为顺，即使是胃脘痛的虚证，如脾胃虚弱、胃阴不足，也必在补脾益气、养阴益胃之中，少佐行气消导之品，如用黄芪建中汤合理中汤治脾胃虚寒疼痛，常加小剂量枳壳、厚朴、云木香；对胃阴不足者用益胃汤，常加生二芽、佛手、苏梗等，使补脾益胃而不壅滞。他推崇叶天士的观点"通补则宜，守补则谬"，以及国医大师李振华"肝宜疏，脾宜健，胃宜和"的观点。在跟师临诊中，我注意总结了一下，吕老治疗胃脘痛善于以行为主，至于虚证，也是寓行于补中，常用药有炒枳壳、川厚朴、云木香、佛手、青陈皮、徐长卿、大腹皮、醋延胡索、醋香附、苏梗等。若见烧心、嘈杂选加左金丸、蒲公英；反酸选加乌贼骨、煅瓦楞子、煅牡蛎；恶心呕吐选加法半夏、藿苏梗、姜竹茹；嗳气呃逆选加旋覆花、代赭石、丁香、柿蒂、刀豆子；纳食不馨、消化不良选加砂仁、蔻仁、法内金、焦三仙；脾胃气虚、乏力疲倦选加炙黄芪、党参、太子参、白术；腹部冷痛喜按选加桂枝、干姜、吴茱萸、高良姜，冷甚加附片；伴黑便选加白及、炮姜炭、地榆炭、藕节炭、侧柏炭、仙鹤草、阿胶珠；食管反流咽部不适选加木蝴蝶、绿梅花；溃疡选加白及、黄精；血瘀痛甚选加蒲黄、炒五灵脂、三七，重用延胡索，或加制乳没（乳香、没药）等。吕老一再告诫我们，治疗胃脘痛在选方用药时应坚持"四不宜"原则，即药不宜杂，量不宜重，性不宜过寒过热，味不宜大辛大苦。

（陈　微）

四、吕老治疗心衰病的诊治经验

充血性心力衰竭是一种复杂的临床综合征，是多种疾病发展到后期导致心肌收缩/舒张功能下降引起的最终结果。左心衰竭的患者可见夜间阵发性呼吸困难、端坐呼吸及咯粉红色泡沫样痰等,右心功能不全的患者因体循环瘀血可见纳差、脘腹胀满、胸腹腔积液、肝瘀血及下肢水肿等。中医过去没有"心衰"病名,分见于"心悸""喘证""水肿"等病中,还有人概之为"悸-喘-水肿联证",直到近年来才正式确定为"心衰病"。吾师吕美农主任中医师,在治疗心衰病方面经验丰富,并有其独特见解。他强调心衰发病机制"虚、瘀、水"的观点,以补气、温阳、利水、化瘀为心衰病治疗大法,并在使用中医药治疗心衰病时酌情使用西药,中西医结合。现将其对心衰病的用药特点总结如下。

（一）心衰患者的病因病机

目前,中医对心衰病基本病机的认识为本虚标实,本虚是指气虚、阳损、阴伤或气阴两虚,或阴阳俱损等;标实为气滞、血瘀、水结等。慢性心衰病初起时当以心气虚为主,心气虚弱,血行不利,故致心血瘀滞,成气虚血瘀之候。随着病情的进一步发展,气虚及阴阳,成气阴两虚之证或心气心阳两虚之候,进而致肾气肾阳不足,主水无权,水湿泛溢而外溢肌肤,上凌心肺,可见喘促、胸闷、心悸及水肿诸证。气虚导致阴阳虚衰和血瘀,直至水饮的形成,当为慢性心力衰竭病情演变的基本规律,也即吕老常说的"虚、瘀、水",诱因多见于:①外感,外感六淫之邪,袭卫束表,内迫于肺,肺失宣降,痰浊内蕴,肺功能受影响,使心不主血脉,加重心衰;②过劳,劳则气耗,心气受损,发为心衰;③输液过多或输液速度过快诱发心衰等。

（二）心衰患者的分证论治

慢性稳定期的心衰患者大体分为四个证型:①心肺气虚、血瘀饮停证;②气阴两虚、心血瘀阻证;③阳气亏虚、血瘀水停证;④肾精亏损、阴阳两虚证。这类患者在病情稳定期间,绝大多数根据不同病情选择在家中服用 ACEI、β-受体阻滞剂、醛固酮受体拮抗剂、利尿剂等西药,或复方丹参滴丸、芪苈强心胶囊、参松养心胶囊等中成药。有些患者亦根据不同的病情变化,加用中药汤剂。如患者处于急性加重期,病情危急,症状加重,则需要住院治疗。根据患者急性加重期的临床表现,可分为三个证型:

（1）阳虚水泛证：喘粗气急，痰涎上涌，咳嗽，咯粉红色泡沫样痰，口唇青紫，汗出肢冷，烦躁不安，舌质暗红，苔白腻，脉细促。

治法：温阳利水，泻肺平喘。

方药：真武汤合葶苈大枣泻肺汤加减。熟附片、白术、白芍、猪苓、茯苓、车前子、泽泻、葶苈子、炙甘草、地龙、桃仁、煅龙骨、煅牡蛎。

（2）阳虚喘脱证：面色晦暗，喘悸不休，烦躁不安，或额汗如油，四肢厥冷，尿少肢肿，面色苍白，舌淡苔白，脉微细欲绝或疾数无力。

治法：回阳固脱。

方药：参附龙牡汤加味。人参、炮附子、煅龙骨、煅牡蛎、干姜、桃仁、红花、紫石英、炙甘草。

（3）痰浊壅肺证：咳嗽痰多，或发热形寒，倚息不得平卧；心悸气短，胸闷，动则尤甚，尿少肢肿，或颈脉显露。舌淡或略青，苔白腻，脉沉或弦滑。

治法：宣肺化痰，蠲饮平喘。

方药：三子养亲汤合真武汤。苏子、白芥子、莱菔子、开金锁（野荞麦）、款冬花、地龙、葶苈子、车前子、桃仁、杏仁、炙枇杷叶、制附子、白术、白芍、茯苓。

（三）吕老在选方用药上的特点

临床辨证时，吕老认为心衰虽然病位在心，体用俱病，但与肾、肺、脾、肝密切相关，往往可见心肺同病、心肝同病、心脾同病及心肾同病等多种变化，故在拟定方剂时要根据各种兼证情况辨明有无数脏同病，同病即应同治，主治在心，兼顾他脏。治疗原则当以补气、温阳、利水、化瘀为大法。在辨证论治方面，吕老谨守基本治疗原则，心肺气虚多以保元汤主之，气阴两虚多予生脉散、炙甘草汤，阳虚水泛多以五苓散、真武汤、苓桂术甘汤加减，气虚血瘀多选用补阳还五汤，水饮犯心肺多以葶苈大枣泻肺汤主之。但是，吕老也指出，急性发作期的心衰患者，不可能一入院就吃中药，肯定是西药、中成药针剂施治在先，要在很短的时间控制心率、扩张血管、利尿消肿，改善心衰症状。这时，我们在查房辨证施用中药时，就不能固守成方，应该注意已使用西药和中成药的情况，对其作用和效果要有预见性，要把静脉滴注的中药成分弄清楚、搞明白，中西用药统筹兼顾。例如阳虚水泛证或阳虚喘脱证，若静脉用药已使用参附注射液，那么我们在选用真武汤或参附龙牡汤时,就可以不再用附片、干姜等,或减少其用量,因附子、干姜大辛大热,其性躁烈,需谨慎用药,当此之时,吕老喜用保元汤益气温阳。对阳虚症状缓解、心率偏快,且有心气不足、气阴两虚者,可考虑用生脉散加味,已用生脉注射液者就不用或少用人参、麦冬、五味子,可选用茯神、黄芪、太子参、山药、淮小麦、枣仁、枣皮等。对于水肿患者,在使用利尿药后,水肿明显消退或未见明显水肿者,应不用或少用利水消肿药,如猪苓、茯苓、泽泻、车前子、茯苓皮、冬瓜皮等,而应选用补脾扶正之品,以巩固利尿剂的利尿效果,如黄芪、党参、薏苡仁、白术、陈皮、玉米须等药。另外,临床上常见肺部感染加重心衰的患者,症见咳喘痰多、发热形寒、胸闷气短等,辨证多考虑为痰浊蕴肺证。因在化痰平喘方面,中医有良效,这时就可在西医抗感染的同时,予以宣肺化痰、蠲饮平喘的中药制剂,往往效果很好。吕老临证喜用二陈汤、桃仁、杏仁、瓜蒌衣、川贝母、大贝母、桑白皮、丝瓜络、苏子、葶苈子等。

（四）病案举隅

患者:凌某某,女,70 岁。

初诊:2014 年 10 月 10 日,于住院第三日,病区请吕老会诊。

主诉:心慌、胸闷、气短加重 1 周。

病史:患者有"冠心病,房颤,频发室性期前收缩,短阵室速,心功能不全"病史,反复心慌、胸闷、气促发作,此次"心慌、胸闷、气短加重 1 周"入院,入院后即给予心衰标准治疗(福辛普利、美托洛尔、螺内酯、呋塞米等),中成药予以参附注射液静脉滴注。现患者动则心悸、胸闷,易出汗,口干,无明显胸痛,夜间睡眠一般,食纳不佳。

体检:血压(BP)120/80 mmHg,神清,精神不佳,口唇发绀,两下肺可闻及少许湿性啰音,心率(HR)65 次/min,律不齐,可闻及期前收缩,心前区可闻及 II 级杂音,双下肢水肿。

辅助检查:心电图示房颤伴室性期前收缩,ST-T 改变。心脏彩超示左房左室增大,主动脉瓣、二尖瓣中度反流,心脏收缩功能下降。N 末端 B 型利钠肽前体(NT-proBNP)5 400 pg/mL。

刻诊:形体偏瘦,精神差,呼吸偏促,言语低微,口唇发绀。舌质暗,苔薄,脉细结代。

辨证分析:患者为老年女性,心病日久,阴阳两衰,气虚血瘀,阳气虚心失所养,阴血亏脉失濡润,阳气无以鼓动心血,以致气停而血瘀,故见心中悸动不安、喘促气急、出汗多而肢冷,双下肢水肿,气短,舌质暗,苔薄,脉细结代为阴阳两虚,心血瘀阻之象。

诊断:心衰,阴阳两虚,心血瘀阻。

治则治法:益气养阴宁心,自拟生脉宁心汤加减。

方拟如下:

生黄芪15g　太子参15g　炒酸枣仁^(打碎)15g　浮、淮小麦^(各)30g　瓜蒌衣9g
五味子5g　柏子仁9g　桑白皮9g　陈皮8g　葶苈子6g　茯苓9g　炙甘草6g
上方5剂,每日1剂,早晚分服。

二诊:2014年10月16日。患者心慌、胸闷、气短好转,双下肢水肿好转。

原方加减如下:

生黄芪15g　太子参15g　炒酸枣仁^(打碎)15g　浮、淮小麦^(各)30g　瓜蒌衣9g
五味子5g　柏子仁9g　陈皮8g　茯苓9g　炙甘草6g
上方7剂,每日1剂,早晚分服。

三诊:2014年10月23日服上方后,患者双下肢水肿已消,无明显心慌、胸闷、气短,诸症好转,原方再进7剂以巩固。

按:充血性心衰是一种复杂的临床综合征,是多种心脏病发展到后期的最终结果,心衰的基本病机是本虚标实。在心衰的发病过程中,心气虚是病理基础,心阴虚是疾病发展的标志,心肾阳虚则是疾病发展的重要阶段。养气补心、温阳利水、益气活血为治疗慢性心衰的基本法则。此患者的心衰诊断成立,当为阴阳两虚,气滞血瘀。按照中医治疗常法,一般选用熟附片、桂枝温通心阳之品和泽泻、茯苓、车前子、茯苓皮等利水消肿药,而吕老却没有选用,遂问其故。吕老通过查阅患者病历认为,患者入院后已滴注中成药"参附注射液"3天,也就是说,附子已经用了3天,温阳已经起效,同时呋塞米20mg静脉注射1次/天,也用了3天,虽然下肢仍有水肿,但已开始消退。所以,如果我们在处方中继续按常规用附子、桂枝和一些利尿消肿的中药,就会造成重复用药,加重药物剂量,不仅无益,反而有害。比如附子,能回阳救逆,有强心的作用,倘若静脉滴注及口服同时进行,就会造成超剂量应用,增强它的毒性作用。利水消肿药也一样,患者已经使用西药利尿剂,再按常法使用利水消肿之品,恐致过度利尿。所以,考虑到中成药、西药已经温阳利水,吕老采用益气养阴之法,以自拟生脉宁心汤主之。方中用甘温的黄芪补益脾肺,固表止汗,同时利水消肿;甘平的太子参益气健脾、养阴生津以补气阴不足;酸枣仁、柏子仁、五味子、淮小麦等宁心安神;浮小麦养心敛液,固表止汗;瓜蒌衣宽胸理气,以解胸闷;葶苈子、桑白皮泻肺平喘,但葶苈子苦寒峻猛,量不宜大;陈皮健脾理气;茯苓补益心脾而宁心安神。全方共奏益气养阴、利水宁心之功。二诊时,患者胸闷、水肿均有好转,故去葶苈子、桑白皮,可谓中病即止。三诊守原方不变,取得了满意的疗效。

(李　磊)

五、吕老治疗冠心病经验

冠心病属中医学"胸痹心痛""真心痛""厥心痛"的范畴,乃心血痹阻胸脉的病证。《金匮要略》云胸痹心痛的发病机制为"阳微阴弦""责其极虚也"。心乃阳中之阴脏,主血脉,藉胸阳推动血运,元气者,生命之原动力,根于肾,培于脾。心血赖元气滋养,胸阳靠元气鼓动,元气亏虚,生机渐衰,心病乃发。吕老在临证中以西医基础疗法联合中医药治疗,收效显著。

(一)病因病机

吕老认为,冠心病病机不外虚实两端,本虚标实。实者有气滞、血瘀、寒凝、痰浊之分,虚者也有阴虚、阳虚、气阴两虚之别,且多兼夹而病。所谓"本虚",主要是气虚、脾肾两虚。随着年龄的增长,虚弱的表现首先在脾肾,脾脏虚衰不能运化水湿,肾阳虚衰则可致心阳不振,肾阴虚衰则心失所养。"气为血之帅",气虚则可致血瘀为患,痹阻而痛。所谓"标实",主要是由本虚影响血液循环,水谷津液输布失职而引起的气滞血瘀、寒凝湿郁、痰浊痹阻胸阳。尤其是血瘀,既是气虚、气滞、痰浊的产物,同时血瘀又促使血行不畅,气机不利,加重痰浊内停,进一步加重冠心病的临床表现。由此可见,标实因本虚而起,本虚往往也因标实所致,两者相互为因。

（二）治疗原则

吕老认为,活血化瘀法是中医治疗胸痹心痛使用最多的方法,活血、祛瘀、化痰治其标,益气、调理阴阳、补益脾肾治其本。心主血脉,是血液运行的主导,凡情志所伤,气机郁结,气滞日久,血流不畅则脉络瘀滞,或久病入络,气滞血瘀,心脉瘀阻均可发为此病。临证时吕老多选用血府逐瘀汤加减,其中柴胡、桔梗与牛膝、枳壳为伍,一升一降,调畅气机,开通胸阳,行气活血。桃仁、红花、生地、赤芍、当归、川芎活血化瘀而通血脉。

祛瘀化痰之法在冠心病的治疗中亦相当重要,"阳气不到之处,即寒饮留滞之所",所以通阳化痰祛瘀之剂临床使用时常能取得较好的疗效。吕老在临证时常使用瓜蒌薤白半夏汤合桃红四物汤加减。《内经》有云"心病宜食薤"及"辛走气,多食之,令人洞心",以瓜蒌薤白通阳为主,方中当归味辛甘,温中有润,为血中之气药,既通又补;红花其性轻灵,专入血分,直走心经,化散瘀血,有增加冠脉供血,降脂抗凝的作用。

冠心病多发于中老年人,《素问·阴阳应象大论》有云"年四十而阴气自半也",此时患者临床多有不同程度的脏气衰竭。吕老认为除活血化瘀、通阳化痰的治疗方法外,尤需注意扶正补虚。气虚血瘀者可予保元汤合桃红四物汤加减;气阴两虚,心血瘀阻者,可予生脉散配合活血化瘀之剂;阳虚较甚者,可酌情予桂枝、附子、干姜等,其中附子性烈走窜,宜从小剂量开始,根据患者病情及用药后反应逐步调整剂量,若患者出现明显心动过速、口干或大便秘结等热象,需考虑减量或停用。

吕老在临证治疗冠心病时常用的中药有党参、黄芪、桃仁、红花、赤芍、丹参、当归、川芎、麦冬、五味子、瓜蒌、薤白、法半夏、醋延胡索、石菖蒲、广郁金等。痛剧者加蒲黄、五灵脂,体胖多痰者加二陈汤、温胆汤等。《本草纲目》云:"蒲黄手足厥阴血分药也,能活血止痛,生则能行,熟则能止,与五灵脂同用,治一切心腹诸痛。"吕老临证时丹参使用尤多,"一味丹参,功同四物",能养血活血,合营通脉。石菖蒲配郁金,开窍止痹痛,化痰浊。

（三）病案举隅

患者：孙某某,女,59 岁。

初诊：2013 年 11 月 15 日。

主诉：胸痛 1 周余。

病史：患者因"胸痛 1 周余"入院。劳力时易发,经住院治疗后目前患者劳力后胸痛症状好转,但活动后有心悸不适感,无晕厥,无咳嗽咯痰,无发热恶寒。

辅助检查：血压 130/80 mmHg,心肺(—),心电图示窦性心律,部分联 ST-T 改变。全胸片未见明显异常,肌酸激酶同工酶(CK-MB)28 U/L。

刻诊：神清,精神一般,口无异味。舌淡红,苔薄,脉缓。

辨证分析：患者因年老气血亏虚,血行不利,故致血瘀;加之年老脾虚湿盛,痰浊内生,血瘀、痰浊为患故可见胸痛;心失所养,故可见心中悸动不安。

诊断：胸痹,气虚血瘀证。

治则治法：益气活血宁心。

方拟如下：

太子参 15g　生黄芪 15g　丹参 15g　全瓜蒌^(打)15g　陈皮 9g　茯苓 9g　炒酸枣仁^(打碎)15g　广郁金 9g　白术 10g　炙甘草 6g

上方 4 剂,水煎服,每日 1 次,分 2 次服。

二诊：2013 年 11 月 21 日。患者现无明显劳力后胸痛,活动后心悸症状好转,心肺(—),舌苔薄黄,脉缓。中药守原方再进 7 剂,嘱其门诊随访。

按：冠心病属中医学"胸痹心痛""真心痛""厥心痛"范畴,乃心血瘀阻心脉的病证。冠心病之标责之痰瘀凝滞心脉,其本在于心脉血气津液不清,治疗上要注意培元益气、化瘀祛痰、通脉宁心。治痰之法,即治其生痰之源,唯能使痰之不生方为根本,可二陈汤化裁处之;治瘀之法,一方面要活血消瘀,另一方面要益气补血,使得气清血顺,化源无穷。血脉调和,则瘀血无法在脉道形成盘踞。

（李　磊）

六、吕老治疗不寐的经验

不寐、失眠为一病,也是很多疾病过程中的一个常见症状,中医对"不寐"的认识是一个逐渐完善的过程,早在 3 000 多年前的殷墟甲骨文中就有关于寐、寝、梦的记载。失眠在《内经》中被称为"目不瞑""不得卧""不得眠",而"不寐"一词始见于《难经》。《难经·四十六难》中就阐述了老人不寐的病机为"血气衰、肌肉不滑、荣卫之道涩,故昼日不能精,夜不得寐也"。汉代张仲景在《伤寒论》及《金匮要略》中记载了用黄连阿胶汤及酸枣仁汤治疗失眠,至今临床仍有实用价值。自明、清以后,失眠多称为"不寐",而中医药治疗不寐有其明显的优势。

（一）病机上崇尚神不安则不寐

吕老认为,现代人不寐的首要病因为情志所伤,由于社会生活节奏加快,思想压力增大,精神负担加重,由此导致的睡眠障碍患者急剧增多。这不仅是健康问题,更是危及社会的公共卫生问题。引起不寐的原因较多,或由情志不遂,肝气郁结,气郁化火,郁火扰动心神,神不安宁,故而不寐;或由五志过极,心火内炽,心神扰动而不寐;或由思虑太过,损伤心脾,心血暗耗,神不守舍,脾虚生化乏源,营血亏虚,不能奉养心神而不寐。其次为心肾不交,五脏之中,心在上属火,肾在下属水。正常情况下,心火在心阴的牵制下化气下降以助肾阳,共温肾水,使肾水不寒;肾水在肾阳的鼓动下化气上济心阴,共制心火,防其过亢。如果心阴不足难以牵制心火,或肾水不足不能上济心阴共制心火,则心火不能下温而独亢于上,形成水火不济、亢而无制的状态,"亢则害",就会出现心烦失眠的症状。此类心肾不交型失眠,尤多见于更年期女性。

不寐病位在心,其发病与肝郁、胆怯、脾肾亏虚、胃失和降密切相关,但是无论何种病因所致的失眠,最终都会导致心神失养或心神不安而不能寐。《景岳全书·不寐》中云:"寐本于阴,神其主也,神安则寐,神不安则不寐。"故吕老在治疗不寐时,无论何证,必选用几味养心安神之品。他认为要使寐安,必须神宁,只有睡眠改善,其他诸证方可迎刃而解。在接待失眠患者时,他不仅同平时诊病那样认真细心,耐心听取患者的主诉,还特别注意倾听患者对失眠症状的描述,反复询问患者是入睡时难,还是醒后再入睡难,抑或易醒、早醒。他告诉我们,连续几夜不能入睡,或经常难以入睡,其则彻夜不眠者,是真不寐,病情较重,常伴有心烦、易躁、焦虑、不安、心悸、头晕、健忘、纳呆等焦虑、抑郁症状;而易醒,早醒和再入睡困难者,均为维持睡眠障碍,相比之下,病情轻一些,中药调治起效较快,有时稍加心理疏导,语言暗示,即可起到药半功倍的效果。

(二)治疗上力倡解郁安神为主

吕老在诊断不寐时,十分认同"实证者少,虚证者多,虚中夹实者尤多"的观点,赞同将不寐分为以下几个基本证型:肝气郁结、痰火内扰、心肾不交、心脾两虚、心胆气虚、血瘀内阻。他认为,临床上具体到每一个患者往往是多型互见。所以在治疗上常合法并用,其中疏肝解郁、养心安神尤为重要。常常选用合欢花、合欢皮、炒酸枣仁、柏子仁、夜交藤、茯神、淮小麦、白芍、丹参、五味子等药物。从药物性味功效来看,合欢花、皮味甘性平,功能解郁安神,善于疏肝解郁,使五脏安和,心志欢悦,两药同用,一皮一花,相得益彰;炒酸枣仁味甘酸性平,具有养心阴补肝血,宁心安神,敛汗,生津之功,是治疗心失所养所致心烦不眠,惊悸多梦的要药;柏子仁味甘质润性平和,养心阴而安神,应用于阴血不足、虚烦失眠、心悸怔忡等症;夜交藤味甘,入心肝经,补虚益阴,滋肝肾以安神,尤能协调阴阳。以上5味药物在中药学均属养心安神药,有甘润滋养之性。茯神是茯苓中间抱有松根的白色部分,故常写作"抱茯神",性平味甘淡,功能宁心安神,对心神不宁、惊悸失眠效果较好;淮小麦味甘,功能养心除烦,是治疗心神不宁、烦躁不眠的主要药物,尤适宜于妇人脏躁证;白芍为补血药物,功能养血柔肝,酸收敛阴,平抑肝阳,酸入肝,偏于益肝之阴血,又有敛阴止汗的作用;丹参为活血药,养心肝之血,又清心凉血,除烦安神;五味子味酸甘性温,益气生津,补肾宁心之功,对心神失养或心肾不交之虚烦不眠效果较好。

吕老认为,不寐乃心神病变,在应用药物治疗不寐的同时,亦应十分注重精神调摄,所以在治疗过程中,对患者的心理疏导特别重要。每遇到此类患者,要像朋友一样与其进行交流,认真听取患者的叙述,耐心启发,多加安慰,帮助患者解开心结,引导患者用平常心去对待生活中的烦琐事。对一些缺乏信心的患者要敢于肯定治疗效果,以鼓舞患者树立信心和勇气。同时嘱其平时保持良好的生活习惯,戒烟忌酒,不喝浓茶,消除顾虑,保持心情愉悦,经常进行身体锻炼,适当参加体力劳动,常沟通,多交流,合理安排日常生活,保持乐观向上的精神面貌,正确对待人和事。这些都有助于不寐证的治疗。

（三）病案举隅

患者：张某，女，52岁。

初诊：2015年4月26日。

主诉：夜不能寐伴头晕年余。经常出现头晕，甚则彻夜不眠，自觉疲劳，乏力，纳谷不香，虽已天癸竭期，月经尚按时而至，末次月经时间（LMP）2015年3月29日。舌淡红，脉细。

辅助检查：血常规白细胞（WBC）5.43×10⁹/L，中性粒细胞（N）66.2%，血红蛋白（Hb）109g/L，血小板（PLT）126×10⁹/L，甲状腺功能检查正常，生化检查均基本正常。

诊断：不寐，心脾两虚。

治则治法：补益心脾，养心安神。以归脾汤加减。

方药：

炙黄芪15g　党参15g　炒白术芍⁽ᵃ⁾15g　茯神9g　枸杞15g　夜交藤15g　合欢花皮⁽ᵃ⁾9g　炒酸枣仁⁽ᵃ⁾15g　柏子仁9g　五味子6g　熟地12g　当归9g　青陈皮⁽ᵃ⁾9g　阿胶⁽另、烊入⁾9g　砂蔻仁⁽各、打、后下⁾5g　云木香7g　远志6g　炙甘草6g

上方7剂，每日1剂，早晚分服。

二诊：2015年5月3日，患者症状好转，已能入睡几小时，但纳谷不香，时有腹胀，月经于4月30日准时来潮。原方去当归，加入川厚朴8g，继服7剂。

三诊：2015年5月12日，患者不寐明显改善，基本上已能入睡，纳增，舌淡红，苔薄，脉细。

中药守原方加减：

炙黄芪15g　太子参15g　炒白术芍⁽ᵃ⁾15g　茯神9g　枸杞15g　夜交藤15g　合欢花皮⁽ᵃ⁾9g　炒酸枣仁⁽打碎⁾15g　柏子仁9g　五味子6g　旋覆花⁽布包⁾10g　当归9g　青陈皮⁽ᵃ⁾9g　砂蔻仁⁽各、打、后下⁾5g　云木香7g　炙甘草6g

上方10剂，每日1剂，早晚分服。

后随访，睡眠正常，头晕、乏力愈，纳佳，心情愉悦。不寐年余，仅此一月三诊,守法守方,小有出入,而获痊愈,未复发。

(熊　润)

七、吕老治疗腰痛临证经验

(一)历代医家对腰痛病的认识与辨治理论的发展

腰痛又称"腰脊痛",是指因外感、内伤或挫闪导致腰部气血运行不畅,或失于濡养引起以腰脊或脊旁部位疼痛为主要症状的一种病证。中医对于腰痛具有较为深刻的认识,治疗经验亦相当丰富。早在《素问·脉要精微论》中就有"腰者,肾之府,转摇不能,肾将惫矣"的记载。病因方面,古代医家多认为腰痛与损伤、肾亏、风寒湿邪有关,如《素问·六元正纪大论》中云:"感于寒,则病人关节禁锢,腰椎痛,寒湿推于气交而为疾也。"《灵枢·五癃津液别论》曰:"虚,故腰背痛而胫酸。"《灵枢·百病始生》有云:"是故虚邪中人也……留而不去,传舍于输,在输之时,六经不通四肢,则肢节痛,腰脊乃强。"汉代张仲景在《金匮要略》中论及腰痛有肾虚、肾水、伏饮及虚劳等证型,其所制方剂如干姜苓术汤、肾气丸为历代医家所推崇,沿用至今。如原文中提及的"肾着证",言其"身体重,腰中冷,如坐水中……久久得之,腰以下冷痛,腹重如带五千钱,甘姜苓术汤主之"。《诸病源候论·腰痛候》还明确提出:"夫腰痛有五,一曰阳气不足,少阴肾衰,是以腰痛;二曰风痹,风寒湿着腰而痛;三曰肾虚,劳役伤肾而痛;四曰坠堕险地,伤腰而痛;五曰寝卧湿地而痛。"《三因极一病证方论》中云:"夫腰痛虽属肾虚,亦涉三因所致。在外则脏腑经络受邪,在内则忧思恐怒,以致房室堕坠,皆能使痛。"《丹溪心法·腰痛》谓:"腰痛主湿热,肾虚,瘀血,挫闪,有痰积。"《景岳全书》则指出辨证应知"表里寒热虚实之异"。《张氏医通》《杂病源流犀烛》总结历代医家对腰痛的论述,归纳为风腰痛、寒腰痛、肾虚腰痛、气滞腰痛、瘀血腰痛等,使腰痛的辨治更为系统,如《杂病源流犀烛》所述:"腰痛,精气虚而邪客病也……肾虚,其本也;风、寒、湿、热、痰饮、气滞、血瘀,闪挫,其标也。或从标,或从本,贵无失其宜而已。"对于腰痛治疗,清代李用粹在《证治汇补·腰痛》中指出:"治惟补肾为先,而后随邪之所见者以施治,标急则治标,本急则治本,初痛宜疏邪滞,理经隧,久痛宜补真元,养血气。"这种分清标本先后缓急的治疗原则,对临床具有重要指导意义。张锡纯在《医学衷中参西录》中亦指出："肾虚者,其督脉必虚,是以腰疼。治斯证者,当用补肾之剂,而引以入督之品。"王永炎、鲁兆麟主编的《中医内科学》在"腰痛"一节中,将腰痛分为寒湿痹阻、湿热阻滞、瘀血腰痛、气滞腰痛、脾虚腰痛、肾虚腰痛6个证型。按照病初多实,实则泻之,分别采用祛风、散寒、除湿、清热、行气、活血、涤痰之法以祛邪通络;久病多虚,虚则补之,用补益肾精、填髓壮骨等治法。吕老认为,腰痛是中医的一种病证,也是常见的一种症状,凡临床遇见以腰痛为主要表现的病证时,就可按腰痛来辨治。腰痛虽分外感、内伤、肾虚,但肾虚是本,他赞同张介宾的"腰痛之虚证十居八九"观点,即使各种外邪、外伤、劳累引起的腰痛,也会在肾虚的基础上诱发或加重,而形成虚实夹杂之候。所以,治疗腰痛,当顾及肾,既治其标,又兼治本,对病初实证的腰痛,在经治邪退之后,可考虑改投补肾之品,对巩固疗效是有益的。

（二）参照中医内科学,结合吕老经验拟定诊疗方案

腰为肾之府,故腰痛以肾虚为本,风、寒、湿、热、气滞、血瘀为标。病初多实,久病多虚,实则泻之,虚则补之,虚实夹杂者标本兼顾,这是治疗的基本原则。本人参阅多个版本的《中医内科学》发现,腰痛的证型分类基本相同,分证论治大体一致,在坚守诊疗原则的前提下,各医家又根据各自的临床经验和用药特点,临证组方用药也不尽相同。基于此,吕老结合自己的临证经验对腰痛拟定了以下诊疗方案。

（三）分证论治

1. 寒湿腰痛

症见腰部冷痛重着,转侧不利,逐渐加重,静卧痛不减,阴雨天气加重。舌苔白腻,脉沉而迟缓。

治则治法:去寒除湿,温经通络。

处方:甘姜苓术汤合独活寄生汤化裁。

干姜6～9g　茯苓9～15g　白术12～15g　制独活9～12g　桂枝6～9g　川牛膝9～15g　威灵仙10～15g　当归12～15g　川芎9～12g　炙甘草6～9g　白芷6～9g　桑寄生9～15g

寒湿腰痛乃寒湿外袭,痹着于腰部所致。腰者,肾之府,故以"肾著"名之。此证多起于劳动汗出之后,衣里冷湿,久而久之,寒湿内侵,注于腰部,或居处卑湿,寒湿直接侵于腰部,以致腰以下冷痛,如坐水中,腰中冷重,邪虽外受,但无表证,且时日已久,非外散可解,当祛寒除湿、温经通络。方中以干姜为君,温中祛寒;茯苓为臣,淡渗利湿。两者配合,一温一利,温以逐寒,利以渗湿,寒祛湿消,病本得除。佐以白术,健脾燥湿,俾脾气健运,则湿去而不得聚;使以甘草,调和脾胃。独活寄生汤为治疗久痹而肝肾两虚、气血不足之常用方,其证乃感受风寒湿邪而患痹证,日久不愈,累及肝肾,耗伤气血所致。风寒湿邪客于肢体关节,气血运行不畅,故见腰膝疼痛,久则肢节屈伸不利反复发作。所以选用该方中辛散苦燥的制独活,祛风除湿,通痹止痛;用桑寄生、牛膝补肝肾、祛风湿、壮筋骨;当归、川芎养血活血;不用细辛、防风,而加桂枝温通经脉,散寒止痛;威灵仙辛散温通,既祛风湿,又能通经络,是一味治疗风湿痹痛的要药;白芷祛风散寒止痛。吕老用独活寄生汤作如此加减变化之后,增强了祛风除湿、温经散寒止痛的效果。

2. 湿热腰痛

症见腰痛重着而热,热天或雨天疼痛加重,活动后或可减轻,口干口苦,溲短赤。舌苔黄腻,脉濡数。

治则治法:清热利湿,舒筋止痛。

处方:四妙利湿舒筋汤。

苍术9～12g　黄柏8～10g　川牛膝9～15g　薏苡仁20～30g　萆薢9～12g　木瓜9～12g　茯苓9～15g　炒僵蚕8～10g　生甘草6～9g

四妙利湿舒筋汤是吕老在四妙丸的基础上加入利湿化痰舒筋之品而成的。方中黄柏寒以胜热,苦以燥湿,且善除下焦之湿热;苍术苦温,健脾燥湿除痹;薏苡仁甘淡凉,祛湿热,利筋络;牛膝活血通经络,补肝肾,强筋骨,且引药直达下焦。以上四味药为四妙丸,功用是清热利湿、舒筋壮骨。加入萆薢增强了利湿祛浊、祛风除痹之功;宣木瓜性温味酸,又有平肝舒筋、和胃化湿之效;茯苓甘、淡,利水渗湿以健脾;僵蚕咸、平,祛风止痛,化痰湿。诸药合用,共奏清热利湿、止痹痛之功。

3. 肾虚腰痛

症见腰痛以酸软为主,喜按喜揉,腰膝无力,遇劳更甚,卧则减轻,常反复发作。偏肾阳虚者,面色㿠白,手足不温,少气乏力,舌淡,脉沉细。偏肾阴虚者,心烦失眠,口燥咽干,面色潮红,手足心热,舌红少苔,脉细数。

治则治法:偏阳虚者,温肾助阳;偏阴虚者,滋阴补肾。

处方:

(1)偏肾阳虚者,右归丸加减。

肉桂3～6g　制附片^(先煎)6～10g　鹿角胶10～15g　菟丝子15～20g　枸杞15～20g　山药15～30g　熟地黄12～20g　山萸肉10～15g　当归10～15g　淫羊藿9～12g　炙甘草6～9g　腰四味^(各)15～20g

方中以附子、肉桂、鹿角胶温肾壮阳,填精补髓;以熟地黄、枸杞、山茱萸、山药滋阴益肾,养肝补脾;以菟丝子补益肝肾,强健腰膝;淫羊藿温补肾阳,强筋健骨,祛风湿痹;当归养血和血,助鹿角胶以补养精血;炙甘草调和诸药;用腰四味补肝肾、强筋骨、祛风湿,四味合用,增强了协同的作用,无论肾阴虚、肾阳虚的腰痛,凡久痹腰痛,吕老均常用之。方中以补阳、补阴药相配合,集补药于一方,所谓"纯补无泻",使阳得阴助,生化无穷,共奏温补肾阳、填精益髓之功。

(2)偏肾阴虚者,左归丸加减。

龟板胶10～15g　鹿角胶10～15g　熟地12～20g　枸杞15～20g　山萸肉10～15g　山药15～30g　菟丝子15～20g　怀牛膝10～15g　炙甘草6～9g　腰四味^(各)15～20g

本方诸药俱为滋补之品,纯甘补阴,纯补无泻,且于阳中求阴,主治真阴不足之证。方中重用熟地滋肾益精,以填真阴;山茱萸养肝滋肾,固涩精气;山药补脾益阴,滋肾固精;枸杞补肝肾、益精血;龟鹿二胶为血肉有情之品,峻补精髓,龟板胶偏于补阴,鹿角胶偏于补阳,在补阴之中配伍补阳药,取"阳中求阴"之意;菟丝子、怀牛膝益肝肾,强腰膝,健筋骨;炙甘草调和诸药;用腰四味补肝益肾强筋骨。诸药合用,共奏滋阴补肾、填精益髓、强筋健骨之效。

4.瘀血腰痛

症见腰痛如刺,痛有定处,日轻夜重,轻则俯仰不便,重者不能转侧,痛处拒按。舌质暗紫,或有瘀斑,脉涩。

治则治法:活血化瘀,通络止痛。

处方:身痛逐瘀汤加减。

当归 12～15g　　川芎 9～12g　　红花 8～12g　　桃仁 9～12g　　秦艽 9～12g

制乳没^(各)6～10g　　川牛膝 9～12g　　炒地龙 9～12g　　威灵仙 12～15g　　炙

甘草 6～9g

方中秦艽祛风除湿;桃仁活血祛瘀;红花活血通经,祛瘀止痛;当归补血,活血;川芎行气开郁,祛风燥湿,活血止痛;乳香活血行气止痛;没药散瘀定痛;牛膝逐瘀通经,补肝肾,强筋骨,引血下行;地龙疏通经络以利关节。身痛逐瘀汤的功用是活血行气、祛瘀通络、通痹止痛,主治瘀血痹阻经络证。吕老在治疗腰痛的用药加减变化中,去羌活、五灵脂、醋香附,加入辛温的乳香,偏于行气以活血定痛,与没药相须为用,增强了止痛的效果;加入辛散温通的威灵仙,以祛风除湿、通络止痛;加入甘草调和诸药。

5. 吕老在应证汤药中选加用药的经验总结

(1)鉴于腰痛以肾虚为本,所以,在以上各证型选方用药时,均常加入补肾强腰之品,常选加腰四味各 12～15g。

(2)对肾盂肾炎、慢性肾炎、前列腺炎等病的腰痛,应以治疗原发病为主,治疗腰痛为辅。

(3)凡腰痛,无论新久,每多加入千年健、寻骨风、透骨草各 10～15g。

(4)疼痛较重者,选加白芷、徐长卿,痛剧加制乳没。

(5)瘀久痹结,顽固性腰痛,选加虫类搜剔,如全虫、蜈蚣、乌梢蛇或白花蛇。

(6)自编腰痛用药歌诀如下:

腰痛论治分四型,寒湿湿热瘀血分。

肾虚应辨阴与阳,补肾强腰是根本。

组方常用独膝灵,千寻透加徐长卿。

补肾首选腰四味,顽痹瘀久虫类行。

注:

独膝灵——制独活、川(怀)牛膝、威灵仙;

千寻透——千年健、寻骨风、透骨草;

腰四味——炒杜仲、炒续断、桑寄生、金狗脊。

（四）病案举隅

患者:吴某某,女,46 岁。

初诊:2016 年 5 月 6 日。

主诉:腰痛伴右下肢酸胀疼痛 1 月余,加重 3 天。

病史:患者 1 月前无明显诱因下开始出现腰部酸胀疼痛,3 天前症状加重,伴右下肢酸胀疼痛及麻木感,腰部活动欠利,弯腰转侧困难,稍有行走或站立,以及咳嗽喷嚏后疼痛加剧。病程中伴腰膝酸软、小便清长。既往有"腰痛"病史多年。

查体:神清,精神可,心肺(—),腹软,腰部稍僵伴活动受限,L4～L5、L5/S1 椎两侧压痛(＋),以右侧为甚,屈颈试验(＋),挺腹试验(＋),右直腿抬高试验 50°(＋)。舌质红,苔薄,脉沉细弦。

辅助检查:腰椎 CT 示 L4～L5 椎间盘突出,腰椎骨质增生。

诊断:腰痛,腰椎间盘突出症。

证型:肝肾不足,气血瘀阻。

治则治法:滋养肝肾,活血通痹。

方药:

熟地 12g　山药 15g　枸杞 15g　炒杜仲 15g　炒续断 15g　桑寄生 15g　狗脊 15g　怀牛膝 9g　徐长卿 10g　千年健 10g　寻骨风 10g　透骨草 10g　醋延胡索(打)12g　制独活 9g　威灵仙 10g　木瓜 9g　炙甘草 6g

上方 5 剂,每日 1 剂,早晚分服。

二诊:2016 年 5 月 12 日,患者诉腰痛明显减轻,大便不成形,舌淡红,苔薄,脉细弦。原方去熟地,加入炒薏苡仁 15g、炒扁豆 15g。

组方如下:

炒扁豆 15g　山药 15g　枸杞 15g　炒杜仲 15g　炒续断 15g　桑寄生 15g　狗脊 15g　怀牛膝 9g　徐长卿 10g　千年健 10g　寻骨风 10g　透骨草 10g　醋延胡索(打)12g　制独活 9g　威灵仙 10g　木瓜 9g　炙甘草 6g　炒薏苡仁 15g

上方 7 剂,每日 1 剂,早晚分服。

三诊:2016 年 5 月 19 日,患者诉腰痛基本消失,活动无明显受限,嘱原方再进以巩固。

按：患者就诊时以腰部酸胀疼痛为主要表现，伴右下肢酸胀疼痛及麻木感，腰部活动不利，弯腰转侧困难，且有腰膝酸软、小便清长，既往有反复腰痛病史。舌质红，苔薄，脉沉细弦。吕老认为，患者肝肾亏虚是本，风湿痹阻、气血瘀滞是标，其疼痛一是不荣，二是不通所致的虚实夹杂证，故用腰四味（炒杜仲、炒续断、桑寄生、金狗脊）、熟地、山药、枸杞、怀牛膝滋养肝肾、强筋健骨；徐长卿、千年健、寻骨风、透骨草、醋延胡索、制独活、威灵仙、木瓜祛风祛湿活血除痛。再诊时患者诉大便不成形，考虑为脾胃虚弱，因地黄有碍胃之弊，故去熟地黄，加用炒薏苡仁、炒扁豆健脾利湿，仅服药十余剂而获效。

（李　磊）

八、吕老"和为贵"治疗脾胃病的体会

和法是中医治疗"八法"之一，《黄帝内经》中的"气相得则和，不相得则病""和于阴阳，调于四时""内外调和，邪不能害""阴平阳秘，精神乃治"为和法奠定了理论基础。张仲景则用自己的临证应用奠定了和法的实践基础，如在《金匮要略·脏腑经络先后病》中提出"若五脏元真通畅，人即安和"，在《伤寒论》中提出"病常自汗出者，以卫气不共荣气谐和"。由此可见，张仲景十分重视恢复脏腑气血阴阳的和谐，其治疗重点也在于用不同的方法"求和"，《伤寒论》尤为典型，其中"和则愈，不和则不愈"的思想始终贯穿于六经辨证，如"凡病若发汗、若吐、若下、若亡津液，阴阳自和者，必自愈"。吕老认为，和法是通过和解、调和作用，达到消除病邪目的的一种治法，和法既是重要的治疗原则，又是具体的治疗方法；既是治病的手段，又是治疗的目的。张仲景的《伤寒论》全面体现了"和解"和"调和"的思想，即采用调和营卫、调和肠胃、和解少阳、表里双解、调和肝脾、调和寒热等方法，达到邪去正复、阴平阳秘的目的。而其中调和营卫的桂枝汤、和解少阳的小柴胡汤、调和肝脾的四逆散、调和寒热的半夏泻心汤等方剂均已成为人们公认的和法的代表方剂。吕老十分尊崇和法，并善用和法，其用法贯穿于整个脾胃病治疗过程中，以使机体恢复阴平阳秘的动态平衡状态。

（一）调和气机

脾胃同居中焦，为后天之本，气血生化之源，脾胃的生理主要表现为脾主运化，主升清，主统血，主肌肉，主四肢；胃主受纳、腐熟水谷，主通降。脾为太阴湿土之脏，喜温燥而恶寒湿，得阳气温煦则运化健旺；胃为多气多血之腑，有喜润恶燥之特性，既需要阳气蒸化，亦需要津液濡润，以助腐熟水谷、通降胃气。脾胃互为表里，一纳一化，一升一降，燥湿相济，共同完成水谷的受纳、精微化生、输布及升降、统摄等功能。生理上的紧密联系致两者在病理上又互相影响，往往出现脏腑同病、虚实夹杂、升降失司、寒热错杂等变化，并且与肝胆互为影响。鉴于脾胃病的生理病理特点，吕老认为治疗脾胃病重在求衡，要善用和法调和气机、调和寒热、调和肝脾，调和脾胃，调和胆胃，调和肝胃，从而达到调畅气机、调和脏腑、恢复阴平阳秘的和谐平衡状态。

脾胃是人体气机升降的枢纽，升降失调是脾胃发病的关键，正如李东垣所说："脾胃之寒热虚实，宜燥宜润，应当详辨，至于升降二字，尤为紧要。"叶天士在《临证指南医案》中也指出"脾胃之病，其于升降二字尤为重要"。因此，在脾胃病临证组方遣药上，吕老认为首先要顺应脾升胃降的特性，"升"是升清水谷精微，包括益气、升阳、升津等；"降"不仅是降气浊痰湿瘀，还包括消导行滞等。因此，益气健脾、补气升阳的方剂吕老喜用四君子汤、补中益气汤等，而降浊化湿的方剂吕老喜用藿香正气散、三仁汤，燥湿则喜用平胃散，理气除湿化痰喜用二陈汤、三子养亲汤，消导喜用枳实消痞丸。吕老还强调重视肝胆疏泄对脾胃升降的影响，基于这种认识，吕老治疗脾胃气机失调时，组方用药注重疏肝理气，喜用柴胡、香附、郁金、佛手等疏肝解郁之品，故常运用柴胡疏肝散、逍遥散加减治疗。

（二）调和脏腑

脾胃位处中焦，上连肺，下及肝肾，是五脏气机升降的枢纽，同时，五脏六腑均赖脾胃运化输布的水谷精微滋养。张景岳在《景岳全书·论治脾胃》中说："脾为主脏，灌溉四旁，是以五脏之中皆有脾气。"也就是说，脾胃病可以通过调理五脏来治疗，五脏病也可以通过调治脾胃来恢复。

1. 调和肝脾

肝属木,主疏泄,脾胃属土,主运化,土需木疏,肝的疏泄功能有助于脾胃运化水谷精微,即"土得木而达"。调和肝脾,吕老常用四逆散。四逆散是《伤寒论》中调和肝脾的经典方剂,由柴胡、枳实、芍药、炙甘草四味药物组成。柴胡为君,入肝、胆经,升发阳气,疏肝解郁,透邪外出,臣以白芍敛肝阴养血柔肝。两药配伍一升一敛,可使柴胡升散而无耗伤阴血之弊,阳气升而阴气复,佐以枳实行气散结,调中焦之运化,与柴胡一升一降,加强舒畅气机之功,共奏升清降浊之效;与白芍配伍,理气和血,使气血调和,甘草缓急和中,与白芍配伍为芍药甘草汤缓急止痛。诸药合用起调和肝脾之效。吕老常用白芍配伍白术,白术甘温,善补气健脾燥湿,为"脾脏补气健脾第一要药",白芍酸收,白术甘缓,两药合用常用以治疗肝脾不和所致的腹痛、大便溏泄等。

2. 调和脾胃

《脾胃论》曰"百病皆由脾胃衰而生也",脾胃调和则百病不生。吕老认为,脾胃不和,脾胃虚弱,不通则痛或不荣则痛,胃病因此而生;脾胃位居中焦,下通肠腑,脾能升清,肠能降浊,即清阳出上窍,浊阴出下窍,若脾胃失运,清阳不能散布,浊气不能排出,外邪乘虚而入,则出现肠病;脾胃失常,木郁土虚或土壅木郁等因素导致肝病的发生。临床上脾胃不和多以脘腹胀痛痞满、纳呆便溏为主要表现,治宜健脾和胃降逆。脾胃虚弱证多用香砂六君子汤加减,脾胃虚寒证多用理中丸加减,饮食积滞证多用保和丸、枳实消痞丸加减,脾胃湿阻证多用三仁汤加减,胃热炽盛证多用左金丸、乌贝散加减,胃阴不足证多用益胃汤加减。

3. 调和肝胃

叶天士在《临证指南医案》中有云"肝为起病之源,胃为传病之所"。吕老认为,《临证指南医案》中的"肝木宜疏,胃府宜降;肝木肆横,胃土必伤;胃土久伤,肝木愈横。治胃必佐泄肝,泄肝必兼安胃",很好地阐述了肝胃两者的关系。对于肝胃不和,吕老多用柴胡疏肝散或四逆散加减;若肝郁日久化热,则用蒿芩清胆汤加减。

4. 调和胆胃

胆附于肝,为"中精之腑",两者经络互为络属,构成表里关系。在生理上,胆所贮藏的胆汁由肝得精气所化生，其正常的排泄亦依赖于肝的疏泄功能，且与胃之消谷、肠之化物、脾之运化关系密切。胆以通降为顺，而胆的通降依赖于胃气和降，故临床上可见胆胃同病。吕老曾用5句话20个字总结胆胃同病治疗的原则：胆胃兼顾，肝脾同调，和消并举，止痛消痞，通降为顺。常选用四逆散合枳实消痞丸随证加减治疗胆胃不和证。

5. 调和胃肠

胃与大肠同为六腑，六腑以"传化物"为主要生理特点，"以通为用"，即强调六腑功能的"通降"特点。故胃肠不和则易出现心下痞满、恶心呕吐、脘腹胀痛、腹泻下利等寒热错杂之症，对此吕老常选用半夏泻心汤加减治疗。半夏泻心汤辛开苦降，寒温并用，攻补兼施，益气和胃，明确体现了成无己所云"中气得和，上下得通，阴阳得位，水升火降"。

调和脏腑，吕老强调，还应注意心、肺、肾三脏与脾胃的关系。肺胃从经络上相通，"肺手太阴之脉，起于中焦，下络大肠，还循胃口，上膈属肺"。胃之大络"贯膈络肺"。李东垣在《脾胃论》中曰"饮食入胃，而精气先输脾归肺"，两者在生理上相互联系，故肺、脾胃功能失调，常出现咳喘、嗳气、反酸、大便不畅等症。在脾胃病的治疗过程中，调理脏腑不仅要考虑到肝胆的疏泄失常、脾胃的升降失调，还要考虑到肺的宣发肃降功能是否失调。吕老常在治疗胃食管反流病时，在选用小陷胸汤、温胆汤等方剂的同时不忘加入枇杷叶、紫苏、木蝴蝶、大贝母等药物宣降肺气。心为脾之母，心血有赖于脾所运化的水谷精微以化生，而脾的运化又有赖于心血的滋养和心阳的推动。心血不足则脾失所养，出现心脾两虚证；心阳不振则出现痰饮内停之证，故吕老在治疗脾胃病的同时不忘养心血、振心阳。肾与脾先后天相互资生，肾与脾胃在水液代谢、水谷运化方面相互协同，故临床上常见于疾病后期，如脾肾阳衰所致泄泻，吕老选用四神丸加减治疗；肾胃阴虚所致的胃痞、胃痛、糖尿病等，吕老选用六味地黄丸加减治疗。

（三）调和气血

脾胃为气血生化之源，如果脾胃功能障碍，水谷不能化生精微濡养脏腑，则会出现气血失调。而气血是脾胃生理功能的物质基础，气血一旦失调，则出现气血同病。临床上可见气失调的实证如气滞、气逆，血失调的实证如血瘀，气血失调的虚证则为气虚、血虚或者气血两虚等。吕老认为,调和气血一是调畅气机,使得气机升降有序,气血才相互为用;二是益气养血,活血化瘀,行气通络,使血脉通畅;三是补血药需与健脾和胃药同时使用,防止补血药过于滋腻,妨碍脾胃消化,气血失和常见于消化道出血患者,吕老常选用归脾汤、八珍汤加减治疗。

(四)调畅情志

情志见于明代张景岳《类经》"情志九气",并首次提出"情志病"病名。脾胃与情志的相关性主要体现在脾藏意主思。《黄帝内经》提出"脾藏意",且指出了脾与意、思的生理病理特点。《灵枢·本神》云:"脾藏营,营舍意,脾气虚则四肢不用,五脏不安,实则腹胀,经溲不利。"后代医家对此又作了进一步阐述,如《三因方》中曰"脾主意与思,意者,记所往事,思则兼心之所为也",明确提出脾藏意主思。《脾胃虚实传变论》中的"饮食失节,寒温不适,脾胃乃伤。此因喜怒忧恐,损耗元气,资助心火。火与元气不两立,火胜则乘其土位,此所以病也",说明了情志因素在脾胃病中的重要作用。故吕老在临证治疗脾胃病时不忘调畅情志,常选用甘麦大枣汤治疗妇人"脏躁";归脾汤、补中益气汤加减治疗健忘病。吕老还要求自己及学生对待患者一定要有耐心,学会倾听,且告知患者家人多关心患者的心理问题,鼓励患者多走出去参与社会活动。

总之,吕老治疗脾胃病,注重四诊合参,谨守病机,临床善用和法,并且治脾胃不忘调情志,形成自己独特的学术经验。

(柯翠英)

九、胃痞病诊疗方案临床应用案例

1.脾胃虚弱

患者:叶某某,女,67 岁。

初诊:2020 年 6 月 5 日。

主诉:胃部隐痛、胀满反复发作 3～4 年。

病史:3～4 年来胃部隐痛、胀满反复发作,时轻时重,纳少,嗳气,乏力,神疲倦怠,大便不调,时干时稀,有时溏泻,日二三次。既往有慢性胃炎、胆汁反流性胃炎、回肠溃疡、高血压、脑梗死病史。

体格检查:面色萎黄、声音低弱,精神软,上腹部柔软、胃脘压痛(±),舌质淡,苔薄白,脉弱。

辅助检查:胃镜示慢性萎缩性胃炎,肠上皮化生(中度)。

诊断:胃痞(脾胃虚弱证)。

治则治法:补脾益气,消痞和胃。

方药:枳朴香砂六君子汤加味。

党参15g 炒白术15g 茯苓12g 姜半夏^(打)9g 陈皮10g 云木香9g 砂仁^(打、后下)5g 炒枳壳9g 川厚朴9g 薏苡仁15g 泽泻10g 柿蒂10g 白芍12g 甘草10g

上方7剂,每日1剂,煎300mL,分两次早晚饭后口服。

二诊:2020年6月12日。病史同前,胃部隐痛消失,胀满减轻,嗳气、乏力仍然,大便有时溏薄,舌淡苔薄白,脉弱。上方去白芍、甘草,加旋覆花^(布包)10g、神曲15g、麦芽15g,中药15服,每日1剂,煎300mL,分两次早晚饭后口服。

三诊:2020年6月27日。胀满、嗳气好转,乏力仍然,纳增,大便软,日一两次,舌淡苔薄白,脉弱,守原法并在原方基础上调整剂量,加黄芪补气。

党参25g 炒白术25g 茯苓12g 姜半夏^(打)9g 陈皮10g 黄芪15g 云木香9g 砂仁^(打、后下)5g 炒枳壳9g 川厚朴9g 薏苡仁15g 泽泻10g 柿蒂10g 旋覆花^(布包)10g 神曲15g 麦芽15g

上方10剂,每日1剂,煎300mL,分两次早晚饭后口服。

四诊:2020年12月15日。主诉病史如前述,半年前治疗后诸症悉除,但入冬后又觉乏力,畏寒喜暖,手足不温,有时嗳气腹胀、纳谷不香。舌淡脉弱。予补脾益气、温中和胃,制膏方以调治。

党参片300g 白术250g 茯苓150g 木香150g 砂仁60g 陈皮200g 姜半夏^(打)100g 麸炒枳壳150g 姜厚朴150g 香橼150g 醋香附100g 佛手150g 柿蒂150g 炒白扁豆150g 山药200g 麸炒乌药150g 肉桂150g 干姜100g 甘草200g 泽泻150g 薏苡仁150g 干石斛150g 焦山楂300g 焦神曲300g 炒麦芽300g 法内金100g 当归150g 熟地黄300g 白芍150g 川芎150g 大枣300g 木糖醇200g 鹿角胶200g 蜂蜜150g 黄酒500g 莲子200g 龙眼肉150g

以上药物煎汁收膏,罐装,约合 1 个月量,早晚各取一汤勺开水化服。

按:吕老一贯强调,补脾须注意行气化湿和胃,使补而不滞,其方案中枳朴香砂六君子汤正是他这一思想的具体体现。此案患者年老体弱多病,脾胃虚弱明显,故用枳朴香砂六君子汤为基础,因其大便不调,有时溏泻,故加薏苡仁、泽泻渗湿止泻,又因胃部隐痛而加芍药、甘草缓急止痛。再诊时胃部隐痛消失,有嗳气纳少,故去芍药、甘草,加旋覆花、神曲、麦芽降气消导。初诊时是夏天,阳气旺盛,其脾气虚明显,而虚寒之象不明显,冬至以后阴气盛,其虚寒之象乃现。根据三因制宜的原则,因时制宜,故冬天在处膏方时用肉桂、干姜、大枣、甘草甘温补气;久病之体,气虚阳虚,脾胃运化水谷精微能力不足,从而影响阴血化生,故加当归、熟地黄、白芍、川芎四物汤补阴血而阴中求阳。国医大师李振华在《中国传统脾胃病学》中论补气健脾法时说"脾主气,气贵流通,而补气之药多壅滞碍胃,故常需配伍少量醒脾行气的砂仁、木香、陈皮等,以调畅气机,使之补而不滞",还指出"脾虚不运,易于生湿,以致蓄积为患者,补气尚需配薏苡仁、茯苓、猪苓、泽泻等渗湿利水之品,使水湿下渗而脾运得健,以加强补益之功。脾虚食滞者,宜稍佐焦三仙、鸡内金、炒莱菔子等消导之品,俾补中寓消,相得益彰。脾虚血少者,应在健脾生血的前提下,配用少量补而不腻的养血药,如当归、川芎、夜交藤、炒枣仁等"。《医方考》云:"诸脏腑百骸受气于脾胃而后能强。若脾胃一亏,则众体皆无以受气,日见羸弱矣。故治杂证者,宜以脾胃为主。"《名医方论》言:"气虚者,补之以甘。"宜选人参、党参、黄芪、白术、山药、白扁豆、炙甘草、大枣等药补气健脾。四君子汤、保元汤、参苓白术散等,皆体现了这一治法。

相关链接:

慢性萎缩性胃炎常合并肠化生,少数出现上皮内瘤变,经历长期的演变,少数病例可发展为胃癌。低级别上皮内瘤变大部分可逆转而较少恶变为胃癌。多数慢性非萎缩性胃炎患者病情较稳定,特别是不伴有幽门螺杆菌(Hp)持续感染者。某些患者随着年龄增加,因衰老而出现萎缩等组织病理学改变。慢性萎缩性胃炎,尤其是伴有中、重度肠化生或上皮内瘤变者,要定期进行内镜、病理组织学检查和随访。一般认为,中、重度慢性萎缩性胃炎有一定的癌变率。为了减少胃癌的发生,同时方便患者且符合医药经济学要求,活检有中、重度萎缩并伴有肠化生的慢性萎缩性胃炎患者需 1 年左右随访 1 次,不伴有肠化生或上皮内瘤变的慢性萎缩性胃炎患者可酌情进行内镜、病理组织学检查和随访。伴有低级别上皮内瘤变并证明此标本并非来源于癌旁者,根据内镜和临床情况缩短至 6 个月左右随访 1 次;而高级别上皮内瘤变需立即确认,证实后行内镜下治疗或手术治疗。2020 年 10 月 14 日,我门诊一患者汪某某,67 岁,补鞋匠,腹胀、嗳气 10 余年,饭后明显,大便稀,胸闷、胸骨后有不适感,四处诊治无效,开始不愿意检查,经反复劝导后做了胃镜检查,胃镜示:贲门 3cm×3cm 隆起(病理报告为贲门癌),胃窦炎伴糜烂。后转外科进行手术治疗。此案例提醒我们,在正确中医辨证施治的同时,要合理运用现代检查手段,临床中尽量不误诊、不漏诊,这既是对患者负责,也有利于明确诊断,精准治疗。

2. 肝胃不和

患者:向某,女,26 岁。

初诊:2021 年 1 月 27 日。

主诉:饭后腹胀明显 1 月余。

病史:1 个多月来,腹胀以饭后明显,伴背胀,有时恶心呕吐,反酸嗳气,二便正常,有胆囊炎、胆结石病史,刻下无发热。已婚育一子,4 岁,经带正常。

体格检查:上腹部柔软,胃脘压痛(±),墨菲征(+),舌淡苔薄黄,脉弦。

辅助检查:B 超示慢性胆囊炎、胆囊结石。

诊断:胃痞(肝胃不和证)。

治则治法:疏肝解郁,理气和胃。

方药:加减柴胡疏肝散化裁。

柴胡 10g　麸炒枳实 12g　白芍 15g　甘草 15g　醋香附 10g　醋青皮 12g　旋覆花^(布包)20g　豆蔻 12g　香橼 12g　佛手 12g　焦神曲 30g　炒麦芽 30g　焦山楂 30g　炒莱菔子 12g　鸡内金 12g　醋延胡索^(打碎)12g　炒川楝子 12g　大枣 12g

上方 7 剂,每日 1 剂,煎 300mL,分两次早晚饭后口服。

二诊:2021 年 2 月 4 日。病史同前,诸症好转。饮食、二便正常,舌淡苔薄。上方继续服五剂。

三诊:2021 年 2 月 19 日。病史同前,当下无明显不适,今日 B 超复查示胆囊多发结石,大者 5mm,胆囊壁毛糙。慢性胆囊炎、胆囊结石。嘱饮食忌辛辣油腻,忌暴饮暴食。

按:吕老认为,胆胃同病的治疗应"治胃勿忘肝胆,治胆勿忘脾胃",并总结出5句话、20个字作为治疗原则,即"胆胃兼顾,肝脾同调,和消并举,止痛消痞,通降为顺"。此例患者即胆胃同病,肝胃不和,以方中加减柴胡疏肝散为基础,因饭后腹胀明显,和消并举中重用消导之品:焦神曲、炒麦芽、焦山楂、炒莱菔子、鸡内金,患者苔薄黄有化热之象,墨菲征(+),以金铃子散纳入疏肝清热,理气止痛。重用旋覆花加豆蔻、香橼、佛手以达通降之效。

吕老的"胆胃兼顾,肝脾同调,和消并举,止痛消痞,通降为顺",与国医大师李振华提出的"脾宜健,肝宜疏,胃宜和"治疗思想,以及董建华院士在脾胃病认识上的三要素之说,即"生理上以降为顺,病理上因滞为病,治疗上以通祛疾",有异曲同工之妙,在学习中应细心揣摩,才能在临证时灵活运用而每每获效。

(石泽武)

十、理胃汤治疗 Hp 感染后相关性胃炎的临床应用

慢性胃炎是以胃黏膜的非特异性慢性炎症为主要病理变化的疾病,其发病率在各种胃病中居首位,现已明确 Hp 与慢性胃炎有高度的相关性。目前,临床上针对 Hp 感染的根除治疗越来越重视,传统的西药三联或四联疗法,有较好的疗效,但服用抗生素后的不良反应、耐药性仍然是目前医学界面临的难题。近年来,不少研究显示,中药对抑制或杀灭 Hp 有一定的作用,因此,探讨中药对 Hp 根除治疗的效果有可能从中找到根除 Hp,特别是对耐药 Hp 菌株的治疗新方案。我院吕美农主任中医师以自拟方理胃汤治疗 Hp 感染后相关性慢性胃炎,有一定的临床疗效。

Hp 是一种将人类作为唯一宿主的常见慢性感染性疾病的病原体,目前被公认为慢性胃炎和消化性溃疡的重要致病因子。慢性胃炎治疗除抑制胃酸、使用胃黏膜保护剂,以及采用一些新途径,如改善微循环、神经机制、调节免疫反应及超氧化物歧化酶(SOD)治疗外,根除 Hp 可以促进顽固性消化性溃疡愈合并预防复发,有效改善慢性活动性胃炎患者的胃镜表现,是治疗 Hp 相关性胃病的有效方法。Hp 相关性慢性胃炎目前的西药治疗方法为多种药物联用,主要是制酸剂和抗生素的应用,和/或联用胶体铋剂,如四联疗法幽门螺杆菌根治率可达

80%以上。但随着抗生素使用的普及,Hp对其耐药性也在逐渐增加,且长期西药治疗会出现恶心、腹痛、腹泻、肠道菌群失调,甚至伪膜性肠炎等不良反应,所以必须重视长期联合应用抗生素的安全性。然而,无论抗生素怎样推陈出新,或者更新治疗方案,新的抗生素应用后的一段时间,致病菌又会对其产生耐药,继而导致治疗再次失败。在人类不断寻找新型抗生素的同时,致病菌也在不断适应环境、改变自身结构以增强致病能力、解除被抑制和杀灭的威胁。因而,西医治疗从某种意义上来说就是在不停追赶细菌变异耐药的速度,疗效提升空间有限。

这时,中医药在治疗慢性胃炎方面就体现出一定的优越性。慢性胃炎多由急性胃炎失治或误治等迁延转化而成,其临床全过程始终呈现本虚标实、虚实互见、寒热错杂之病理状态和体征,故对本病之治疗"补之不可,攻之不可,欲得其平,须从缓治"(《景岳全书》)。我们在整体观念、治病求本原则的指导下,以健脾益气为主,兼以疏肝理气,重视细菌作用的同时,注意宿主整体免疫反应及局部微环境的动态变化,除选择抑杀幽门螺杆菌的药物外,还可通过提高机体防御能力,而达到清除幽门螺杆菌缓解临床症状的目的。

慢性胃炎属祖国医学"胃脘痛""痞满""呃逆"等范畴,其病在脾胃。幽门螺杆菌属"邪气",当人体正气虚弱,或劳倦过度,或久病致脾胃气虚时,容易导致胃炎的发生。因此,正虚邪实是Hp相关性胃炎的基本病机,且病情缠绵,易反复发作。益气健脾、行气活血、扶正祛邪是治疗Hp相关性胃炎的基本原则。理胃汤由黄芩、郁金、白芍、香附、白术、党参、法半夏、枳壳、黄连、厚朴、延胡索等中药组成。方中延胡索辛散、苦泄、温通,功能活血行气止痛;黄连、半夏二药辛苦合用,辛开苦降,调和肠胃;厚朴、枳壳理气宽中;白术佐党参同用,有健运脾胃之功。另外,单味中草药体外抑菌试验提示,本方中黄连、黄芩、延胡索、枳壳、厚朴、党参、白芍等药物对Hp有不同程度的清除或抑制作用。诸药合用,能改善胃肠道的内环境,增强诸药对Hp的抑杀之力,是配合治疗Hp相关性胃炎的有效方法。

病案举隅

患者,女,45岁。初诊时上腹不适反复发作半年,纳呆、口苦口臭,腹胀腹痛,曾检测幽门螺杆菌阳性,行抗菌治疗,DPM从645下降至239,第一次胃镜检查见多发糜烂,清除Hp治疗半年后第二次胃镜检查呈除菌后胃炎改变,少许糜烂。

但仍有上腹隐痛不适、口苦反酸、大便黏滞等症状。形体偏瘦,精神软,腹软,剑突下压之不适。舌淡红,苔白黄薄腻,脉滑。吕老辨证为脾胃湿热证,治以清热化湿,和胃消痞,予理胃汤口服。

处方:

黄芩9g　郁金15g　白芍12g　香附9g　白术15g　党参9g　法半夏6g

枳壳9g　黄连6g　厚朴9g　延胡索12g

上方共14剂,每日100mL,分两次口服。同时口服奥美拉唑胶囊20mg,1日2次,疗程14天。

复诊患者诉腹痛症状基本消失,仍有轻度腹胀,口苦、反酸均好转,大便趋于正常。舌淡红,苔黄白,脉滑。原方去延胡索、黄连继服10剂。患者诉症状基本消失,予以停药。患者2个月后体检^{14}C呼气试验结果呈阴性。此间症状未再发。

经过临床运用,我们认为理胃汤配合治疗Hp感染后相关性慢性胃炎有效且价廉,安全可靠,不良反应少,具有标本兼顾的特点,在提高Hp清除率、缓解遗留不适症状方面有一定的优势。当然,我们在临床应用的例数不多,需要继续在实践中观察总结。

(胡　俊)

十一、气滞胃痞方治疗餐后不适综合征（胃痞病、肝胃不和证）的临证经验

胃痞病名在中医古籍中大多数见于"痞满"的论述,最早见于《黄帝内经》,被称为"否满、否膈、否塞、痞满"等。如《素问·五常政大论》云"卑监之纪……其病留满痞塞",《伤寒论·辨太阳病脉证并治》云"但满而不痛者,此为痞",至此明确了"痞"的基本概念。今人把胃痞病定义为自觉心下痞塞,胸膈满闷,触之无形,按之不痛,望无胀大等病证,相当于西医的慢性胃炎、功能性消化不良、胃食管反流病、胃轻瘫、胃神经症等病。

功能性消化不良(FD)是临床上常见的一种功能性胃肠病,罗马Ⅳ标准把FD分为上腹痛综合征(EPS)及餐后不适综合征(PDS)。目前,PDS的发病机制尚不完全清楚,一般认为有多种因素共同参与,包括胃肠运动障碍、内脏感觉高敏、过

度胃酸分泌、幽门螺杆菌的感染、精神心理因素、饮食因素、生活方式、遗传因素等。至今,西医在其治疗上尚无特效药物及方法,相比较而言,中医采用执简驭繁的辨病与辨证相结合的方法治疗本病,疗效确切且不良反应小,因而具备良好的发展及临床应用前景。

吕老认为胃痞病是逐步形成的,不能归结于某一种致病因素,往往是多因素综合所致,但不外乎胃、肝、脾三脏功能失调,病位在胃,与肝脾关系密切。在证型分类上,吕老十分赞同胃痞病分为脾胃虚弱、脾胃湿热、肝胃不和、寒热错杂、胃阴亏虚 5 个证型,分别治以补脾益气、清热化湿、疏肝和胃、辛开苦降、养阴益胃法,其中肝胃不和型临床多见。"肝为起病之源,胃为传病之所",肝郁即会气滞,气滞势必碍胃,胃脘痞满胀痛是由气机郁滞,肝失条达,肝气犯胃导致肝胃不和,所以吕老从疏肝行气、和胃消痞入手,拟定气滞胃痞方,让气得通行,肝得舒畅,胃得调和,基本药物有北柴胡、炒枳壳、厚朴、木香、青皮、陈皮、生二芽^(各)、炙甘草。方中柴胡味辛苦,辛行苦泄,其性轻清上升,宣透疏散,尤善条达肝气,疏肝解郁;炒枳壳理气宽中,行滞消胀,且能降利肝郁之逆气,与柴胡一升一降起到调畅气机的作用,使气血复常运行;厚朴味苦辛性温,能下气宽中,消积导滞,散满除胀,配伍枳壳行气消痞;木香气芳香,香能通气,为调诸气之要药,辛行苦泄温通,以此治痞闷嗳气,有调滞散气之功;青皮下行力猛,善疏肝破气,消积化滞;陈皮质轻力缓,温和不峻,善理气健脾,行气除胀。青皮、陈皮两药合用,行气消痞。生麦芽、生谷芽行气消食,健脾开胃;炙甘草调和诸药以安中。临床应用本方,针对患者不同的兼证,在基本方的基础上加用相关药物:如嗳气明显选加旋覆花、丁香、柿蒂、代赭石等;反酸明显选加乌贼骨、煅瓦楞子;腹痛明显选加醋延胡索、徐长卿、炒白芍;胃热明显选加蒲公英、虎杖、小剂量黄连或黄芩等;恶心明显选加蔻仁、砂仁、姜竹茹;咽部干燥不适明显选加木蝴蝶、沙参、麦冬、石斛。

病案举隅

患者,张某某,女,56 岁。因上腹部钝痛胀满半月就诊,患者一月来经常上腹钝痛,饭后作胀,时嗳气,口干,纳可,二便正常,无黑便,无呕吐,无发热畏寒,有轻微嘈杂感,无明显泛酸,无黄疸。

体检:血压 120/80mmHg,巩膜不黄,心肺(一),腹软,剑突下轻压痛,肝脾肋下未及。

辅助检查:胃镜示出血糜烂性胃炎。

四诊:面色如常,精神一般,口中异味。舌红苔薄黄腻,脉弦缓。

诊断:胃痞,肝胃不和证。

治以气滞胃痞方加减。

处方:

北柴胡9g 旋覆花^(包煎)10g 煅赭石^(打、先煎)30g 刀豆9g 麸炒枳壳9g 姜厚朴9g 木香7g 砂仁^(打、后下)5g 干石斛15g 青皮9g 陈皮9g 党参15g 白术10g 炙甘草6g

上方5剂后,患者上腹部胀满钝痛好转,继续予以原方口服,半月乃愈。

(柯翠英)

十二、吕老治疗消渴(气阴两虚证)的经验

中医的消渴通常指西医的糖尿病,它是以长期高血糖为主要特征的代谢性综合征。由于体内胰岛素缺乏及胰岛素生物作用障碍致使糖代谢紊乱,并伴有脂肪、蛋白质、水、电解质等的代谢障碍,可同时伴随眼、肾、神经、心血管等多个脏器的慢性损害。临床将其分为4型,其中以2型糖尿病最为多见。西医治疗糖尿病的药物种类繁多,但因其临床效果不一,血糖波动性较大,致使许多患者尤其是初发者及经西药长期治疗而血糖控制不佳者转而寻求中医治疗。吕老常说消渴病虽有上、中、下三消之分,但临床就诊患者中大多以气阴两虚型为多,现将其临床经验介绍如下。

(一)病因病机

消渴病的病因比较复杂,先天禀赋不足,后天饮食不节、情志失调、劳欲过度等原因均可导致消渴,其病变脏腑主要责之于肺、胃、肾,其病机主要在于阴经亏损、燥热偏胜,即肺燥、胃热、肾虚,而以阴虚为本,燥热为标,虚实夹杂,本虚而标实。吕老认为,2型糖尿病求治中医者,以初发者及经西药长期治疗而血糖控制不佳者为多,其发病多因燥热入血,血滞浊留,致使气阴亏损,且壮火食气,易导致气阴亏虚,而造成津亏液少,无法载血畅行于经脉,致使血行缓慢,最终导致痰瘀阻滞于脉络。吕老一再告诫我们,治疗糖尿病不是一蹴而就,几张方子就能治

愈的,而是一个漫长的过程,多是终其一生,降糖治疗一生,所以口服中药是难以做到的。至于中医治疗糖尿病,既要抓住各个不同阶段,又要始终顾及燥热伤及元气、耗损阴津,益气养阴要贯穿于各个不同证型。中西医相结合,中西药相配合是治疗糖尿病的重要手段,撇开中药的降糖力度不说,其对症状的改善效果非常明显,对血糖的稳定和疾病的控制也有很好的作用。

（二）临床表现

2型糖尿病症状典型的患者多有"三多一少"症状,即多饮、多食、多尿伴体重进行性减少,并可出现乏力、视物模糊、手脚麻木、尿中夹带泡沫等症状。现在由于人们重视体检,早发现,早治疗,用药及时,治疗规范,因此出现上述症状者已不多见,常见的是以血糖、尿糖的检测异常为主,即葡萄糖的氧化供能障碍及脂类、蛋白质分解代谢的异常。吕老临证时尤其重视患者病史、体格检查及辅助检查:①病史,发病前有饮食不节、情志失调、既往有家族遗传性糖尿病病史等。②体格检查,气短乏力,舌体瘦小,舌质偏红,苔薄少,脉细数。③辅助检查,血糖（包括空腹、餐后或随机血糖）、尿糖、口服葡萄糖耐量试验＋C-肽释放试验＋胰岛素释放试验（OGTT＋CPRT＋IRT）、尿常规、尿微量白蛋白等的检测。

（三）遣方用药规则

吕老结合多年临床经验,根据消渴病的病因及发病机制,针对临床符合气阴两虚型者及初次发现糖耐量异常者,予单纯中药配合饮食及运动治疗;对经长期西医治疗而血糖控制欠佳者,在西医治疗的基础上,予加用中药汤剂,效果颇佳。吕老选方喜用生脉散、沙参麦冬饮、杞菊地黄丸加减,常用药物有生地黄、黄精、天花粉、麦冬、玉竹、沙参、太子参、山药、石斛、五味子、黄连、黄柏、丹参、川芎、泽泻、熟大黄。其中生地黄、黄精、麦冬、玉竹、太子参益气养阴,多为君药。天花粉、沙参清热、生津止渴;石斛养胃阴,清胃热,滋肾阴,降虚火;黄连泻上焦之火,黄柏清下焦湿热,泽泻淡渗利湿。诸药合用,意欲正本肃源,为臣药。丹参、川芎均具活血祛瘀之效,多作佐药;熟大黄具有缓泻之功,可泻火解毒,为反佐之药。在此基础上,随证加减,若口渴明显,加玄参、芦根清热生津;若视物模糊,加用枸杞、熟地黄、山萸肉、菊花等;尿量多而浑浊,加用益智仁、芡实、车前子、怀牛膝、金樱子等；若见全身瘙痒，加用薏苡仁、蝉蜕、白蒺藜、徐长卿、土茯苓、金银花、蒲公英等。现代药理学研究表明，生地黄不但有增加心肌血流量及降压、降血糖的作用，亦可抑制肾上腺皮质网状带萎缩，降低毛细血管的通透性；黄精多糖对正常小鼠的血糖没有影响，但对由四氧嘧啶诱导的糖尿病型小鼠具有一定的保护作用，其作用机制可能与其具有保护胰岛、促进胰岛素分泌相关；天花粉为降糖常用中药之一，经研究发现，凝集素为其降糖的主要有效成分；山药有补脾养胃、生津益肺、补肾涩精的功效，对消渴之肺燥胃热、肾虚均有作用，药理学研究证明，山药水煎液、山药多糖能降血糖；黄连、黄柏、丹参、川芎、泽泻、熟大黄均具有不同程度的降糖作用。除以上诸药外，具有降糖作用的中药还有覆盆子、五味子、栀子、地骨皮、丹皮、白芍、生黄芪等。

（四）病案举隅

杨某某，男，42岁。体检时发现空腹血糖8.3mmol/L，餐后未测，未予药物治疗，仅予饮食及锻炼治疗，1个月后于家中自测血糖，空腹均波动于8～9mmol/L，餐后血糖波动于11～16mmol/L，为求诊治，于吕老门诊就诊。初诊时口干多饮症状不显，易饥，右侧下肢偶有麻木，平素腹部偶痛，易乏力，无视物模糊，体重指数（BMI）25.64kg/m^2，舌淡红、苔白、中后少津，脉细数，父母均有糖尿病病史，母亲还有高血压病史。辅助检查：空腹血糖（FBG）7.8mmol/L；餐后2小时血糖（PBG）13.99mmol/L；尿常规示尿糖（＋＋），白细胞（＋＋＋）；糖化血红蛋白6.9％；尿总蛋白（UTP）、血β2-微球蛋白（β2-MG）未见异常。中医诊断：消渴病（气阴两虚证）；西医诊断：2型糖尿病。治以益气养阴，佐以清热泻火。

处方：

生地黄15g　黄精10g　天花粉15g　泽泻15g　川芎9g　丹参10g　熟大黄6g　葛根10g　沙苑子15g　白蒺藜15g　土茯苓15g　怀牛膝15g　生薏苡仁15g

上方7剂，水煎服，每日1剂，并嘱患者控制饮食，配合适度锻炼。

二诊：患者诉易饥症状未见明显改善，余无特殊不适，舌淡苔薄黄，脉细数，近FBG 6.7mmol/L，PBG 11.4mmol/L，尿常规示尿糖（＋）。治以养阴益气兼清胃泻火。

处方：

生地黄15g　黄精10g　天花粉15g　泽泻15g　川芎6g　丹参10g　熟大

黄6g　桑白皮15g　知母10g　栀子10g　玄参10g　当归10g　山萸肉6g

山药15g　茯苓15g

因患者诉出差需要，予上方14剂，水煎服，每日1剂，仍嘱患者配合饮食及锻炼治疗。

三诊：患者诉外感多日，咽部轻微疼痛，偶咳吐少量黄痰，易饥症状较前有所改善，近两周自测FBG波动于6～7mmol/L，PBG波动于8mmol/L左右，尿常规示尿糖（一），舌红苔少，脉细弦。治以滋阴清热。

处方：

生地黄15g　黄精10g　天花粉15g　泽泻15g　丹参10g　怀牛膝15g　金

银花10g　连翘10g　柴胡6g　南沙参10g　知母10g　麦冬6g

上方7剂，水煎服，每日1剂，仍嘱患者配合饮食及锻炼治疗。

四诊：患者外感已愈，今FBG 6.1mmol/L，未诉特殊不适，舌红赤边紫气，脉弦细。治以养阴生津兼活血化瘀。

处方：

生地黄15g　黄精10g　天花粉15g　泽泻15g　川芎6g　丹参10g　失笑

散15g　黄芪10g　桑白皮15g　白芍15g　太子参20g

上方7剂，水煎服，每日1剂，仍嘱患者配合饮食及锻炼治疗。

五诊：无明显不适，随机血糖（RBG）8.3mmol/L，舌淡苔薄白，脉细。治以益气、养阴、活血。

处方：

生地黄15g　黄精10g　天花粉15g　泽泻15g　川芎6g　丹参10g　怀

牛膝15g　当归10g　香附10g　僵蚕10g　泽兰泻（备）15g　太子参20g

黄芪20g

此方续服1个月后，患者停用中药，仅以控制饮食及锻炼治疗，随访半年，血糖控制平稳。

按：本例患者为中年男性，平素常年劳累，时有腰部酸痛、乏力，系肾气耗伤过度，肾为先天之本，肾气虚则可致虚火内生，使其津亏液少，形成气阴两虚之证,故在扶正的基础上,辅以祛邪。整个治疗过程中,在益气养阴的同时不忘清热泻火、活血,注重标本兼顾,以期达到气阴双补、清热活血、血糖稳定的目的。

(朱苏平)

第三章　妇科病诊治

一、加减血府逐瘀汤合中药灌肠治疗慢性盆腔炎（复发期）

慢性盆腔炎为妇女的常见病、多发病,是盆腔炎性疾病(PID)的遗留病变,常反复发作,经久不愈,严重影响妇女的健康、生活及工作。近几年来,我们跟随全国名老中医吕美农主任中医师,采用加减血府逐瘀汤合中药灌肠的方法治疗该病,取得了良好的治疗效果。

我们的具体做法:所有住院的慢性盆腔炎复发期患者采用西医常规用药,给予生理盐水 100mL＋头孢他啶 2.0g 及 0.25％奥硝唑注射液 100mL 静脉滴注,2次/天,7 天为 1 个疗程,在这个基础上给予口服加减血府逐瘀汤合中药灌肠,基本方如下:

口服药:赤芍 15g,丹皮 10g,乌药 9g,炒枳壳 9g,青皮 10g,丹参 15g,当归15g,川芎 9g,桃仁 9g,红花 9g,北柴胡 9g,川牛膝 9g。用法:1 剂/天,煎药机煎分两袋,每袋 150mL,早晚饭后各服 1 袋,10 天为 1 个疗程。

随症加减:腹痛明显选加醋延胡索^(打)15g、白芷 10g、徐长卿 10g;痛剧加制乳香 9g、制没药 9g;经来腹痛血块多,选加广三七^(打)6g、蒲黄 8g、炒五灵脂^(布包)9g;带多选加薏苡仁 20g、黄柏 10g、白芷 10g、苍术 10g、泽泻 10g;便秘加大黄^(后下)6～9g;腹泻加黄芩 9g、炒薏苡仁 20g、炒扁豆 15g;体虚乏力选加生黄芪 20g、党参 15g、炒白芍 15g、炒白术 15g、山药 20g;腰骶酸痛加炒杜仲、炒续断、桑寄生、狗脊各 15g。

灌肠方及用法:红藤、败酱草、蒲公英各 30g,金银花、连翘各 20g。用法:1剂/天,煎药机浓煎一袋为 150mL,药温 35～37℃。侧卧位肛管插入 15～20cm,缓慢灌入。10 天为 1 个疗程。

灌肠方加减:腹痛明显者加制乳香、制没药各 15g;有盆腔包块,属囊肿者选加生牡蛎、制鳖甲^(打、先煎)、皂角刺、海藻、昆布、山慈菇各 15g;属包块粘连、血瘀性包块者选加三棱、莪术各 15g。需要注意的是,口服方与灌肠方的中药一般不得重复。

慢性盆腔炎有的被称为"PID 后遗症",被认为是盆腔炎症疾病的遗留病变,主要改变是组织破坏、广泛粘连、增生及瘢痕形成。临床常有慢性输卵管炎、输卵管积水、输卵管卵巢炎、输卵管卵巢囊肿、盆腔结缔组织炎等。这与中医的气滞血瘀、湿热蕴结、寒湿凝滞,久则形成癥瘕的证候是一致的。由于该病呈慢性过程,其病机与湿、热、瘀关系密切,故治疗的主要方法是清热利湿、活血化瘀,而中医多途径的综合治疗,其疗效远远大于西医的抗生素治疗,特别是中药灌肠疗法,通过局部给药,使相关药物的有效成分直达病灶,很快改善临床症状。从收集的资料看,目前采用中医灌肠的方药组成大多为清热解毒药,其次为活血化瘀药,也有行气化湿药。现代药理学研究发现,清热解毒药物具有广谱抗菌作用,活血化瘀药能改善微循环,降低血管通透性,减少渗出,促进炎症吸收,消散结节粘连,抑制病理性细胞增生,修复周围组织纤维化,抗菌消炎,提高机体新陈代谢及免疫调节功能,从而达到消除和减轻症状的治疗效果。吕老认为,慢性盆腔炎患者前来就诊时,大多是复发期或证候加重期,她们主诉的症状较重,盆腔炎的体征明显,是一组急性发作的综合征,需要采取多途径的综合疗法,包括抗生素的应用。但他也强调运用中药灌肠疗法时应注意以下几点:一是处方用药不宜多,最好 6～8 味中药,做到药专力宏;二是中药灌肠与中药口服双管齐下,但要避免重复用药,尽量做到配伍合理,相得益彰;三是必须真正做到"保留灌肠",肛管插入深度达 15cm,推注速度越慢越好,用滴入最好,以便缓慢吸收,避免刺激肠壁,保留 4～6h。灌肠中药方主要以清热解毒药物为主,其中红藤清热解毒,活血散瘀;败酱草清热解毒,消痈排脓,祛瘀止痛;蒲公英清热解毒,消肿散结利湿;金银花清热解毒;连翘清热解毒,消痈散结。实验室研究已经证实它们都具有广谱抗菌的作用,这几味药苦寒、药量大、味少,直接作用于局部,不经过肝、胃代谢,避免了对肝脏的解毒负担和对胃肠的刺激。口服方以血府逐瘀汤加减,该方有行气活血、化瘀止痛之功。方中红花活血祛瘀,当归养血,枳壳行气,柴胡疏肝解郁,甘草调和诸药,原方去桔梗之升,生地黄之腻,加丹皮凉血化瘀,丹参活血祛瘀,凉血消痈,青皮疏肝破气化滞,乌药行气散寒止痛。将这些药物熔于一炉,其特点是活血与行气相伍,既行血分瘀滞,又解气分郁结,祛瘀与养血同施。则活血而无耗血之虑,行气又无伤阴之弊,口服加灌肠相得益彰。从临床观察来看,我们用加减血府逐瘀汤合中药灌肠治疗慢性盆腔炎复发期的患者,收效颇佳。

病案举隅

患者:李某某,女,39岁。因"下腹坠痛反复发作半年,再发20天"于2018年8月9日首诊,平素月经规则,5~6天/30天,经血量中等,有痛经伴腰酸。末次月经时间2018年8月2日,半年来下腹坠痛反复发作,近20天再次出现下腹坠痛。于当地诊所输液1周(具体药物不详),效果不显,遂收住我院。刻下无恶寒、发热,无恶心、呕吐。生育史:1-0-3-1,上环5年。

妇检:外阴已婚式;阴道畅;宫颈光,宫体前位,常大,压痛(+)。附件:未及明显异常。

辅助检查:B超示子宫、双附件未见明显异常。

舌苔脉象:舌淡红苔薄黄,脉弦。

诊断:慢性盆腔炎,湿热瘀结证。

治则治法:在西药用常规抗菌方法的同时,配合中药以清热利湿,活血化瘀。

口服方:

赤芍15g　青皮10g　桃仁9g　丹皮10g　丹参15g　红花9g　醋延胡索(打)15g　白芷10g　炒杜仲15g　炒续断15g　乌药9g　当归15g　北柴胡9g　徐长卿10g　生甘草6g

上方5剂,每日1剂,早晚分服。

灌肠方:

败酱草30g　蒲公英30g　红藤30g　炒枳壳9g　川芎9g　川牛膝9g　制乳没(各)9g　金银花20g　连翘20g

上方5剂,浓煎灌肠,每日1剂。

二诊:2018年8月14日。患者诉下腹坠痛明显好转,时有腰酸不适,舌淡红苔薄黄,脉缓。遂守原方去徐长卿,加入桑寄生15g。

口服方:

赤芍15g　青皮10g　桃仁9g　丹皮10g　丹参15g　红花9g　醋延胡索(打)15g　白芷10g　炒杜仲15g　炒续断15g　乌药9g　当归15g　北柴

胡 9g　桑寄生 15g　生甘草 6g

上方 5 剂，每日 1 剂，早晚分服。

灌肠方按原方不变，5 剂。

三诊：2018 年 8 月 19 日。患者已无下腹坠痛及腰酸不适症状，复查阴道畅；宫颈光，宫体前位，常大，压痛（一）；附件未及明显异常。辅助检查：8 月 19 日 B 超示子宫、双附件未见明显异常，同意出院，带口服中药，原方 7 剂。

（陶　芸）

二、"急则治其标，缓则治其本"指导痛经的治疗

痛经一病，是妇人尤其是年轻女子的常见病，有缓有急，痛剧甚者伴呕吐、冷汗，甚则晕厥，每于经期或经行前后反复发作。吕老说，痛经虽然是有实有虚，但总的还是实多虚少，即使虚证，亦是虚实夹杂，有实证的临床表现。其疼痛的病因是本，症状是标。如果单考虑治本，准时发作的疼痛难以尽快缓解；单治其标，当时有效，就如同西医用止痛药，届时又会疼痛再发。吕老治疗痛经，多嘱患者按时取药，平时以调经为主，经前一周予行气化瘀、活血止痛方，可使疼痛不再发作或症状减轻。治标解除了患者的痛苦，增强了患者治疗的信心，也为治本创造了有利条件，待经期结束，即按不同的证型，针对不同的病因，开具处方治其本，让"急则治其标，缓则治其本"成为痛经治疗的基本原则。

按照国家中医药管理局发布的《中医病证诊断疗效标准》，痛经证型分为气血瘀滞、寒湿凝滞、肝郁湿热、气血亏虚、肝肾亏损的三实两虚证。在治疗上，气血瘀滞型当理气活血、祛瘀止痛，代表方是膈下逐瘀汤；寒湿凝滞型当温经散寒、化瘀止痛，代表方是少腹逐瘀汤；肝郁湿热型当清热除湿、调肝止痛，代表方是清热调血汤；气血亏虚型当益气养血、调经止痛，代表方是八珍汤；肝肾亏损型当滋养肝肾、和营止痛，代表方是归肾丸。这些都是常理常法常方，在疼痛发作之前和发作时，必须尽快止痛，这是医生迫切需要解决的问题。西医止痛运用的是止痛剂，而中医的针灸也可起到立竿见影的效果，这些都只能治其标而未能从根本上解决问题，所以往往是周而复始，反复发作。由于痛经的本质是气血运行不畅，一气滞、二血瘀，故采用中药行气活血、通调血脉、温经止痛，用于经前一周和经期服用，可以达到经行之时不再出现疼痛或减轻症状的目的。待经行结束之

后,再根据患者不同的病因证候,侧重于治本之法,或行气活血,或温经化瘀,或调肝,或健脾,或益肾,或脾肾同补,或肝肾同调,或益气活血,以促进脏腑功能恢复,气血运行正常。至于痛经的发作,无论是实是虚,抑或虚实夹杂,此时主要表现还是气血瘀滞不通的实证,故行气活血、化瘀止痛当作为首选。吕老在选方用药时常用醋延胡索、白芍、蒲黄、五灵脂、白芷、徐长卿,夹血瘀痛剧的加入制乳香、没药,经量过多的加入益母草、广三七、炒白芍、蒲黄炭,血量过少的加入茜草、丹参、红花、桃仁等,每每收到药进痛止的效果。

病案举隅

患者:陈某,女,32 岁。

初诊:2023 年 9 月 12 日。月经周期基本正常,经行前 1～2 天小腹疼痛剧烈伴腰痛,每次发作时服布洛芬都难以止痛,经量不多,色暗夹少量血块,肢冷,舌淡苔薄白,脉沉弦。末次月经时间 2023 年 8 月 27 日。

诊断:痛经。

辨证:寒凝血瘀。

治则治法:温经活血。

方药:少腹逐瘀汤。

当归 15g　川芎 9g　益母草 15g　醋香附^(打)9g　乌药 9g　蒲黄 8g　红花 8g　吴茱萸 6g　月季花 9g　炒白芍 15g　艾叶 9g　杜仲 15g　丹参 10g　炙甘草 6g

上方 7 剂。

二诊:2023 年 9 月 20 日。病史如前诉,末次月经时间 2023 年 8 月 27 日,经期将届,舌淡苔薄白,脉弦缓。

诊断:痛经。

辨证:寒凝血瘀。

治则治法:温经散寒,化瘀止痛。

方药:

当归 15g　川芎 9g　益母草 15g　醋香附^(打)9g　醋延胡索^(打)15g　蒲黄 7g　醋五灵脂 7g　徐长卿 9g　干姜 6g　炒白芍 15g　艾叶 9g　杜仲 15g　制乳香 9g　制没药 9g　乌药 9g　广三七^(打)6g　炙甘草 6g

上方7剂。

三诊:2023年10月9日。末次月经时间2023年9月25日。经量较前增多,无明显腹痛,仅感腰痛,亦未再服用布洛芬片止痛。

为巩固疗效,按原治法方药,即平时温经活血,经前一周再予行气活血、化瘀止痛。连服3个月,停药后随访,月经正常,未再痛经。

（吴　玲）

三、师从吕美农名中医心得体会

吕美农主任中医师从事中医临床工作50余年,德艺双馨,深受患者和学生的爱戴。我有幸拜于吕师门下,跟师学习,得吕师"做人""做学"等多方教诲。他治学严谨,博学广闻,言传身教,诲人不倦。吕师要求弟子树立牢固的中医思维,做到辨证清晰,用药精准。吕师临证多年,在治疗内科、妇科等科的疾病上有极其丰富的经验。现就跟师学习过程中,吕师临证妇科疾病时我的所见、所闻浅谈一些感悟体会,请诸君斧正。

中医妇科是中医学的重要组成部分,在治疗上,它有西医无法替代的作用。中医药治疗妇科疾病历史悠久,独具特色,其疗效在长期的医疗实践中也已得到证实。女性特有的生理基础是"经、带、胎、产",而妇科疾病也是围绕着"经、带、胎、产"展开的。中医治疗妇科疾病尤其重视对肾、心、肝、脾、气血等的调节,以达到阴平阳秘的治疗目的。

1. 调经从肝

月经伴随女性半生时光,月经不调是妇女特有的疾病,可以导致很多其他疾病,月经的正常与否与女性的生活质量息息相关。吕师承前人所感结合自己多年丰富的临床经验,对补肝疏肝有独到见解。吕师认为,肝在妇女的生理活动中起重要作用。肝气平和,妇女经、孕、产、乳正常,反之肝失条达,肝血不足,则诸病丛生。古人有云,妇人常气有余,而血不足,情志不舒,忧思易怒,肝火易动,肝气郁结,肝郁则气机不调,治疗思路主要有疏肝解郁、养血柔肝、扶脾抑肝、疏肝清热等。肝气平则气机畅,血脉通顺,常用柴胡疏肝散、逍遥散等方加减。用药上更是常用白芍以疏肝理气,养血柔肝,缓中止痛,平肝敛阳,并注重炮制,常与当归相配,取其养血活血之效。

病案举隅

患者:姚某某,女,36 岁,因"月经量少伴乳房作胀近一年"于 2019 年 3 月 1 日前来就诊,患者近两月月经量少,一天即净,后二、三日少许黑色血液,经期 40～50 天。生育史:1-0-3-1,2018 年 11 月下环,暂避孕。末次月经时间 2019 年 2 月 1 日,届时未行,乳房作胀。

舌苔脉象:舌淡红苔薄,脉缓。

辅助检查:2019 年 2 月 25 日乳腺 B 超示双侧乳腺病,血常规正常,性激素水平 6 项未见明显异常。

诊断:月经过少,乳癖/乳腺病。

治则治法:治以调肝活血调经之法,以柴胡疏肝散加减为方。

拟方如下:

北柴胡 9g　炒枳壳 9g　青陈皮^(各)9g　醋香附^(打碎)9g　醋延胡索^(打碎)15g

益母草 15g　月季花 9g　当归 15g　川芎 9g　红花 9g　桃仁 9g　泽兰 9g

桂枝 9g　川牛膝 9g　炙甘草 6g

上方 5 剂,每天一剂,代煎 200mL,口服。

肝主疏泄,性喜条达,其经脉布胁肋,循少腹。若肝气郁结,经气不利,可见胸胁疼痛,脘腹胀满,因经循少腹,可致月经后期出现月经过少、痛经等证。以柴胡疏肝散为主方,加入青皮、益母草、月季花、当归、红花、桃仁、桂枝、川牛膝以加强行气活血调经之力,佐泽兰活血通经。全方共奏疏肝活血调经之效。

2. 肾是根本

《素问·金匮真言论》有云"精者,身之本也",肾为先天之本,是天癸之源。《素问·上古天真论》指出女子从"女子二七天癸至,任脉通,太冲脉盛,月事以时下"到"女子七七天癸绝",其中天癸均起至关重要的作用。天癸是肾精肾气充盛到一定程度体内出现的具有促进人体生长、发育和生殖的一种精微物质。《傅青主女科》中提及"经本于肾""经水出于肾"之说,认为经水本源于肾。在治疗妇科疾病时,吕师一直都强调肾的重要性,指出肾中阴阳既要充盛,又要相对平衡协调,以维持肾气的旺盛和机体功能的正常。肾中精气旺盛,则"肾—天癸—冲任—胞宫"生殖轴运转正常,月经可调。而在治疗不孕症、先兆流产过程中,吕师更是指出,若肾精不足,则不足以养胞宫故而不能有子,不足以养胎元而不足以固胎。临床中常用菟丝子、淫羊藿、山萸肉、枸杞、肉苁蓉、熟地黄等以补肾生精，亦常在立冬之后用膏方调之，以达到固本益精的治疗目的。

病案举隅

患者：胡某某，女，44 岁，因"月经后期反复发作 1 年余"于 2018 年 3 月 19 日前来就诊。1 年来患者月经推迟，甚则 3 月不潮，在弋矶山医院给服补佳乐＋黄体酮，月经于 2 月 5 日、3 月 5 日来潮，量不多。

舌苔脉象：舌淡红苔薄，脉细。

辅助检查：性激素水平中促黄体生成激素（LH）20.67mIU/mL，促卵泡刺激素（FSH）24.29 mIU/mL。

诊断：月经后期，卵巢早衰。

治则治法：治以补肾活血通经为法。

拟方如下：

淫羊藿 9g　巴戟天 9g　沙苑子 9g　桂枝 8g　菟丝子 15g　枸杞 15g　当归 15g　川芎 9g　红花 8g　月季花 9g　益母草 15g　丹参 15g　白芍术^(各) 15g　茯苓 10g　熟地黄 12g　砂仁^(打、后下)6g　牛膝 9g　炙甘草 6g

上方 14 剂，每日 1 剂，代煎 200mL，口服。

女子经水有赖于肾中精气充盛，肾中阴阳虚衰，则经水无源，肾气虚弱则无力推行经水。方中以淫羊藿、巴戟天、沙苑子、菟丝子、枸杞补肾中阴阳，固充肾气以治本；桂枝、当归、川芎、红花、丹参以活血通经；益母草、月季花以活血调经；熟地黄以补充阴血虚衰，白芍、白术、茯苓以健脾和胃通利，少佐牛膝引血下行；炙甘草调和诸药。全方共奏补肾活血通经之效。

3. 兼顾脾胃

1）脾肾同补

脾为后天之本，水谷精微之源。《傅青主女科》中提出"脾非先天之气不能化，肾非后天之气不能生，补肾而不补脾，则肾之精何以遽生也……补先后二天之脾与肾，正所以固胞胎之气与血"。吕师治疗妇科病在重视肝肾的基础上，又提出了兼顾脾胃的理论，指出在治疗过程中重视脾胃后天以滋养先天为目的。脾胃健而精易生，谓先天后天同补，常用药物有炙黄芪、炒白术、山药、茯苓、芡实、白芍等。吕师还指出，兼顾脾胃也是因为在补益肾精时，滋阴补肾药难免会引起滋腻碍胃，加入健脾养胃之品，一方面有利于药物吸收，另一方面避免了药物带来的不良反应。

病案举隅

患者：杨某，女，26岁，因"自然流产后3天"于2019年3月8日前来就诊，患者因怀孕两个月时无胎心，于3月5日行人流术，现少许褐色分泌物。生育史：0-0-1-0，平时月经如期，量时少时多，怕冷，经来腹痛。

舌苔脉象：舌苔薄黄，脉细。

诊断：自然流产后。

治则治法：治以补肾益气，健脾养血止血为法。

拟方如下：

熟地炭12g 炒白芍术（各）15g 生炙芪（各）15g 党参片20g 墨旱莲15g 仙鹤草15g 山萸肉15g 陈皮9g 砂仁（打、后下）5g 炒续断15g 阿胶（烊入）9g 木香8g 炙甘草6g

上方10剂，每日1剂，代煎200mL，口服。

自然流产多由先天或后天之精气不足导致，自然流产后这些病因亦有存在，而且可能造成胞宫、胞脉的损伤。血脉损伤，则多有出血量多的表现。治疗上多以补益肾气、健脾养血为主。上方熟地炭以补益阴血，炒炭止血为君药；阿胶为血肉有情之品可增强补益的功效；炒白芍、炒白术、生黄芪、炙黄芪、党参益气健脾；墨旱莲、仙鹤草凉血止血；山萸肉、炒续断固冲止血；陈皮、砂仁、木香入方一则健脾和胃，二则以防补益之品太过滋腻。

2）扶土抑木

吕师指出，脾与肝的调和在治疗中的地位同样重要。肝、胆、脾、胃位于人体的中间部位，人之生命供养依赖于脾胃，而肝胆在旁助之。当今社会，随着生活压力和生活节奏的加大、加快，以及社会环境的改变，易忧思而肝郁。不仅如此，人之本身常气有不足，气不足首先受累于肝，肝郁易滞易结，久而生痰生瘀。杂病多见于肝郁脾虚而胃不和之证，亦见于女子调经，调经补脾，兼顾肝气，即健脾疏肝之法，以助土与木相调和。又如脾胃生化无力，则肝血亏虚，肝血虚则易生风、生动。肝木疏泄不调，母木克子土而使脾胃气机升降失调，痰湿、血瘀易生。木上相互影响，痰湿下注胞宫可见带下病，常用健脾化湿之品，临床中常用药物：

白术、党参、茯苓、扁豆、砂仁、薏苡仁,并佐以柴胡、川芎、当归等,疏肝扶脾。

病案举隅

患者:屠某某,18岁,因"月经经期延长反复发作2月"于2018年2月19日前来就诊,患者月经经期延长,10余天方净,1月份近1个月不净,于1月29日干净,于2月8日又来潮伴腹痛,量不多,9天干净,量先多后少。平时经期提前(1月1日口服妈富隆2天),面部痤疮多。

舌苔脉象:舌淡边齿痕,脉细。

辅助检查:子宫附件B超示内膜厚5mm;性激素水平LH 17.88mIU/mL,FSH6.47mIU/mL,T 2.65nmol/L。

诊断:月经不调,多囊卵巢综合征。

治则治法:治以调肝化痰为法。

拟方如下:

北柴胡9g　生地黄12g　栀子^(打碎)7g　赤芍15g　白芍15g　益母草15g
茯苓9g　陈皮9g　法半夏9g　地榆10g　侧柏叶9g　墨旱莲15g　女贞子9g　砂仁^(打、后下)6g　地骨皮9g　生甘草6g

上方7剂,每日1剂,代煎200mL,口服。

多囊卵巢综合征主要与肝、脾、肾功能失调有关,以痰湿为主。临床上以虚实夹杂多见,且容易出现多种病症同时出现的证候。脾虚痰湿多见为月经后期,量少,形体肥胖,多毛,四肢倦怠,疲乏无力。肝经郁火则多表现为月经淋漓不尽,面部痤疮,经前乳房胀痛等症。该患者以月经经期延长为主诉,经来腹痛,面部痤疮多。舌淡边齿痕,脉细。以脾虚肝郁为证,故而治疗上以调肝化痰为法。方中以逍遥散合二陈汤为主方化裁。逍遥散以当归、芍药、柴胡、茯苓、生姜、薄荷、生甘草为方,旨在疏肝解郁,养血健脾。方中去当归减其活血之意,去薄荷疏散郁遏,去生姜温胃和中。二陈汤燥湿化痰,利水渗湿,理气健脾。加入生地黄、栀子、赤芍、地骨皮清热凉血养血,地榆、侧柏叶凉血止血,二至丸(女贞子、墨旱莲)补益肝肾、滋阴止血,砂仁健脾和胃,生甘草清热补脾、调和诸药。从上方可以看出,吕师在治疗此类病证时以调肝化痰为主,兼顾多面,不忘调和肝、脾、肾三脏的关系,以达到平衡的目的。

4. 养心安神

《素问·灵兰秘典论》有云:"心主神明,君主之官,神明出焉。"心是五脏六腑之大主,又主血脉,胞脉属心而络于胞中,故心也与妇科疾病关系紧密。吕师指出,补益心血、宁心安神也会对月经不调、保胎安胎、围绝经期综合征中的心烦失眠等起到统摄作用。临床中常用药物有当归、丹参、枸杞、女贞子、茯神、酸枣仁等。

病案举隅

患者:肖某某,女,31岁,因"月经推迟2年"于2019年5月16日前来就诊,患者近两年来月经40天左右一潮,量不多,夹血块,一周净,无腹痛。末次月经时间2019年5月15日。生育史:1-0-0-1,拟近期备孕,寐欠安。

舌苔脉象:舌淡红苔薄,脉沉细。

辅助检查:性激素水平六项及甲状腺功能基本正常,子宫附件B超正常,乳腺B超示增生,左乳多个结节,大者10mm×6mm。

诊断:月经后期,乳癖,拟二胎。

治则治法:治以补肾调经促孕安神为法。

拟方如下:

淫羊藿叶9g 酒仙茅9g 沙苑子9g 巴戟天9g 菟丝子15g 枸杞15g

女贞子10g 覆盆子10g 醋香附^(打碎)9g 醋延胡索^(打碎)15g 北柴胡9g

青陈皮^(各)9g 茯苓10g 炒酸枣仁^(打碎)20g 柏子仁9g 合欢花皮^(各)9g

月季花9g 炙甘草6g

上方10剂,每天一剂,代煎200mL,口服。

由于心与妇科疾病关系密切,互为影响,因此在临证中月经不调等病证的患者亦多出现失眠、多梦的心之病症,在治疗中也应兼顾。上方中患者以肾精不足为主要表现,同时有夜寐欠安的症状。在治疗上以二仙汤加入吕师自创的安神汤为主方加减化裁,以补肾调经为主,兼顾安神以促孕。这种思维也可推广到临床治疗其他病证中,临床很多疾病,特别是慢病、久病,患者多有心神不安的临床表现,我们在临证用药时可适当兼顾,少佐养心安神药或可收到不一样的效果。

5. 气血同调

《素问·上古天真论》有云"妇人之生,有余之气,不足于血",揭示了女子以血为根本,血是月经的物质基础,气血相互资生,相互影响,血赖气的升降出入运动而周而复始在体内运行。吕师在治疗月经不调时尤其重视女子气血的调理,以达到治病求本的目的。补益气血多以党参、黄芪、当归、白术为主药,并且用量也较大,更加体现了吕师重视气血的思想。气为血之帅,血为气之母。气行则血行,气滞则血瘀。吕师指出,七情内伤易伤气,使气机不畅,郁滞不行,血液呈现浓、黏、凝、聚状态,以致流行迟滞或渗出脉道之外而成离经之血,皆属于瘀。临证多以调和气血为主,大多以调畅气机为先,尤其在治疗月经病中,即使其与血的关系最为紧密,但治疗上仍然以调畅气机为主,以气行则血行为治疗之法,多采用柴胡、枳壳、香附、青皮理气行滞,而选用当归、丹参、赤芍、桃仁、红花、川芎、川牛膝、泽兰、三七、蒲黄、五灵脂、延胡索等活血化瘀。

病案举隅

患者:宋某某,女,27岁,因"月经量减少2月"于2020年3月11日前来就诊,患者近2个月月经量减少,一周净,无腹痛,40天左右一潮。末次月经时间2020年2月18日,仍有少许漏下,寐差,有甲减史,已服药,已查B超正常(未婚)。

舌苔脉象:舌淡白苔薄,脉沉细。

辅助检查:血常规(HGB:66g/L),妇科B超检查示内膜厚5.6mm。

诊断:月经过少,经期延长,重度贫血。拟收住院,患者拒绝,要求门诊口服中药。

治则治法:治以益气补血调冲为法。

拟方如下:

生炙芪(各)15g　党参片20g　阿胶(烊入)9g　白术芍(各)15g　熟地炭12g　砂仁(打,后下)6g　墨旱莲15g　仙鹤草15g　山萸肉15g　枸杞15g　煅龙牡(各,打,先煎)30g　海螵蛸15g　炒酸枣仁(打碎)20g　淮小麦30g　炙甘草6g

上方10剂,每日1剂,代煎200mL,口服。

在月经量少的临床表现中,也有一类患者以气血亏虚为主证,气血不能摄血,而多出现月经量少、淋漓不尽的现象,日久则会恶性循环,造成严重的气血亏虚。此病案中,该患者月经量少,但从2月18日至就诊时的3月11日,20余天的时间,阴道流血不止;有甲减病史,舌淡白苔薄,脉沉细,血常规血红蛋白

(HGB)66g/L,此为气血亏虚的表现,故以补益气血为主法。方用四君子汤合吕师自创止漏汤为主方加减化裁。值得注意的是,该患者亦有寐差的症状,吕师在用药时也有兼顾,少佐炒酸枣仁、淮小麦养心安神。

6. 顺应规律

人和自然是一个有机的整体,人体的生理活动和疾病的变化也随四季寒暑的影响而发生变化,并呈现出一定的规律性。如夏季为阳气最盛之季,冬季为阴气最盛之季。吕师指出,我们临证处方时要注意这些变化且处方用药也要随之变化。不仅如此,女性本身就有一种特殊的往返变化,那就是月经周期。月经周期是一个很有特点的不断循环、反复的生理过程。但它并不是简简单单的重复,而是取决于肝、肾的封藏及疏泄功能,以及天癸、冲任、胞宫之间的相互联系与调节,月经的周期变化还存在气血由满到亏的变化,这又和脾有着紧密联系。吕师在治疗月经不调时尤其重视肾、肝、脾三脏的调和,并随着阴阳消长周期变化在不同阶段周期性给药,具体为补肾养血促进卵泡发育,行气疏肝活血促进排卵,健脾益肾促进黄体生成,活血调冲利于月经来潮。从而使肾、肝、脾三脏调和,"肾—天癸—冲任—胞宫"生殖轴规律变化以达到月经调畅的目的。吕师认为,以上方法,在临床中不可拘泥某一种或某两种,要结合患者的病症(证)综合判断,灵活取舍,活学活用。

临证之余,吕师常常教导我们看病当医生要注重医德,对病患要像亲人一般;要学好中医,打好基础,多读书,读文献,热爱中医,在创新中发展。吕师还说,如今这个时代要想发展好中医,也要学好西医,不能故步自封,否则会被时代甩得很远。

7. 医德医风

吕师常说,医德医风是医务人员本应该具有的品德。临证中对待患者询问时要严肃认真,重视患者的心理变化和情志状态,保护患者隐私,热情接诊每一位病患,对工作要高度负责。

好的医德医风不仅表现在对病患如亲人,还表现在在学习上要虚心请教长者、强者、不断攀登业务水平,不断提高治疗技术;坦诚对待同事,工作认真负责,要有团队精神和奉献精神。学习中医是个非常漫长的过程,在学习中要戒骄戒躁,潜下心来,打好扎实的基本功,认真对待每一次诊疗和学习、锻炼的机会。

8. 学好中医

(1)中医学博大精深,至今已有 2 000 多年的历史,自有文字记载开始,中医古籍浩如烟海。吕师一直很重视我们对古籍的研读,要求我们打好古文基础,读懂中医古籍。读古籍不仅可以学习古人的辨证治病、理法方药的思维方法,更能感受我国古代哲学的思想。他要求我们反复熟读《黄帝内经》《伤寒杂病论》《药性赋》等经典。吕师曾推荐我读《傅青主女科》,初读很不以为然,但是一遍、两遍、三遍这么读下来,越发感受到它的好,也越发佩服古人的智慧,进一步认识到自己要想学好中医,就必须静下心来,刻苦学习,潜心研究。

(2)读书务必用于临证,临床所见和书上所讲反复印证。面对临床上多西医少中医的现象,吕师强调临证时思维要灵活,处事要机动。灵活的思维需要有扎实的中医基本功、丰富的临证经验和丰厚的传统文化积淀,三者结合方可得心应手。

(3)必备中医思维。不能按照西医的思维来指导中医。中医的辨证治疗是将所表现的病证通过四诊八纲,抓住其中的病机加以治疗。俗话说牵一发而动全身,一个细小的变化就可以引起其他地方的变化。

(4)好记性不如烂笔头。记笔记、写心得,不仅可以敦促自己精准和深刻理解理论知识,而且便于自己反复推敲,发现问题,解决问题。读书笔记和心得由所学者认真整理,并将所学所见运用于临床,注意观察,及时总结,这就是传承。

9. 学习西医

中医不仅仅是医学,也是中华民族自先秦时期的哲学产物,历经两千年的积累和发展,而形成系统的中医学。中医来源于我国 5 000 年的文化沉淀,但再好的理论,也难免有欠缺之处。他山之石,可以攻玉。吕师指出,查看病患时不要单单拘泥于中医四诊,也要利用西医先进的诊疗技术为自己服务,学无止境,有容乃大。现今时代,一个好的中医不仅要有扎实的中医理论及临床经验,还需要有扎实的西医理论与实践的功底。打好基本功不仅仅局限于中医方面,西医方面也要兼顾,以救治患者为目的,做到中西医相结合。

吕师常说,目前很多人认为中医治疗效果不好,其实不是因为中医本身不行,而是学习和应用它的人没有真正按照中医的方法去做。中医需要发展,中医发展也需要科学研究,但首先要继承,之后才能发展,没有继承就没有发展。吕师经常告诫我们,中医的未来要依靠我们年轻一代的中医师,我们的言行、对待学问的态度关系到中医的延续和发展。所谓先做人,再做事。我们在行医过程中,不仅要有扎实的功底,更要修身修德,做个技术精湛、医德高尚的人。3年的跟师时光转瞬即逝,但吕师对我的谆谆教诲让我永生难忘。吕师用自己的言行,坚定了我按照传统中医思维治病的信念,也坚定了我继承中医、发扬中医的信心。

(陶 芸)

四、保胎汤配合黄体酮治疗先兆流产

早期先兆流产是指妊娠 12 周内的先兆流产,其表现为阴道少许流血,或白带中夹有血性分泌物,无妊娠组织排出,伴有腰背痛或下腹痛。本病发病率较高,我们在常规西药治疗的基础上加用中药口服,收到了很好的保胎效果。中医学中虽无先兆流产病名,但将其归属于"胎漏""胎动不安""妊娠腹痛"等病证范畴。

先兆流产是由肾虚、血热、气血两虚、血瘀诸多原因引起的,若不及时进行治疗,会进一步发展为堕胎、小产,严重影响胎儿的正常生长发育与孕妇的身心健康。现代医学认为,早期先兆流产是由环境、胚胎、母体激素分泌不足等多种因素引发,超过半数与内分泌异常有关。人绒毛膜促性腺激素-β 亚基(β-HCG)、黄体酮(P)是重要的内分泌激素,其中 β-HCG 是一种糖蛋白,在孕早期分泌活跃,具有定量、定质、倍增速度等特点,其可将血液中的孕烯醇酮与胆固醇转变成黄体酮,并能促进卵巢黄体转变为妊娠黄体,使黄体酮分泌量增加,有助于维持妊娠,补充该激素改善患者预后;P 可使子宫内膜间质细胞转化为蜕膜细胞,促进子宫内膜生长发育,为胚胎提供生长发育的多种营养,并能降低产妇与胎儿之间的免疫排斥反应,减少先兆性流产的发生,在妊娠过程中起到重要作用。西医治疗常采用黄体酮注射液,可以在补充体内孕激素,抑制子宫平滑肌的收缩,以快速达到期待的减轻临床症状的效果,但是这种治疗方法对某些患者效果并不明显,对降低早产率影响较小或没有影响,但若治疗时配合中药治疗则可以标本同治,明显提高保胎效果。

通常临证时我们的具体做法是对有先兆流产征象者,以黄体酮注射液,10~20mg/次,肌内注射,1次/d,同时口服保胎汤,具体药物为菟丝子15g,桑寄生10g,生黄芪20g,墨旱莲15g,阿胶9g,炒续断9g,炒杜仲9g,苎麻根9g,炙甘草6g,党参15g,白术15g。用法:1剂/日,煎药机煎分两袋,每袋150mL,早晚饭后各服1袋,疗程2周。

保胎汤方中的菟丝子性味平和,补益肝肾以安胎;桑寄生益肾养肝,固冲安胎;墨旱莲凉血止血;阿胶滋阴止血;炒续断益肾强腰,安胎止血;炒杜仲入肝肾,温肾固胎止血;黄芪、党参、白术大补元气,健脾益中,助肾气系胞宫,促运化以濡养胎元;黄芪大补元气,健脾益中,助肾气系胞宫,维持机体生理平衡;苎麻根甘寒凉血,止血安胎;炙甘草起调和作用。诸药合用,共奏益肾养阴、固冲安胎之效。本方以固本培元、改善患者自身体质及抵抗力为主,在改善临床症状的同时达到治疗效果。

随症加减:阴道出血多者加贯众炭9g、仙鹤草15g、地榆炭9g,养阴凉血止血;舌苔黄者加黄芩7g、知母7g,清热保胎;恶心、呕吐明显者加苏梗9g、姜竹茹9g、姜半夏9g,理气和胃、化痰止呕;腹痛者加白芍15g,养阴柔肝。

吕老说,先兆流产患者前来就诊时,对保住胎儿的期望值很高,治疗期间要多进行心理疏导,因为她们多有用药顾虑,每有胎漏、胎动不安的症状便十分紧张,故临证时应重视安抚患者的情绪。同时,根据肾虚、血热、气血两虚、血瘀等证型,治疗上要总以补肾安胎为大法,以保胎汤为基础方。有血热者,辅以清热凉血;气血两虚者益气养血;血瘀者化瘀固冲,运用活血化瘀来固胎,以达到治病求本的目的,所谓"有故无殒,亦无殒也"。当然,其虽然同时兼用了保胎药物,但毕竟活血化瘀之品易伤胎元,临床应用时还应慎之又慎。

病案举隅

患者:陈某,女,32岁。因"孕8周,阴道出血半小时"于2018年9月19日住院。当天首诊,该妇平素月经规则5~6天/30天,量中。末次月经时间2018年7月23日,半小时前于洗澡后发现阴道少许出血,无下腹疼痛。未口服药物及外院就诊。生育史:1-0-0-1。妇检:外阴,已婚式;阴道,畅,见少许血液来自宫腔;宫颈,光;宫体,前位,增大约2个月大小,无压痛;附件,未及明显异常。辅助检查:9月17日B超示宫内早孕,见胚芽、卵黄囊,可见明显心管搏动。双附件未见异常。9 月 19 日优生 8 项正常,甲状腺功能 5 项正常。舌淡红苔薄白,脉细滑。

诊断:胎漏,肾虚证。

治则治法:保胎汤加减。

拟方如下:

菟丝子 15g　桑寄生 15g　炒续断 15g　生黄芪 20g　墨旱莲 15g　阿胶^(烊入)6g　党参 9g　白术 9g　苎麻根 10g

上方 3 剂,每日 1 剂,早晚分服。

二诊:2018 年 9 月 29 日。患者诉未再阴道出血,遂按原方再服 5 剂。

三诊:2018 年 10 月 5 日。患者诉无不适,精神情绪均佳,同意出院,嘱注意卧床休息。

(陶　芸)

五、加减五子毓麟汤治疗不孕

女性不孕症的原因十分复杂,历代医家论述颇多,有的认为"女子不能生子,有十病",有的认为"凡人无子,当为夫妇具有五劳七伤,虚羸百病所致",有的则认为"女子所以无子者,冲任不足,肾气虚寒也"。生殖的根本是以肾气、天癸、男精、女血作为物质基础,所以说,肾虚是不孕的主要缘由。同时,由于脏腑经络之间的生克制化,因此临床上出现了多种病因、多种证候,病因虽多,其结果均会导致肾和冲任的病变,从而不能正常地摄精受孕而成为不孕症。

在不孕症的证候分类上,大体分为肾虚(包括肾阳虚和肾阴虚)、肝气郁滞、痰湿内阻、瘀滞胞宫(此又分为气滞血瘀、寒凝血瘀、瘀热互结、气虚血瘀和湿热蕴结),其治疗方法可以用 10 个字来概括,即补肾、疏肝、健脾、化痰、散瘀。在具体运用上,当根据临床辨证来选法拟方,对肾阳虚者当温肾暖宫、调冲种子,常用方右归饮和二仙汤加减;肾阴虚者,当滋肾养精、育阴种子,常用左归饮合二至丸加减;肝气郁滞者,当疏肝解郁、理冲种子,常用开郁种玉汤加减;痰湿内阻者,当健脾燥湿、化痰种子,常用苍附导痰汤加减;对于血瘀引起者,按照不同病因引起的瘀,选用不同的活血化瘀法:对气滞血瘀者,当行气活血、化瘀种子,用膈下逐瘀汤加减;寒凝血瘀者,当温通散寒、化瘀种子,用少腹逐瘀汤加减;瘀热互结者,当清热活血、化瘀种子,用解毒活血汤加减;气虚血瘀者,当益气养血、化瘀种子,用当归补血汤加味;湿热蕴结者,当化湿解毒、清冲种子,用五味消毒饮加减。

吕老认为,不孕症的病因繁多,随着中西医结合现代医学的发展,其证候分类越分越细,病因病机也越来越清晰。但无论怎么分,作为基层医院的中医师,对不孕症首先要了解患者的月经情况和输卵管是否通畅,须结合B超、输卵管造影或腹腔镜宫腔镜检查。若是月经不调者,调经为要,经调则易受孕;输卵管如果不通,当先解决通的问题,否则用药再多也是枉然。不孕症的诊断不难,但在辨证辨病方面却错综复杂,故须因人而异,灵活变通,随证施治。正如《景岳全书·妇人规》所说:"种子之方本无定规,因人而药,各有所宜。"现在更是提倡辨病与辨证相结合,中西医诊断与治疗相结合,如输卵管堵塞,西医输卵管再通术后,及时配合中药治疗,以防止术后粘连并促其尽快受孕。

在治疗中必须明确,欲其受孕,必先调经。《丹溪心法》有云"女人无子,多以经候不调",正所谓调经方可种子,而调经之法,必先补肾,因"经水出诸肾""胞脉系于肾",只有肾气旺盛,肾精充沛,任脉通,冲脉盛,经脉调畅才易于受孕。除了补肾,便是调肝、健脾,因为肝藏血主疏泄,精血同源,肝疏肾藏,一开一合,故能经水得调,受孕得子。脾是生化之源,运化精微,以后天养先天,确保肾气旺肾精足。故吕老在临床上,既注重按证型不同而处方用药不同,同时又在调经之中重用补肾,兼顾调肝、健脾来促孕,即吕老常说的"和畅经水理冲任,重在补肾调肝脾",他还拟定了促孕方剂——加减五子毓麟汤。该方由五子衍宗丸和毓麟珠二方化裁而成,其组成有枸杞、菟丝子、覆盆子、五味子、女贞子、党参、白术、茯苓、白芍、当归、川芎、熟地黄、炒杜仲、鹿角霜、山药、醋香附、北柴胡等。方中的五子衍宗丸出自明代张时彻的《摄生众妙方》,由枸杞、菟丝子、覆盆子、五味子、车前子5味药组成,原记载"男服此药,添精补髓,疏利肾气——旧称古今第一种子方",现用于女子不孕。吕老用女贞子易车前子,以增强滋补肝肾的作用。毓麟珠出自《景岳全书》,由人参、白术、茯苓、芍药、川芎、炙甘草、熟地黄、菟丝子、杜仲、鹿角霜、川椒11味药组成。吕老在组方时去川椒、鹿角霜,增加了山药、当归、醋香附、北柴胡,以增强健脾养血、疏肝解郁的作用。加减五子毓麟汤既补肾益精,又益气养血,健脾调肝。属肾阳虚者用该方选加淫羊藿、沙苑子、巴戟天、淡苁蓉,肾阴虚者加龟板、生地黄、麦冬,肝气郁滞者选加广郁金、青陈皮、八月札、绿梅花,痰湿内阻者加苍术、法半夏、炒枳壳、制南星,血瘀者加红花、桃仁、丹参、茜草,气血虚者选加党参、黄芪、阿胶、鸡血藤,月经过少者选加益母草、鸡血藤、红花,月经过多者选加侧柏叶、地榆、乌贼骨等。

病案举隅

患者:王某,女,33岁。

初诊:2023年2月24日。婚后2年未避孕亦未孕,新冠感染后月经后期,2~3月一潮,量不多,色淡,腰酸冷。末次月经时间2023年2月12日,停经2月余,外院予黄体酮100mg,1日2次,口服后来潮。舌淡苔薄,脉弦细,外院性激素水平6项及子宫附件超声等相关检查均正常。

诊断:月经后期,不孕症。

治则治法:肝郁肾虚,治以疏肝补肾,调经促孕。

方药:加减五子毓麟汤。

枸杞15g　菟丝子15g　覆盆子9g　五味子7g　女贞子9g　党参15g　白术9g　茯苓9g　当归15g　川芎9g　熟地黄15g　炒杜仲15g　山药20g　北柴胡8g　益母草15g　醋香附^(打)9g　丹参10g　泽兰9g　炙甘草6g

上方14剂。

二诊:2023年3月22日。LMP:2023年3月16日,推迟4天来潮,量中,5天净,舌淡苔薄,脉细。诊断为不孕症,肾阳虚,治以温肾暖宫,调冲种子。以五子毓麟汤加减,增入温补肾阳之品。

枸杞15g　菟丝子15g　覆盆子9g　五味子7g　女贞子9g　党参15g　白术9g　茯苓9g　当归15g　川芎9g　熟地黄15g　炒杜仲15g　山药20g　淫羊藿9g　巴戟天9g　沙苑子15g　淡苁蓉15g　炙甘草6g

上方14剂。

嘱患者经净后5天开始超声卵泡监测,并指导同房。

三诊:2023年4月26日。LMP:2023年3月16日,停经40天未来潮,查血HCG 1242.38mIU/mL,子宫附件超声示宫内早妊。嘱患者妇产科建卡孕检,2024年1月2日顺产一女婴。

(吴　玲)

第四章 小儿科病诊治

一、小儿慢性咳嗽的诊治经验

慢性咳嗽是儿科常见病之一,《中国儿童慢性咳嗽诊断与治疗指南(2013 年修订)》对儿童慢性咳嗽作了明确的定义,定义包括 3 个部分,一是咳嗽为主要或者唯一症状,二是病程大于 4 周,三是胸片未见明显异常。诊疗指南强调病因的诊断、治疗,但由于基层医院限于条件,病因常难以明确,治疗上患儿又难以配合,因此西医诊疗常出现误诊或治疗无效的情况。吕老在治疗小儿慢性咳嗽时通过辨证论治取得了满意的疗效。

1. 病因病机

1)风

风为百病之长,其性属阳,易袭阳位,而肺为娇脏,有"华盖"之称,居上焦,故易受风邪所袭。吕老认为,风邪是外邪致病之先导,风邪无时不在,按四时主气的不同,可分为风寒、风热、风湿、风燥等;风邪又有外风、内风之别,外风即外来之风,内风乃内伤所致,如阴血亏虚、火热所化等。外风可引动内风,内风易与外风相合为患,进而累及诸脏,与痰湿等相结合,而致咳嗽缠绵难愈,有的还有其他脏腑系统之症。吕老曾指出,邪引伏风、伏风伤津是过敏性咳嗽的新病机特点,并从肺风论治。

2)痰

小儿肺娇脾弱,易受外邪和饮食伤害,酿湿而生痰,生于脾而贮于肺。在咳嗽中,痰不仅是病理产物,也是致病因素,容易阻塞气机。吕老认为,痰为慢性咳嗽的基本病因,也是慢性咳嗽的基本病机。

3)虚

小儿咳嗽,日久难愈,久病必虚,耗气伤阴,再因饮食不节等可致脏腑功能失调,主要表现在肺、脾。吕老根据小儿病理生理特点提出儿童慢性咳嗽肺脾两虚为根本,风痰交阻为标。应从补肺气和健脾气着手治疗。

2. 治疗

1）补肺健脾

咳嗽日久耗伤肺气,表虚不固,见咳嗽无力、气短懒言、语声低微、自汗畏寒、反复感冒、咳嗽频繁复发等肺气虚损、表虚不固的症状。叶天士认为,"从来久病,后天脾胃为要,土旺以生金,不必穷究其咳"。小儿脾常不足,饮食不能自调,若饮食不节,食积内伤,致脾胃失和,上犯于肺,阻碍气道,使肺之清气不得宣降而致咳嗽。因此,吕老在治疗久咳时常用黄芪、太子参、茯苓、白术、法半夏、陈皮、桔梗、枇杷叶、紫菀并佐以神曲、焦山楂、莱菔子、炒二芽等消食之品,调畅气机,每获显效。

2）化痰止咳

小儿为"纯阳之体",阳常有余,阴常不足,痰邪留恋,故易从热化火,可见痰多质稠不易咳出、咽红、大便偏干的症状。吕老称之为火嗽,治宜清热化痰,润肺止咳,常用药有知母、贝母、黄芩、瓜蒌皮、前胡、玄参、天麦冬、紫菀、冬花等。

3）祛风解痉

过敏性咳嗽又称咳嗽变异性哮喘,是以慢性咳嗽为主要或唯一临床表现的一种特殊类型的哮喘。此类患儿多为过敏体质,是在禀赋遗传基础上形成的一种特异体质,在外在因素的作用下,生理功能和自我调适力低下,反应性增强,其敏感倾向表现为对不同致敏原的亲和性和反应性,呈现个体体质的差异性和家族聚集的倾向性。吕老在治疗此类咳嗽时常询问患者有无咽痒症状,以使加入蝉蜕、炒僵蚕等祛风抗敏,吕老常用的药物有法半夏、陈皮、炙桑白皮、炙款冬花、蜜百部、前胡、炒杏仁、桔梗、瓜蒌皮、炙杷叶、桔梗;上气道综合征伴黄涕者用辛夷、黄芩、蒲公英,伴鼻塞者用辛夷、苍耳子、白芷,胃食管反流而致者用法半夏、木蝴蝶、竹茹、旋覆花,咳嗽变异性哮喘而致者选用炙麻黄、苏子、莱菔子、地龙等。

3. 病案举隅

病案1

患者:黄某某,男,6岁。

代主诉：

病史：患儿近3个月来反复咳嗽，有痰，白色黏痰，有时汗多，平素爱吃肉类，不喜食蔬菜，纳食不佳，夜寐可。

查体：神清，精神一般，体质偏胖，咽不红，扁桃体不大，双肺呼吸音粗，未闻及干湿啰音，舌淡苔白腻，脉细。

辅助检查：胸片示双肺纹理增多。血常规、C反应蛋白（CRP）正常。

诊断：慢性咳嗽（脾虚痰湿）。

治则治法：补肺健脾，化痰止咳。

法半夏8g 陈皮8g 炙桑白皮6g 炙款冬花6g 蜜百部6g 黄芪8g 白术6g 防风3g 瓜蒌皮6g 炙杷叶6g 神曲8g 焦山楂8g 莱菔子6g 法内金6g 炒二芽（各）12g 炙甘草4g

上方7剂，水煎服，每日1剂，分2次服。

二诊：患儿咳嗽好转，痰减少，服药后大便偏稀，纳食增加，舌淡苔白腻，脉细。守原方去莱菔子，加薏苡仁12g、炒扁豆6g。

法半夏8g 陈皮8g 炙桑白皮6g 炙款冬花6g 蜜百部6g 黄芪8g 白术6g 防风3g 瓜蒌皮6g 炙杷叶6g 神曲8g 焦山楂8g 法内金6g 炒二芽（各）12g 炙甘草4g 薏苡仁12g 炒扁豆6g

上方7剂，水煎服，每日1剂，分2次服。

按：患儿咳嗽日久耗伤肺气，表虚不固，故汗出，患儿体质偏胖，嗜肥甘油腻之品，易伤脾胃，故纳食不佳，咳嗽痰白，咽不红，扁桃体不大，舌淡苔白腻为痰湿之象，故化痰止咳以治标，补肺健脾以治本，标本兼治，方选二陈汤加减合玉屏风散，并佐以健脾消食之品。

病案2

患者：张某某，女，4岁。

代主诉：咳嗽3～4月余。

病史：患儿近3～4个月来反复咳嗽，痰不多而黏稠，不易咳，纳食一般，夜寐不佳。

查体：神清，精神一般，咽暗红，扁桃体不大，双肺呼吸音粗，未闻及干湿啰音，舌红苔黄腻，脉细。

辅助检查:胸片示双肺纹理增多。

诊断:慢性咳嗽(痰热证)。

治则治法:清热化痰,润肺止咳。

黄芩6g　炙桑白皮6g　炙款冬花6g　大贝母8g　前胡6g　炒杏仁8g　桔梗6g　炙鱼腥草8g　瓜蒌皮6g　炙杷叶6g　炒枳壳8g　南沙参10g　知母6g　麦冬6g　天冬6g　炙甘草4g

上方7剂,水煎服 每日1剂,分2次服。

二诊:患儿咳嗽明显好转,痰稍易咳出,夜间易醒,纳食可,大便偏干结,舌淡苔黄腻,脉细。守原方去炙鱼腥草,加火麻仁6g、柏子仁6g。

黄芩6g　炙桑白皮6g　炙款冬花6g　大贝母8g　前胡6g　炒杏仁8g　桔梗6g　知母6g　瓜蒌皮6g　炙杷叶6g　炒枳壳8g　南沙参10g　麦冬6g　天冬6g　炙甘草4g　火麻仁6g　柏子仁6g

上方5剂,水煎服 每日1剂,分2次服。

按:患儿阳常有余,阴常不足,痰邪留恋,故易从热化火,咳嗽日久耗伤津液,故咳嗽,痰少,咽暗红,大便干结,舌红苔黄腻为痰热之象,俗称"火嗽",故清热化痰,润肺止咳,用黄芩清肺热,桑白皮、款冬花等化痰止咳,前胡、桔梗、知母、大贝母等清肺化痰,南沙参、麦冬、天冬润肺止咳。

病案3

患者:李某,女,7岁。

代主诉:

病史:患儿近6～7个月来反复咳嗽,痰白,黏痰,不易咳,平素爱揉鼻子,经常鼻塞流脓涕,曾多次以"支气管肺炎"住院治疗,治疗后有所好转,但仍有少许咳嗽,在浙大附属儿童医院诊断为过敏性咳嗽,予以"孟鲁司特钠片"口服3个月稍有好转,后又在耳鼻喉科诊断为过敏性鼻炎,予以糠酸莫米松喷鼻,纳食一般,夜寐可。

查体:神清,精神一般,咽暗红,扁桃体不大,双肺呼吸音粗,未闻及干湿啰音,舌红苔腻,脉细。

辅助检查:胸片示双肺纹理增多。

诊断:慢性咳嗽(风伏肺络)。

治则治法:疏风宣肺,化痰止咳。

炙麻黄 5g　炙桑白皮 6g　炙款冬花 6g　炒枳壳 8g　前胡 6g　炒杏仁 8g 桔梗 6g　炙鱼腥草 8g　瓜蒌皮 6g　炙杷叶 6g　地龙 6g　蝉蜕 6g　炒僵蚕 6g　辛夷 4g　炙甘草 4g

上方 7 剂,水煎服,每日 1 剂,分 2 次服。

二诊:患儿咳嗽有所好转,仍有鼻塞流脓涕,纳食可,大便偏干结,舌红苔腻,脉细。守原方加火麻仁 6g。

炙麻黄 5g　炙桑白皮 6g　炙款冬花 6g　炒枳壳 8g　前胡 6g　炒杏仁 8g 桔梗 6g　炙鱼腥草 8g　瓜蒌皮 6g　炙杷叶 6g　地龙 6g　蝉蜕 6g　炒僵蚕 6g　辛夷 4g　炙甘草 4g　火麻仁 6g

上方 7 剂,水煎服,每日 1 剂,分 2 次服。

三诊:患儿咳嗽明显好转,无鼻塞脓涕,纳食可,舌红苔腻,脉细。守原方不变。

四诊:患儿咳嗽基本控制,纳食可,舌红苔腻,脉细。守原方去炙麻黄、鱼腥草、火麻仁,加芦根 8g、南沙参 6g。

炙桑白皮 6g　炙款冬花 6g　炒枳壳 8g　芦根 8g　前胡 6g　炒杏仁 8g　桔梗 6g　瓜蒌皮 6g　炙杷叶 6g　地龙 6g　蝉蜕 6g　炒僵蚕 6g　辛夷 4g 炙甘草 4g　南沙参 6g

上方 7 剂,水煎服,每日 1 剂,分 2 次服。

按:患儿为过敏体质,咳嗽日久痰邪留恋,故易从热化火,火热化为内风,风痰互结,咳嗽,咽暗红,舌红苔黄腻,故应考虑风伏肺络,予以疏风宣肺,化痰止咳,炙麻黄、桔梗、桑白皮、款冬花宣肺止咳,前胡、杏仁降气化痰,地龙、蝉蜕、炒僵蚕疏风,辛夷通鼻窍。

(杨赉制)

二、小儿功能性腹痛的诊治经验

小儿功能性腹痛属于祖国医学的"腹痛"范畴,以中上腹或脐周疼痛为主,常有反复发作史,可以自行缓解。中医对小儿功能性腹痛治疗的记载,如《小儿药证直诀》中提及"虫痛""胃冷虚"等,指出小儿脏腑娇嫩,易虚易实,易寒易热,脾胃虚损乃致病的关键,所载方异功散、益黄散、白术散等。

吕老指出,小儿"脾常不足""肝常有余",小儿饮食喂养不当,过食生冷油腻之品,致脾运失司,湿浊内生,中焦气机阻滞,致痞满腹胀腹痛,或因学习负担重,因焦虑而致肝气不畅,肝木乘脾,脾失健运,升降失司,发为腹痛。治疗中需要注意以下两点。

1. 运脾理气

吕老认为,小儿健脾不在于补而在于运,常选用苍术、陈皮、佩兰、藿香、砂仁、茯苓等,特别是苍术,其性苦燥辛散,芳香温化,善燥湿运脾,开郁宽中,正合脾之习性,脾气得运,气机通畅,通则不痛。

2. 肝脾同调

小儿的病理特点是"肝常有余,脾常不足"。小儿生长发育迅速,但脾胃虚弱,脾胃为中土,是全身气机升降出入之枢纽,其升降需肝气之疏泄。小儿肝的生发之气充足,易横逆犯脾,可使脏腑气机升降失常,经脉凝滞不通,不通则痛,产生腹痛、食欲不振、大便秘结等症状,治疗应以调畅气机、疏通经脉为主。吕老多用行气止痛,佐以培中补土之药,使其行滞气而不伤中,常用北柴胡、木香、延胡索、乌药升行肝气,白术、炙甘草补脾化湿养胃津,使升降有根。

吕老认为,临证症状千变万化,用药需灵活加减,若湿重可加佩兰、薏苡仁之品,芳香化湿,利水和中;饮食积滞加法内金、焦山楂炭消食导滞,小儿脾胃娇嫩,不耐攻伐,故多用炒剂、炭剂,消导同时不损伤正气;大便干结不通加枳实、厚朴、火麻仁、柏子仁导滞润肠通便;腹痛日久气阴虚损加百合、玉竹等,既滋阴清热,兼能润肠通便。吕老认为,小儿脏腑娇嫩,用药不可过寒过温过燥,以平和之品为主,药量不宜过多,体现四两拨千斤的作用。吕老在治疗用药时,亦注重患儿的日常护理,经常向患儿家长强调忌食生冷油腻的重要性。

3. 病案举隅

病案 1

患者:章某某,男,5 岁。

代主诉:反复腹痛半年余,再发 3 天。

病史:患儿近半年来反复腹痛,脐周为主,时有中上腹疼痛,3 天前再次出现阵发性腹痛,脐周疼痛,痛处喜按,温敷后好转,大便不成形,1~2次/天,平素爱吃肉类,不喜食蔬菜,纳食不佳,夜寐可。

查体:神清,精神一般,体质偏胖,腹软,脐周压痛(+),舌淡苔白腻,脉弦细。

辅助检查:B超示胃肠胀气明显。

诊断:腹痛病(脾胃虚寒、胃肠气滞)。

治则治法:健脾利湿,行气和胃。

川厚朴8g 陈皮8g 茯苓6g 醋延胡索6g 炒白芍6g 炒白术6g 煨木香6g 醋香附6g 炒薏苡仁12g 炒白扁豆6g 神曲8g 焦山楂8g 法内金6g 炒苍术8g 炙甘草4g

上方5剂,水煎服,每日1剂,分2次服。

二诊:患儿偶有轻度腹痛,纳食增加,舌淡苔白腻,脉细。守原方,加党参片8g、炒枳壳6g。

川厚朴8g 陈皮8g 茯苓6g 醋延胡索6g 炒白芍6g 炒白术6g 煨木香6g 醋香附6g 炒薏苡仁12g 炒白扁豆6g 神曲8g 焦山楂8g 法内金6g 炒苍术8g 炙甘草4g 党参8g 炒枳壳6g

上方5剂,水煎服,每日1剂,分2次服。

三诊:患儿未再腹痛,大便已正常,纳佳。继以健脾养胃方,以巩固疗效。

按:小儿脾常不足,又嗜肥甘油腻之品,碍脾伤胃,痛处喜按,温敷后好转,舌淡苔白腻,脉弦细考虑脾胃虚寒,气滞中焦,故当温中健脾,行气化湿,方中厚朴、苍术温中燥湿,陈皮、茯苓、白术、木香、薏苡仁、扁豆健脾利湿,神曲、山楂、法内金消导开胃,醋延胡索、香附、炒白芍活血行气止痛,炙甘草调和诸药。

病案2

患者:陈某某,女,12岁。

代主诉:反复腹痛1年余,再发1周。

病史:患儿近1年来反复腹痛,以中上腹阵发性疼痛为主,近1周又发,呈阵发性发作,平素脾气大,纳食不佳,夜寐可。上个月月经初潮,量少,夹血块。

查体:神清,精神一般,腹软,中上腹压痛(+),舌淡苔白腻,脉弦。

辅助检查:腹部B超正常。

诊断:腹痛病(肝郁脾虚)。

治则治法:疏肝健脾,行气止痛。

北柴胡8g　陈皮8g　醋青皮6g　醋延胡索(打)9g　炒白芍10g　炒白术10g　煨木香6g　醋香附(打)9g　炒乌药8g　茯苓9g　神曲10g　焦山楂9g　莱菔子(打)6g　炒苍术8g　炙甘草6g

上方7剂,水煎服,每日1剂,分2次服。

二诊:患儿服药后腹痛未发,纳食增加,舌淡苔薄白,脉弦缓。守原方去神曲、莱菔子、焦山楂,加当归8g、川芎6g以养血调经。

北柴胡8g　陈皮8g　醋青皮6g　醋延胡索(打)9g　炒白芍10g　炒白术10g　煨木香6g　醋香附(打)9g　炒乌药8g　茯苓9g　炒苍术8g　炙甘草6g　当归8g　川芎6g

上方7剂,水煎服,每日1剂,分2次服。

三诊:患儿未再腹痛,月经昨日来潮,下腹部隐痛不舒,舌淡苔薄白,脉弦缓。正处经期,守原方5剂。

四诊:月经前日干净,无腹痛,舌淡苔薄白,脉缓。守原方加党参12g。

北柴胡8g　陈皮8g　醋青皮6g　醋延胡索(打)9g　炒白芍10g　炒白术10g　煨木香6g　醋香附(打)9g　炒乌药8g　茯苓9g　炒苍术8g　炙甘草6g　当归8g　川芎6g　党参12g

上方7剂,水煎服,每日1剂,分2次服。

按:小儿肝常有余,脾常不足,初中学习压力大,肝郁犯脾,使脏腑气机升降失常,气行受阻,不通则痛,出现腹痛、食欲不振症状。治疗应以和畅气机、调理肝脾为主,北柴胡、青陈皮、木香、延胡索、乌药升行肝气,茯苓、白术、炙甘草等健脾和胃,使升降有根。因经水初潮,量少,故复诊时加入当归、川芎养血调经。

(杨贲制)

三、小儿汗证的诊治经验

汗证是指不正常出汗的一种病证,即小儿在日常安静状态下,全身或局部出汗过多,甚则大汗淋漓,多发生于5岁以下小儿,也是儿科门诊的常见病之一。

吕老认为,虽然不少医家持"自汗阳虚,盗汗阴虚"的观点,但《景岳全书》有云"自汗盗汗多有阴阳之证,不可拘泥于自汗必属阳虚,盗汗必属阴虚也",临证辨治,着重辨别阴阳虚实。一般来说,汗证以虚居多,小儿汗证尤以虚证为主,凡因肝火、湿热等邪热郁蒸所致者均属实证。

临床对小儿汗证的治疗方法包括益气固表法、调和营卫法、益气养阴法、清热泻脾法。

1. 益气固表法

头为诸阳之会,肩背部属阳,汗证气虚外表不固者多以头颈部、肩背部等部位容易出汗,同时可见精神疲倦、面色㿠白、四肢疲倦,易感冒等,动则汗出,舌质淡,脉细弱。治以益气固表法,拟方玉屏风散合牡蛎散加减。玉屏风散出自《丹溪心法》,历代医家广泛用于治疗虚人感冒或多汗,汪昂认为此为足太阳手太阴药也。黄芪补气,专固肌表,故以为君;白术益脾,脾主肌肉,故以为臣;防风祛风,为风药卒徒,而黄芪畏之,故以为使,以其益卫固表,故曰玉屏风。玉屏风散补中有散,内外兼顾,使阳升而气行卫表,从而收固表止汗之效。牡蛎散中牡蛎敛阴止汗,浮小麦养阴止汗,麻黄根收涩止汗,常加入碧桃干生津止汗,养胃除烦,且敛汗作用平和。若兼夹积滞者可加二芽、山楂、鸡内金、莱菔子等消食化积。

2. 调和营卫法

适用于表虚营卫不和,以汗出恶风、汗出后肌肤不温为主要辨证要点,同时可见精神疲倦、纳呆或伴低热等,舌质淡红、脉缓,治以调和营卫法,拟方以黄芪桂枝五物汤加减。该方为经方,治疗血痹证气血运行不畅、痹于肌肤,方中黄芪益气固表,与白术配伍,补脾胃而助运化,促进气血生化,达到补肺气而实肌表的效果。桂枝温通经络,使气血运行通畅;营阴内虚,辅以芍药养血和营,护阴收敛,佐加姜、枣调和营卫,补益中气。全方共奏益气固表、调和营卫之功,汗多者加煅龙骨、煅牡蛎,汗出不透或局部出汗明显者可佐加威灵仙、木瓜等通络之品。

3. 益气养阴法

汗出以头额部、心胸、手足心等部位较明显,动则汗出,可伴潮热、口干、神疲乏力等,气虚为主者舌淡脉弱,阴虚为主者舌红苔少脉细数。治以益气养阴为法,拟方以生脉散加减,心气虚者佐加白术、龙眼肉,心阴虚者佐以太子参、酸枣仁等。

4. 清热泻脾法

实汗以头额、四肢汗出明显，汗渍色黄，性情急躁，唇红口干，热扰心神则夜寐不安，热积阳明则兼见便秘、腹痛、口臭等，湿热熏蒸则汗出不透、头汗出齐颈而还，面色萎黄，小便短赤，可伴恶心欲呕，舌质红，苔黄腻等。治以清热泻脾，拟方以甘露饮加减，热积于阳明、食滞于胃腑者佐以二芽、莱菔子、炒枳壳等消滞通腑，湿热熏蒸则加滑石、车前草等以加强清热化湿之力。

（杨责制）

四、吕美农治疗小儿过敏性紫癜的诊疗经验

小儿过敏性紫癜是一种常见的儿童出血性疾病之一，其发病率逐年增加，给患儿及家庭带来了极大的困扰。西医认为，其病因与发病机制涉及多种因素，包括遗传、免疫异常、过敏反应等。中医在治疗小儿过敏性紫癜方面有着独特的优势。古代医籍描述类似过敏性紫癜症状的多见于血证和斑毒门中，如《诸病源候论》的"斑毒病候"，《医学入门》中的"肌衄"，《外科正宗》的"葡萄疫"。吕老在治疗小儿过敏性紫癜方面积累了丰富的临证经验，他认为小儿过敏性紫癜的中医病因无非热、瘀、虚三个方面，在中医理论中，热往往与炎症、毒素等有关，热能够引起血管扩张、血液循环加快等现象，从而导致过敏性紫癜的发作，常用清热解毒、凉血化瘀法治之；瘀是指血液凝滞在血管中，导致血液循环不畅的情况，在小儿过敏性紫癜中，瘀是造成出血点、瘀斑等症状的重要因素，故常用活血化瘀、通络散瘀法治之；虚指体内气血、脏腑功能等方面的虚弱和失调，在小儿过敏性紫癜中，体质虚弱往往容易导致气血不足，加重病情，或致病情反复，常用益气补血、调和脏腑之法治之。

我院儿科参照《中医儿科学》，结合吕老经验拟定诊疗方案，并在儿科临床推广。

吕老说，《中医儿科学》是由多年来众多中医儿科专家们的临床经验积累而成的教科书，其证型分类大同小异，在坚守诊疗原则的前提下，各医家又根据各自的临床经验和用药特点，临证组方用药也不尽相同。基于此，我们对小儿过敏性紫癜拟定了以下诊疗方案。

1. 风热伤络证

起病较急,全身皮肤紫癜散发,尤以下肢及臀部居多,呈对称分布,色泽鲜红,大小不一,或伴痒感,可有发热、腹痛、关节疼痛、尿血等,舌红,苔薄黄,脉浮数。治法:疏风清热,凉血安络。推荐方药:银翘散(《温病条辨》)加减,包含金银花、连翘、牛蒡子、薄荷、荆芥、紫草、茜草、地黄、丹皮、甘草。方中金银花甘寒芳香,清热解毒,辟秽祛浊;连翘苦寒,清热解毒,轻宣透表,共为君药。薄荷辛凉,除风热而清头目;荆芥虽属辛温之品,但温而不燥,与薄荷相配,辛散表邪。紫草、茜草、地黄、丹皮,凉血安络,清热解毒;牛蒡子、甘草,疏风清热,解毒利咽,甘草能调和诸药,以为使,合而用之,共成疏风清热、凉血安络之剂。

2. 血热妄行证

起病较急,皮肤出现瘀点瘀斑,色泽鲜红,或伴鼻衄、齿衄、便血、尿血、血色鲜红或紫红,同时见心烦、口渴、便秘,或伴腹痛,或有发热,舌质红绛,苔黄,脉数有力。治法:清热解毒,凉血止血。方药:犀角地黄汤(《备急千金要方》)加减,包含水牛角、地黄、牡丹皮、赤芍、紫草、甘草。方用苦咸寒之水牛角为君,直入血分,凉血清心而解热毒,使热清毒解血宁;生地黄,清热凉血养阴,既助水牛角清热凉血,又复已失之阴血。两药相伍,以清热为主,兼补阴血。紫草清热解毒,凉血安络;赤芍、丹皮清热凉血,活血散瘀,可收化斑之功;甘草清热解毒并能调和诸药。全方共奏清热解毒、凉血散瘀之功。

3. 气虚不摄证

起病缓慢,病程迁延,紫癜反复发作,瘀斑、瘀点颜色淡紫,常有鼻衄、齿衄,面色少华,疲乏气短,食欲下降。舌淡,苔薄,脉细无力。治以健脾养心,益气摄血。方用归脾汤(《济生方》)加减,包含党参、黄芪、白术、当归、龙眼肉、茯神、酸枣仁、远志、炙甘草。方中黄芪甘温,补脾益气;龙眼肉甘平,既补脾气,又养心血,共为君药。党参、白术皆为补脾益气之要药,与黄芪相伍,使得补脾益气之功更著;当归补血活血养心,酸枣仁宁心安神,二药与龙眼肉相伍,共奏补心血、安神志之功。茯神养心安神,远志宁神益智,炙甘草补益心脾之气,并调和诸药,用为佐使。诸药配伍,心脾得补,气血得养。

4. 阴虚火旺证

紫癜时发时止,鼻衄、齿衄或尿血,血色鲜红,手足心热,潮热盗汗,心烦少寐,大便干燥,小便黄赤。舌红少津,脉细数。治以滋阴清热,凉血化瘀。方用大补阴丸(《丹溪心法》)加减,包含熟地黄、龟甲、黄柏、知母、牡丹皮、牛膝。方中熟地黄、龟板滋阴潜阳,壮水制火以培本;黄柏苦寒泻相火以坚阴;知母苦寒质润,上清肺热,下制肾水;牛膝引火下行,牡丹皮清热凉血,活血散瘀,以奏化斑之功。诸药合用,清热滋阴,凉血化瘀。

治疗以上各证,在分证论治时,坚守主方主药的前提下,又可根据不同的症状表现加减用药:腹痛者,加白芍、木香、醋延胡索敛阴理气,缓急止痛;关节肿痛者,加秦艽、威灵仙舒筋通络;尿血者,加小蓟、白茅根、旱莲草凉血止血;衄血者加黄芩、白茅根清肺凉血;便秘者加大黄、桃仁通腑泄热;神疲肢软、四肢不温、腰膝酸软、畏寒恶风者,加肉苁蓉、巴戟天温肾补阳;低热者,加银柴胡、地骨皮清虚热。

5. 病案举隅

患者:王某某,女,10岁。

初诊:2017年3月7日因"再发双下肢暗红色皮疹2天"就诊。患儿今年2月21日至2月28日因双下肢皮疹,在市医院诊断为"过敏性紫癜",住院治疗好转出院,出院后口服"泼尼松、维生素C、复方芦丁片、氯雷他定糖浆"治疗,昨日又发双下肢皮疹,无腹痛、关节痛,无呕血、黑便,无水肿、尿少等症状。

查体:神清,精神可,心肺(一),双下肢散在暗红色皮疹,高出皮面,按之不褪色,舌红苔薄黄。

诊断:紫癜(气不摄血、血瘀阻络)。

治则治法:健脾益气,化瘀止血。

方药:

生黄芪15g　防风6g　炒白术芍^(各)10g　墨旱莲10g　山药12g　山萸肉10g　生地10g　赤芍10g　丹皮7g　紫草7g　丹参10g　太子参10g　茯苓7g　生甘草6g

上方7剂,每日1剂,早晚分服。

二诊：2017年3月14日。偶有双下肢皮疹新发，舌红苔薄黄。中药原方继服10剂。

三诊：2017年3月24日。双下肢无新发皮疹，无明显不适症状，查尿常规正常。中药原方继服10剂。

四诊：2017年3月31日。患儿诉胸骨后不适，轻微胸痛，偶有心慌，无发热、咳嗽，无咽痛、流涕。查体：T 37.2℃，神清，精神一般，咽红，扁桃体Ⅱ度肿大，双肺（一），HR 120次/min，律齐，无杂音，腹部（一）。辅助检查：血常规 WBC 6.91×10^9/L，N 77%，Hb 130g/L，PLT 180×10^9/L，CRP<10mg/L，心肌酶谱正常，EKG 窦性心动过速，Ⅲ、avF 导联 ST 段轻度压低，中药继服，加清开灵1袋，1日3次，复方氨酚美沙糖浆 5mL，1日3次口服。

五诊：2017年4月4日。患儿无明显不适症状，双下肢未见皮疹新发。查体：神清，精神可，心肺（一），双下肢未见皮疹。舌红，苔薄黄。诊断：过敏性紫癜，查尿常规正常。

方药：

生黄芪15g　炒白术芍（各）10g　生地10g　山药12g　山萸肉10g　赤芍10g
紫草7g　丹皮7g　丹参10g　生甘草6g　茯苓7g　黄芩7g

上方7剂，每日1剂，早晚分服。

六诊：2017年4月11日。患儿无明显不适，双下肢无皮疹。查体：神清，心肺（一），舌红苔薄黄，中药原方去黄芩，加太子参10g、防风6g继服10剂。

按：紫癜是小儿常见的出血性疾病之一，早期多为风热伤络，血热妄行，属实证；病久由实转虚，或素体亏虚者，多见虚证，或虚实并见，证属气虚失摄、阴虚火炎。临床上最常见的为反复紫癜发作而来求治于中医者，多因小儿先天禀赋不足，或疾病迁延日久，耗气伤阴，均可致气虚阴伤，病情由实转虚，或虚实夹杂。气虚则统摄无权，气不摄血，血液不循常道而溢于脉外；阴虚火炎，血随火动，渗于脉外，可致紫癜反复发作。该案中患儿即紫癜复发，无其他不适症状，对于此类患儿，无论何型，总以健脾益气固表、凉血化瘀止血为治疗大法。常以赤芍、丹皮凉血活血；紫草、墨旱莲凉血止血；生地凉血养阴；黄芩、生甘草清热解毒；"四君子"、生黄芪健脾益气；白芍敛阴，山萸肉补益固涩，均有收敛之功。防风、生黄芪、白术三味，清代伤寒学家柯韵伯有云："夫以防风之善驱风，得黄芪以固表，则外有所卫,得白术以固里,则内有所据。风邪去而不复来,此欲散风邪者,当倚如屏,珍如玉也。故名玉屏风。"实验室研究证明,玉屏风散有提高免疫力、防止反复呼吸道感染的作用,常用于紫癜患儿防止感冒后诱发紫癜。

吕老指出,紫癜包括西医的血小板减少性紫癜和过敏性紫癜。该病案符合过敏性紫癜的症状,大体分为风热伤络、血热妄行、阴虚火旺、气虚不摄四型。此患儿为气不摄血证,常用方是归脾汤。该案用加减归脾汤、玉屏风散健脾养血、益气固表的同时,增加了凉血化瘀之品。有暗疹即有瘀,有死灰复燃之势,选用生地黄、赤芍、紫草、丹皮、丹参化瘀以止血。特别是紫草一味,甘、咸、寒,凉血活血,透疹消斑,其提取物对特异性过敏反应具有抑制作用。该案守法守方,坚定不移,六诊所用中药,出入不大。二诊、三诊均是原方一味不变,所以治慢病只要稍有见效,即应抓住不放,不可朝三暮四、大增大减。

（熊　润）

第五章 皮肤科病诊治

一、粉刺（面部痤疮）案

患者：施某某，女，43岁。

初诊：2016年11月10日。因"面部痤疮反复不愈多年"就诊，近2个月来，面部痤疮增多，症状加重，局部硬结疼痛，有脓痂，口干。二便正常，纳可，寐差。舌苔薄白脉缓。辨证为脾胃湿热，蕴结于面。

治则治法：清热解毒化湿。

方药：

金银花15g 连翘10g 蒲公英15g 薏苡仁30g 白芷9g 石斛15g 徐长卿10g 皂角刺9g 白蒺藜9g 炒僵蚕9g 苦参15g 大贝母10g 土茯苓15g 泽泻10g 黄柏9g 生甘草9g

上方7剂，每日1剂，早晚分服。

二诊：2016年11月17日。症状好转，纳差，原方加白鲜皮12g、青陈皮^{（各）}9g、云木香8g、蔻仁^{（打、后下）}6g，去黄柏，服10剂。

三诊：2016年11月29日。患者面部痤疮基本控制，无疼痛，仍口干。

守原方加减：

金银花15g 连翘10g 蒲公英15g 薏苡仁30g 白芷9g 石斛15g 徐长卿10g 天花粉9g 白蒺藜9g 炒僵蚕9g 苦参15g 蝉蜕9g 土茯苓15g 泽泻10g 云木香8g 青陈皮^{（各）}9g 蔻仁^{（打、后下）}6g 炒枳壳9g 生二芽^{（各）}15g 生甘草6g

上方服7剂。

四诊：2016年12月6日。面部粉刺基本消失，原方加北柴胡9g、地丁草15g，服10剂以巩固治疗。后痊愈。

按：面部痤疮为青春期男女常患疾病，其发病与生活习惯、饮食及卫生条件有关。中医称之为粉刺,多系肺经风热或脾胃蕴湿积热外犯肌肤而致。其患者以湿热体质居多。吕老治疗总以清热解毒化湿为主,同时注意疏肝解郁,以去其郁火,健脾利湿以防湿热蕴结不去。对于痤疮日久、结节较硬者,又当凉血活血,化瘀散结。方中金银花、连翘、蒲公英清热解毒;薏苡仁利水渗湿,解毒散结;泽泻利水渗湿而泄热;白芷、徐长卿既可祛风除湿,又可止痛止痒;皂角刺有辛温走窜之性,能消肿托毒排脓;大贝母苦泄清热,化痰散结;白鲜皮、土茯苓、苦参、炒僵蚕为吕老常用治疗皮肤病之药物,有清热解毒、除湿止痒之功;黄柏清热燥湿;患者口干考虑郁热日久伤阴,加石斛滋阴清热、生津止渴;生甘草清热解毒,调和诸药。一诊过后,症状改善,但是食纳减少,故去黄柏之苦寒,加用青陈皮、云木香、蔻仁以行气化湿、醒脾开胃。三诊时,症状已有明显改善,针对口干、纳少,加用天花粉、生二芽、炒枳壳。待四诊症状控制之后,加北柴胡、地丁草一疏一清,以巩固疗效。吕老在用药的同时,常嘱患者少食油腻、辛辣、高糖之品,多食水果与新鲜蔬菜,保持大便通畅。生活起居要有规律,忌熬夜、紧张过度。

二、风疹块(荨麻疹)案

患者:芮某,女,45 岁。

初诊:2016 年 9 月 8 日。因"风疹块反复发作 2 个月"就诊。患者近 2 个月罹患荨麻疹,口服西替利嗪有效,停药即发作。近日在当地服用草药后症状加重,全身皮肤瘙痒难忍,风团块样垒起,口唇肿胀。查体:全身皮肤可见成片风团块样皮疹,抓痕明显,口唇局部肿胀,舌淡红,脉浮。辨证为风邪外袭,热蕴腠理。

治则治法:疏风散热止痒。

方药:

蝉蜕 7g　炒僵蚕 9g　白鲜皮 12g　地肤子 10g　苦参 15g　薏苡仁 30g　赤芍 15g　白蒺藜 9g　荆防风(各)8g　生甘草 6g

上方 5 剂,每日 1 剂,早晚分服。

二诊:2016 年 9 月 13 日。皮疹时隐时现,口唇肿胀消失,中药守原方加土茯苓 15g、生黄芪 15g、白术 15g,共服 7 剂。

三诊:2016 年 9 月 23 日。症状消失,未再反复,原方再服 10 剂。

按:荨麻疹中医学称之为"瘾疹""风团",中医学对本病的认识很早,《素问·

089

四时刺逆从论》中已有"瘾疹"之名。《诸病源候论》中对其病因有所阐述"邪气客于皮肤,复逢风寒相折,则起风瘙瘾疹""夫人阳气外虚则多汗,汗出当风,风气搏于肌肉,与热气并,则生,状如麻豆"。临床大体分为表虚不固证、风寒证、风热证、肠胃湿热证 4 型,荨麻疹其病因虽较复杂,但追本求源,终归于风。因风为百病之长,善行数变,荨麻疹的临床表现符合风邪之变,故而荨麻疹又称为"风疹块"。吕老认为,荨麻疹基本病因为"内燥外风",而风邪之犯,多中表虚之人,早期既要疏风,又要凉血治内燥。尤其强调外风之邪在于"疏",不可一味辛温祛风。因为祛风之品性多辛燥,若量大久用,有伤阴之弊。热甚者,可加金银花、连翘、生地、玄参、丹皮等。该案中,患者病程已达 2 个月,又因服药不当,致急性再发,症状加重,故以疏风散热止痒为法,重在一个"疏"字。方中荆芥、防风疏风透疹;僵蚕、苦参、地肤子、白鲜皮、蝉蜕清热解毒,祛风止痒;白蒺藜清扬,疏散祛风;赤芍清热凉血,亦体现"治风当治血,血行风自灭"的论点;薏苡仁健脾利湿;生甘草清热解毒,调和诸药。现代医学研究发现,甘草有类肾上腺皮质激素样作用,吕老常在处方时增加甘草用量。二诊时,患者口唇肿胀消失,皮疹时隐时现,加入生黄芪、白术与防风相伍,即"玉屏风散",意在固表气,实腠理,兼疏风邪,补中寓散,成为御风之屏障;用土茯苓加强解毒除湿之功。三诊,症状未复,原方继服,以巩固。

三、蛇串疮(带状疱疹)案

患者:方某某,男,72 岁。

初诊:2015 年 5 月 12 日。因"右侧胸背部疼痛一周余,局部疱疹两天"就诊。患者一周前出现右侧胸背部掣痛,夜间为甚,近日疼痛部位出现成簇疱疹,痛如火燎。曾在当地予口服及外用药物治疗,效果不显。病程中无发热,大便两日一解。既往有高血压病、冠心病病史。刻见:右侧胸背部成簇水疱疹,皮肤热肿,舌淡红苔薄黄,脉沉弦。辨证为肝经湿热,火毒蕴结。

治则治法:清热解毒,凉血散血。

方药:

蒲公英20g　金银花15g　连翘10g　生山栀^(打)9g　赤芍15g　丹皮9g　生地15g　白芷9g　醋延胡索^(打)12g　北柴胡9g　黄芩9g　徐长卿9g　麦冬

10g　全瓜蒌^(打)15g　生甘草 6g

上方 4 剂,每日 1 剂,早晚分服。

二诊:2015 年 5 月 17 日。患者疼痛稍好转,仍见疱疹局部发红,部分结痂,舌淡红,脉弦。

继守原方加减:

蒲公英 20g　金银花 15g　连翘 10g　白蒺藜 9g　桃仁 9g　丹皮 9g　生地 15g　白芷 9g　醋延胡索^(打)12g　北柴胡 9g　黄芩 9g　徐长卿 9g　丹参 15g　全瓜蒌^(打)15g　生甘草 6g

上方 5 剂,每日 1 剂,早晚分服。

三诊:2015 年 5 月 22 日。胸背部疱疹开始结痂,疼痛有所减轻,近两日轻微咳嗽,舌淡红,大便干结,苔薄,脉缓。

治则治法:凉血化瘀,通络蠲痛。

方药:

蒲公英 20g　白蒺藜 9g　广郁金 9g　制乳没^(各)6g　赤芍 15g　丹皮 9g　白芷 9g　桃杏仁^(各)9g　醋延胡索^(打)12g　北柴胡 9g　丝瓜络 9g　徐长卿 9g　麦冬 10g　全瓜蒌^(打)15g　玄参 9g　生甘草 6g

上方 5 剂,每日 1 剂,早晚分服。5 剂后疱疹基本结痂,疼痛好转,原方再进。

按:蛇串疮是以成簇水疱沿身体一侧呈带状分布,且伴有不同程度的疼痛为特征的常见皮肤病。本病相当于现代医学的带状疱疹。在中医文献中,本病还有"火带疮""缠腰火丹""蛇丹""蜘蛛疮"等名称。本病多因情志内伤,肝气郁结,久而化火妄动,肝经蕴热,外溢肌肤而发;或脾失健运,湿邪内生;或感染毒邪,湿热火毒蕴结肌肤而成;或年老体弱患者,血虚肝旺,气血凝滞,而致疼痛剧烈,病程迁延。本病常见以下三种证型:肝经湿热证、脾虚湿蕴证、气血瘀滞证。皮疹沿肝胆经脉循行分布,皮损红斑明显,患处灼热疼痛伴口苦咽干、小便黄赤、大便秘结常为肝经湿热型;皮损多发于腹部及下肢,疼痛较肝经湿热为轻,伴口渴不欲饮,腹胀便溏常为脾虚湿蕴型;气血瘀滞型多见于疾病后期,老年人及免疫功能低下的患者易出现病后疼痛剧烈且持久。该案患者为老年男性,急性起病一周,初诊以清热解毒,凉血散血为法。方中蒲公英、金银花、连翘清热解毒;生山栀、黄芩清热燥湿;生地、丹皮、赤芍凉血散血;醋延胡索活血止痛;白芷、徐长卿祛风止痛;柴胡为引经药,引诸药之力入肝经;丹参有活血祛瘀、通经止痛之功;针对便秘加用麦冬、全瓜蒌润肠通便;生甘草清热解毒,调和诸药。

二诊,症状改善,与初诊稍做调整,守原方原法。

三诊,皮疹开始结痂,疼痛亦有缓解。减少清热解毒药物,考虑到后期多瘀,会出现带状疱疹后遗痛,故加用制乳香、没药、郁金等活血化瘀止痛之品,这三味药物气薄味辛,入气走血,化瘀止痛。丝瓜络有通络、祛风、活血之功,吕老常用于治疗蛇串疮。三诊考虑到患者有咳嗽、便秘,故增加了桃杏仁、瓜蒌、麦冬、玄参以清肺养阴,润肠通便。

四、黄褐斑(面部色素沉着)案

患者:房某某,女,38岁。

初诊:2016年1月11日,因"面部褐色斑逐渐加重1年"就诊。患者近1年来,面部褐色斑逐渐加重,无痒痛,平素经常感冒咳嗽。月经正常。舌淡红,苔薄白,脉浮缓。正值我院开展冬令进补制膏之际,特来院要求膏方调治。辨证为肺卫不固,肝郁脾虚,血瘀脉络。

治则治法:益气补脾宣肺,活血化瘀消斑。

方药:

生黄芪300g 潞党参200g 于白术150g 青防风90g 云茯苓120g 光杏仁100g 大贝母100g 秋桔梗90g 净蝉蜕90g 炒僵蚕100 柴前胡(各)100g 薏苡仁300g 香白芷100g 茅苍术90g 赤白芍(各)120g 全当归120g 正川芎90g 细红花70g 光桃仁90g 怀山药200g 桑白皮120g 广陈皮90g 香砂仁(打)50g 生甘草50g

煎取药汁,慢火煎熬成膏。另:西洋参50g、红参60g、核桃仁150g、莲子150g另炖,收膏时兑入:阿胶150g、龟板胶60g、鹿角胶60g,用黄酒300mL浸泡后烊化,以冰糖200g、蜂蜜300g收膏。一料为一月量,约合60小袋,每日早晚各服一袋。患者服用一个月后,面部褐色斑大部分消退。近年来亦很少感冒。

按:黄褐斑是一种面部获得性色素增加性皮肤病,多发生于频繁暴露于紫外线下肤色较深的女性的面部。西医认为,遗传易感性、紫外线照射、性激素水平变化是黄褐斑的三大重要发病因素。本病的发生与肝、脾、肾有关。情志内伤,肝气郁结,气滞血瘀,脉络瘀阻;或脾胃受损,健运失司,气血亏虚,不能上荣于面;或脾虚湿滞,阻于面部肌肤;或肾水不足,不能上荣,虚火上熏于面;或肾阳不足,温煦无力,寒凝血滞而成。治疗常以疏肝理气、滋补肝肾、健脾利湿为法。吕老认为,久病必瘀,百病皆然,而瘀见于面者必有斑,这就说明面部黄褐斑非一日生成,故无论由乎肝郁,脾虚,肾弱何因,凡见斑者必有瘀,所以活血化瘀总是贯穿始终。黄褐斑的治疗往往病程较长,膏方性质温和、处方顾及全面,且服药方便,患者容易坚持用药,故能取得比较好的疗效。该案患者,平素易感,当为卫气不固,脾虚湿阻所致。方中黄芪甘温,内补脾肺之气,外可固表强卫;"四君子"健脾益气,助黄芪以加强益气固表之功;防风走表而散风邪,且黄芪得防风,固表不留邪;防风得黄芪,祛邪不伤正;陈皮、茯苓、薏苡仁、山药健脾除湿;砂仁醒脾开胃,理气化湿;柴胡、白芍疏肝解郁,养血柔肝;鉴于患者平素易感冒咳嗽,方中加入杏仁、大贝母、桔梗、蝉蜕、僵蚕、桑白皮、前胡解表宣肺,止咳化痰;白芷辛温,祛风燥湿,既能止痛又可止痒,是吕老治疗皮肤病的常用药。在活血化瘀的基础上,吕老选用了当归、川芎、红花、桃仁、赤芍等品,既养血又活血。用药时,吕老反复叮嘱患者忌食辛辣刺激之物,保持生活作息规律,夏季少食生冷寒凉之物,冬季避免感受寒湿,平时多吃一些补脾的大枣、白扁豆、茯苓、薏苡仁、山药等。

(熊　润)

五、吕美农辨治慢性湿疹

　　湿疹是一种表皮及真皮浅层的过敏性炎症性皮肤病,其好发部位为手足、小腿、肘窝、腘窝、颈部或肛周等处,也可蔓延至全身。皮损表现:急性期以红斑、水肿、丘疹、丘疱疹和水疱为主,慢性期则表现为皮肤粗糙、浸润、肥厚、苔藓样变等。现代医学治疗慢性湿疹往往应用抗组胺药物、糖皮质激素、免疫抑制剂等,对控制症状具有一定的疗效,但长期应用会导致色素沉着、毛发异常增生、皮肤血管扩张,甚至皮肤萎缩等不良反应,且停药后极易复发。本病属中医学"湿疮""浸淫疮""湿毒疮"范畴,根据湿疹发病机制,审因辨病、内调外治,具有疗效确切、不良反应少的优势。吕美农主任中医师在治疗皮肤病方面也有其独到见解,现将吕老治疗慢性湿疹的临证经验总结如下。

　　古代医书中并没有湿疹这个病名,检索《中华医典》发现,中医古籍中"浸淫疮""火革疮""绣球风""奶疮""四弯风""粟疮"等临床表现与现代湿疹较类似。从现代医学角度看,这些泛发于体表的各种各样的"疮""风"都与湿疹症状有相似之处。

历代中医文献中对于湿疹均有不同的记载,早在《素问·至真要大论篇》中就有明确记载"诸湿肿满,皆属于脾——诸痛痒疮,皆属于心",认为该病的发生多为禀赋不足、湿热内蕴,或脾虚失运,加之外感湿热之邪,内外相合所致。"肾囊风"乃肝经湿热而成,阴囊为肝经汇聚之地,故湿热瘀滞肝胆,循经下注则发为湿疹。《外科正宗·奶癣第一百五》认为奶癣为儿在胎中,因父母遗热予儿,出生后又外受风邪,风、湿、热相搏,浸渍肌肤而身发奶癣。《湿疹中医诊疗专家共识》中提出湿疮病因是先天禀赋不足,内外因素共同影响所致,外因多为风、湿、热邪客于肌肤,失于卫外;内因多为饮食失节,损及脾胃,脾失运化、湿热内生、浸淫肌肤,或素体脾虚湿滞、生化乏源,或肝气郁结、疏泄不利、痰湿内生,又或因湿热蕴久、伤阴化燥、血不营肤。

吕老认为,湿疹的病位在皮肤,风、湿、热为主要病因,责之于心、肝、脾、肺等脏腑,由于禀赋不耐,风、湿、热阻于肌肤,病久伤阴耗血生风致病。急性期以湿热为主,慢性期多与脾虚不运、湿邪留恋有关;或各种原因如素体阴虚、外感湿热郁久、久病阴血耗损等引起营血亏虚,血不濡肤,甚至血虚脉涩,瘀阻经络,则出现皮损粗糙、肌肤甲错的现象,这在老年湿疹患者中非常常见,故阴血亏虚是湿疹迁延发病的基础。急性期以实为主,心火、脾湿俱盛,其病机特点为标本俱实,而慢性期的特点为标实本虚,责于湿热郁久、煎熬津液、化燥伤阴,或瘀阻脉络、肌肤失养。

现代医学认为,湿疹主要是Ⅰ型速发型变态反应或Ⅳ型迟发型变态反应,这些变态反应的发生均与免疫功能异常、皮肤屏障功能受损、环境和食物等多种因素相关。

对于湿疹的辨治,吕老根据湿疹的病因病机执简驭繁,以风热蕴肤、湿热浸淫、脾虚湿蕴、阴虚血燥证四型为基础辨证论治,以疏风止痒、清热利湿、健脾祛湿、养血润燥为基础治疗方法。

1. 风热蕴肤证

常见于急性湿疹初发者或慢性湿疹急性发作者,皮损以红色丘疹为主,可见麟屑、结痂,渗出不明显,皮肤灼热,瘙痒剧烈。舌边尖红或舌质红,苔薄黄,脉浮。治法:疏风清热止痒。方药:消风散加减。常用药物:荆芥、防风、蝉蜕、牛蒡子、生地黄、丹皮、赤芍、当归、甘草等。

2. 湿热浸淫证

常见于急性湿疹或慢性湿疹急性发作期,表现为皮损潮红,多见丘疹、丘疱疹、水疱,皮肤灼热,瘙痒剧烈,可见糜烂、渗出,可伴心烦、口渴、尿黄、便干。舌质红,苔黄腻,脉滑。治法:清热燥湿止痒。方药:龙胆泻肝汤合萆薢渗湿汤加减。常用药物:龙胆草、连翘、栀子、黄芩、柴胡、生地、车前子、泽泻、生甘草、丹皮、萆薢等。

3. 脾虚湿蕴证

常见于慢性湿疹,为脾虚湿热蕴毒所致,治疗当从"脾虚"和"湿毒"立论。皮损以丘疹或丘疱疹为主,色暗或有麟屑,少许渗出,瘙痒,可伴食少乏力,腹胀便溏,小便清长,舌淡胖,苔薄白或腻,脉濡。治法:健脾利湿止痒。方药:除湿胃苓汤加减。常用药物:苍术、陈皮、厚朴、白术、茯苓、泽泻、薏苡仁、白鲜皮、地肤子等。

4. 阴虚血燥证

常见于慢性湿疹,表现为皮肤干燥脱屑、粗糙肥厚、苔藓样变、抓痕,瘙痒甚,可伴口干、便干。舌质红或暗红,苔少或剥,脉细。治法:滋阴养血,润燥止痒。方药:四物汤加减。常用药物:当归、生地黄、白芍、玄参、丹参、炒蒺藜、防风。

吕老根据慢性湿疹的发病机制和病机要点,自拟慢性湿疹基础方,临床验证效果佳,方药组成:黄柏9g,苦参10g,白鲜皮15g,地肤子15g,金银花15g,连翘10g,茯苓10g,白术10g,徐长卿15g,炒蒺藜10g,丹皮10g,地骨皮15g,鸡血藤15g,当归10g,生地10g,车前草15g,甘草6g。方中黄柏、苦参性苦、寒,清热燥湿,泻火解毒,疗疮止痒;白鲜皮、地肤子清热解毒,利湿通淋,祛风止痒,二药相合尤善清除体内湿热与体表风邪而止痒;金银花、连翘清热泻火解毒;车前草体阴而用阳,利水渗湿而不伤阴;清热燥湿药及利水渗湿药久用易伤阴,湿疹久病迁延亦耗伤阴血,故可酌加生地、丹皮、地骨皮清热凉血,养阴生津;当归、鸡血藤养血活血,诸药合用,亦是"治风先治血,血行风自灭"的治法体现。脾虚是致病之根,湿疹的病机关键在于"脾失健运",故需"从脾论治",脾虚不能运化水湿则湿热蕴于肌肤,脾虚日久致血虚生风化燥,肌肤失于濡养,湿又为阴邪,易耗伤阳气,阻滞气机,故用茯苓、白术、甘草健脾益气助运,除湿阻之标,亦可防苦寒药伤胃,且茯苓尚有化湿邪从小便而去之功效;徐长卿、炒蒺藜辛温助寒,功能祛风止痒,活血解。该方可以起到清热利湿、健脾祛湿、养血润燥的作用。现代药理学研究发现,黄柏中的小檗碱能有效抑制金黄色葡萄球菌的生长并减少其毒素的产生,含有的药根碱和黄柏碱能杀灭皮肤癣菌;白鲜皮提取物具有明显的抗炎、抗过敏、抗氧化及皮肤屏障保护功能,对于炎症性疾病的抗炎止痒作用功效显著。西医研究也发现湿疹病程中伴随氧自由基的损伤,大量自由基堆积致慢性湿疹患者产生一系列湿滞、血瘀的症状,用除湿祛瘀法能显著改善慢性湿疹的临床疗效。

根据患者不同的临床表现随症加减:若皮损红肿,加红花、丹参、赤芍;有渗液者,加马齿苋、泽泻、滑石;皮损肥厚、苔黄腻、脉弦滑者,加苍术、厚朴;皮损多发于下肢者,加川牛膝;皮肤干燥、舌淡苔薄白脉细者,去金银花、连翘、车前草,加玉竹、麦冬;瘙痒剧烈者,加全虫、蝉蜕;湿疹形成结节者,加皂角刺、浙贝母。

在中药内服的同时,配合外洗方:白鲜皮 30g,地肤子 30g,黄柏 30g,苦参 30g,马齿苋 30g,蛇床子 30g,当归 15g,红花 10g。根据皮损表现随症加减:有渗液者,加苍耳子、金银花;皮肤皲裂、破溃者,加生地榆;瘙痒剧烈者,加千里光、土茯苓。上方每晚浸泡或湿敷 1 次,每次 30 分钟。治疗期间保持生活作息规律,忌食辛辣刺激之物,保持良好心态。外洗方尤其适用于皮损有渗出、糜烂、瘙痒剧烈者,与口服药并用相得益彰,弥补了口服药疗效慢的缺点。

病案举隅

患者:张某某,女,43 岁。

初诊:2022 年 6 月 27 日。

主诉:双手皮疹 2 年。2 年前患者双手开始反复出现密集分布的小水疱,渐发展成斑丘疹、丘疱疹,瘙痒甚,搔抓后有点状糜烂、渗出,自行购买皮炎平、皮康王等药膏外用无明显改善,近半年双手背掌指关节处浸润肥厚,表面粗糙、皲裂。病程中患者二便可,夜寐欠佳,月经周期正常。

舌苔脉象:舌质暗红,苔薄白,脉细弦。

诊断:湿疮(湿邪未尽,血虚风燥型)。

治则治法:清热利湿,健脾祛湿。

方药:

茯苓10g 白术10g 黄柏10g 苦参10g 白鲜皮15g 地肤子15g 金银花15g 连翘10g 徐长卿15g 当归10g 生地黄10g 车前草15g 泽泻10g 滑石粉10g 马齿苋15g 千里光10g

上方7剂,水煎服,每日1剂,分2次服。

外用白鲜皮洗剂:

白鲜皮30g 黄柏30g 苦参30g 地肤子30g 马齿苋30g 百部30g 千里光15g 当归15g 土荆皮30g 艾叶30g

上方5剂,水煎,每日1剂,每晚浸泡或湿敷1次,每次30分钟。

二诊:2022年7月5日。患者双手糜烂、渗出较前好转,水疱、斑丘疹、丘疱疹较前减少,手背掌指关节处皲裂亦好转,角质层较前变薄,瘙痒感减轻,夜寐欠佳,守原方去滑石、马齿苋,加合欢皮15g、炒酸枣仁15g。14剂。

三诊:2022年7月19日。患者双手糜烂、渗出明显好转,水疱、斑丘疹、丘疱疹较前减少,手背掌指关节处已无皲裂,角质层较前变薄,瘙痒感减轻,夜寐佳,守原方。14剂。外用白鲜皮洗剂继续使用。

四诊:2022年8月2日。患者双手已无糜烂、渗出,水疱、斑丘疹、丘疱疹较前明显减少,手背掌指关节处已无皲裂,角质层较前明显变薄,已无明显瘙痒感,夜寐佳,守原方去泽泻,加鸡血藤15g。7剂。

湿疹虽形于外而发于内,饮食伤脾或外受湿热之邪,以致脾为湿热所困,运化失职,或外受湿热之邪,充于腠理,内在的湿热与湿热外邪相互搏结,但仍应以各种因素所造成的内湿为其主要证候;慢性湿疹的易感体质为湿热体质,中医辨证通常将其分为湿热浸淫、脾虚湿蕴和阴虚血燥三型,临证时每一型也不是孤立存在的,往往表现为递次转化或交错叠加;湿为重浊黏腻之邪,又易兼夹风邪、热邪,湿热相加,如油裹面,黏滞难解,这就决定了湿疹既容易反复,又难以根治;治疗湿疹,虽然清热利湿、芳香化湿、利水渗湿很重要,但更应注意顾护脾胃,在治法上,吕老往往是先治其标,待湿热消退之后,即健脾助运以治其本,使机体内部的运化功能正常,切不可一味用祛湿和清热解毒之品,尤其是老年患者;对于皮肤干燥、肌肤甲错的干性湿疹患者,一定要加大养血润燥之品的用量。

(陈秀宁)

第六章　临床医案选编

一、泄泻

患者:刘某某,女,47 岁。

初诊:2016 年 11 月 8 日。主诉稀便反复缠绵不愈多年。

病史:患者多年来大便稀、黏液便,1~2 日一解,无腹痛,时有胃脘胀满。平素月经正常,末次月经时间 2016 年 10 月 16 日。纳食可,寐差。

体检:舌苔薄黄腻,脉细。

辅助检查:血常规正常。

诊断:泄泻/慢性结肠炎。

治则治法:健脾消导。

方药:

炒白芍 15g　炒白术 15g　党参 20g　陈皮 9g　炒薏苡仁 15g　炒扁豆 15g　川厚朴 9g　炒枳壳 9g　炒麦芽 15g　炒稻芽 15g　焦山楂 15g　豆蔻仁^(打碎、后下)5g　云木香 8g　炒酸枣仁 15g　合欢花 9g　合欢皮 9g　淮小麦 30g　炙甘草 6g

上方 7 剂,每日 1 剂,早晚分服。

二诊:2016 年 11 月 15 日。大便 1 日 1 次,有坠胀感,原方加黄连 6g、吴茱萸 4g、乌药 9g、藿香梗 9g、紫苏梗 9g,7 剂。

三诊:2016 年 11 月 24 日。未再腹胀,大便已成形,1 日 1 次,继守原方再服 7 剂。

按:现代医家论治泄泻,多重视脾胃在泄泻发病中的作用,《景岳全书》中记载:"泄泻之本,无不由于脾胃。"吕老治疗泄泻时,在辨证论治的基础上,时常顾护脾胃,临证常在主方的基础上加用炒薏苡仁、炒扁豆、炒山药、莲子肉等。此四药出自《太平惠民和剂局方》的参苓白术散,四药皆甘味,皆健脾补中。脾运健,水湿化,泄泻自愈。且四药性味甘淡,兼具利湿之功。另莲子肉性涩,具有一定的收敛止泻功效,四药合用,共奏健脾、利湿、涩肠之效。泄泻病,损及肾阳,是为"五更泄泻",方选温肾之法。随着现代人的精神压力越来越大,临床上因情志不调导致的泄泻也越来越多。情志不调,肝木乘脾,脾失健运,因致泄泻,此类腹泻常以痛泻要方加减。

该患者腹泻日久,便次不多,大便夹有黏液,伴臭味,治以健脾消导为法。初诊时,虽大便夹有黏液,舌苔薄黄腻等热象,但考虑稀便日久,先以健脾为主,方中党参、白术补脾,白芍柔肝缓急与白术相伍,共奏补脾柔肝之功。陈皮理气健脾、燥湿止泻,炒薏苡仁、炒扁豆健脾利湿,炒二芽、焦山楂消食,川厚朴、炒枳壳、木香行气消胀,蔻仁行气化湿止泻,调和诸药。针对寐差,加入酸枣仁、合欢花、合欢皮、淮小麦等安神之药。二诊时大便每日一解,有坠胀感,加入黄连泻火燥湿,佐以辛热之吴茱萸既加强疏肝之功,又制黄连之过于寒凉,乌药、藿香梗、紫苏梗可加强行气之功。三诊诸症好转,大便正常,原方以巩固。

吕老评语:久泻之人,必是脾虚,脾虚失运,又必当湿盛,即脾虚夹湿证。参苓白术为主要方剂,功效益气补脾,渗湿止泻。我治久泻,多用此四味药,山药补脾,莲子肉健脾涩肠,炒扁豆健脾化湿,薏苡仁健脾渗湿。倘若久泻在阳虚,方可用温阳之品,如四神丸。另黄连和吴茱萸为"左金丸",教科书上的功用是清泻肝火、降逆止呕,主治胁肋疼痛、吐腐吞酸、呕吐口苦之肝火犯胃证。实践证明,它亦有止泻作用。腹痛腹泻,我们常用炒白芍,而左金丸加白芍名"戊己丸",即主治腹痛腹泻之良方。方剂学浩如烟海,出入加减,方中有方,细细品味,处方时信手拈来,总结时多有所获。

二、痹证

患者:陈某,女,42 岁。

初诊:2016 年 6 月 28 日。主诉肘、膝关节疼痛、怕冷反复发作 5~6 年。

病史:患者 5~6 年来肘、膝关节疼痛、怕冷,活动正常,伴有腰痛,平时月经提前 1 周,量中,8~10 天净,末次月经时间 2016 年 6 月 26 日。

体检:舌淡红,苔薄,脉沉细。

诊断:痹证,肘膝关节炎。

治则治法:祛风散寒,补肾通痹,正值经期兼顾调经。

方药:

桂枝 8g　防风 8g　木瓜 9g　制独活 9g　桑枝 15g　桑寄生 15g　炒续断 15g　炒杜仲 15g　白芷 9g　徐长卿 10g　千年健 10g　寻骨风 10g　透骨草 10g　生黄芪 20g　炒白芍 15g　广三七^(打碎)6g　仙鹤草 15g　墨旱莲 15g　炙甘草 6g

上方 5 剂,每日 1 剂,早晚分服。

二诊:2016 年 7 月 3 日。肘膝关节疼痛好转,末次月经 7 天净。

原方加减,再服:

桂枝 6g　防风 9g　生黄芪 20g　当归 10g　制独活 9g　桑枝 15g　桑寄生 15g　炒续断 15g　炒杜仲 15g　淫羊藿 9g　千年健 10g　寻骨风 10g　透骨草 10g　怀牛膝 9g　木瓜 10g　炙甘草 6g

上方 7 剂,每日 1 剂,早晚分服。

三诊:2016 年 7 月 12 日。患者诉关节疼痛减轻,时有怕冷感,查抗"O"、类风湿因子、血沉均正常,原方加入徐长卿 10g。7 剂,每日 1 剂,早晚分服;后始终守法守方,小有加减,治疗两月愈。

按:痹病多因风寒湿热等邪气侵犯人体,闭阻经络,引起气血流通不畅,而产生的肌肉、筋骨、关节和肢体疼痛、麻木、沉着、活动困难,甚至关节肿大、畸形、灼热等局部或全身症状。呈急性发作时,多属邪实,病程日久多属正虚。早在明代王肯堂所著《证治准绳》中就明确指出"有风、湿、寒、热,闪挫、瘀血,皆标也""肾虚,其本也"。肾为水脏而属元阳,督脉总督一身阳气,肾阳不足,督脉失固,风寒湿热邪亦可乘虚入侵经络,阻遏阳气运行,致阳虚邪恶,虚实互见。该患者肘膝关节疼痛,怕冷 5～6 年,伴有腰痛。吕老认为,肝肾亏虚为本,风湿痹阻、气血瘀滞为标,故以炒杜仲、炒续断、桑寄生滋养肝肾,白芷、徐长卿、千年健、寻骨风、透骨草、制独活、桑枝、防风、桂枝祛风祛湿、活血止痛。因月经经期提前、延长,又正处经期,故以生黄芪益气,炒白芍敛阴柔肝,广三七化瘀止血,墨旱莲养阴收敛止血,仙鹤草补虚止血,炙甘草调和诸药。二诊时症状好转,守原方继服。三诊时,仍时有膝关节怕冷,在原方祛风散寒的同时,加入徐长卿祛风除湿。

吕老评语:肘膝关节疼痛、怕冷伴腰痛,当属痹证,肝肾亏虚是其本,血脉不利为其标。血脉不利者,风寒湿气痹阻日久也。我喜用独活寄生汤方,加炒杜仲、炒续断、鸡血藤、狗脊、当归、川芎、千年健、寻骨风、透骨草等,以补肾活血,祛风通络。鉴于该患者经期延长,且正处于经期,故在治疗方药中,加入炒白芍、广三七、墨旱莲、仙鹤草,而不用牛膝等活血通经药,以防通络而使月经难净,延长经期。

(熊　润)

三、胸痹/消渴

患者:彭某某,女,49岁。

初诊:2017年3月14日。

主诉:胸闷5天。

病史:患者近5天又感胸闷,劳力后明显,无咳嗽咳痰,大便干结,小便正常,纳可。既往有冠心病和糖尿病病史,曾经不规范治疗,现已停用降糖药。

体检:血压120/80mmHg,心率84次/min,律齐无杂音,舌质红苔薄,脉细缓。

辅助检查:全胸片未见明显异常。

心电图示窦性心律,部分导联T波倒置。

空腹血糖9.8mmol/L,餐后2小时血糖15.2mmol/L。

诊断:胸痹/冠心病,消渴/2型糖尿病。

治则治法:益气养阴,活血通络养心,并嘱糖尿病专科就诊,同时用降糖药。

方药:

全瓜蒌^(打碎)20g　茯神10g　丹参15g　赤芍15g　麦冬10g　山药20g　五味子6g　广郁金9g　黄精15g　石斛12g　炒酸枣仁^(打碎)15g　枸杞15g　太子参15g

上方5剂。

二诊:2017年3月19日。症状好转,大便已正常,纳寐可,舌淡苔薄、脉缓。方药组方加入柏子仁9g。7剂。

三诊:患者无胸闷,病情稳定,原方再服7剂。

按:消渴的病机有以下几个特点:①阴虚为主,燥热为标。②气阴两伤,阴阳皆虚。③阴虚燥热常见变证。在治疗上除滋阴治本、清热治标外,其中辨证均当兼治之。本患者为女性,49岁,年龄尚轻,却发为胸痹,盖因消渴为患,气阴两伤,终究损气伤血,致气阴两虚,心血瘀阻,心脉失养,故而治疗中既益气养阴,又化痰通痹,活血通络,养心安神,数法兼用。方中麦冬、山药、黄精、枸杞、石斛、太子参均为益气养阴之品;五味子性味甘涩,益气生津,和胃养心;全瓜蒌豁痰通痹;丹参、赤芍活血,又清心凉血;酸枣仁味甘性平,养心阴安神;广郁金亦有活血行气之功,被称"血分之气药",常用于胸痹心痛,眩晕耳鸣等证中。二诊诸症好转,加柏子仁养心安神,并有润肠通便之功。

吕老评语:糖尿病的并发症,涉及心、脑、肾、皮肤、神经等病变。糖尿病合并冠心病者亦较多,所谓"消渴心病"。其基本病机是阴虚燥热,治疗原则以养阴生津、清热润燥为主。涉及心时,即出现心络瘀阻,气阴两伤引起的心悸胸痛憋闷时,治疗应以益气养阴、活血通络为法,而益气养阴是治疗消渴病的基本大法,始终贯穿各个时期及各类证型。

(熊　润)

四、心衰

患者:丁某某,男,73岁。

初诊:2017年4月9日。

主诉:再发胸闷气喘1周。

病史:患者有"扩张型心肌病、心衰、房颤、贫血"史五年,反复胸闷气喘发作,1周前再发胸闷、气喘症状,夜间不能平卧,伴有夜间阵发性呼吸困难,尿少,下肢水肿,自觉胃脘胀满,食后尤甚。

体检:血压110/60mmHg,巩膜黄染。心率90次左右每分钟,房颤律,腹软,无压痛,下肢水肿已消,舌淡苔薄,脉结代。

辅助检查:血常规 HGB 85g/L。肝功能,总胆红素 40.5μmol/L,DBIL 21.8μmol/L。全胸片示心影增大,双胸腔少量积液。心电图示房颤,右心房肥大,部分导联 ST-T 改变。

诊断:心衰,扩张型心肌病。

治则治法:益气养阴,活血化瘀,兼以疏肝利湿。

方药：

生黄芪 15g　太子参 15g　桃仁 9g　红花 7g　北柴胡 8g　茵陈 15g　赤芍 15g　茯苓 9g　广郁金 9g　五味子 6g　鸡骨草 10g　白术 10g　生甘草 6g

上方 4 剂。

二诊：2017 年 4 月 12 日，胸闷气喘较前改善，舌淡红苔薄，脉结代而细。患者诸症好转，原方再服 7 剂。

三诊：近 1 周未再出现明显胸闷，夜寐可，水肿消退，胃胀好转，巩膜不黄。舌淡红，脉结代。

按：古代医家无心衰病名，散见于"心悸""胸痹""水肿""喘证"等证中，多为久病、年老体衰者，外邪内结于心，耗气伤血，因虚致瘀，瘀结阻络，故而应用益气化瘀的治法。方中黄芪、太子参合用，增加益气之功；五味子敛肺气，而归肾元，且西医研究其成分有强心的作用；桃仁、红花活血化瘀；郁金亦有行气化瘀之功，被称为"血中之气药"；赤芍凉血活血，常用于肝胆湿热之证；柴胡、茵陈疏利肝胆，清利肝胆湿热；白术健肝燥湿；鸡骨草利湿退黄，清热解毒；生甘草解毒，调和诸药。二诊诸症好转，原方再服以巩固疗效。三诊时，症状控制较好，故益气养阴以扶正。

吕老评语：心衰的主要临床表现是心悸、喘促、尿少、水肿，有急慢之分。此病主在心，但与其他四脏均相关，关键在于心肾阳虚，肺肝血瘀，为本虚标实之疾，曾总结为虚、瘀、水，当标本兼顾。治本益气温阳敛阴，治标化瘀利水逐饮。该患者具有心衰的悸、喘、肿三大主症，由于肝脏瘀血，损伤肝功，出现黄疸症状，故在益气养阴活血化瘀之中，加入茵陈、赤芍、鸡骨草、柴胡、广郁金等疏利肝胆湿热之品。

（熊　润）

五、郁证

患者：方某某，女，24 岁。

初诊：2017 年 4 月 17 日。

主诉：患抑郁症 7 年，产后再发已 5 个月。

病史：患者 7 年前患抑郁症，一直服西药治疗。现产后 5 个月，已断奶 2 个月,一直燥热心烦,出汗多,夜寐不安,纳可,大便干,两天一解。末次月经时间2017 年 4 月 5 日。

体检:舌淡红,脉弦。

诊断:郁证。

治则治法:调肝开郁,养阴安神。

方药:

北柴胡 9g 广郁金 9g 茯神 10g 合欢花 9g 合欢皮 9g 炒酸枣仁^(打碎)20g 柏子仁 9g 丹参 15g 醋香附 9g 太子参 15g 麦冬 10g 五味子 7g 生龙骨^(打碎、先煎)20g 生牡蛎^(打碎、先煎)20g 栀子^(打)9g 生地 12g 生甘草 6g

上方 7 剂,每日 1 剂,早晚分服。

二诊:2017 年 4 月 27 日。服药后心烦出汗好转,已能入睡 4～5 个小时,继守原方再服 10 剂。

三诊:2017 年 5 月 16 日。末次月经时间 2017 年 5 月 5 日,准时,6 天净。不寐好转,烦躁等症状改善,舌淡红,脉沉弦。

继以调肝健脾之剂口服:

北柴胡 9g 合欢花 9g 合欢皮 9g 炒酸枣仁^(打碎)15g 夜交藤 15g 白芍 15g 白术 15g 太子参 20g 醋香附 9g 茯苓 10g 焦山楂 15g 丹参 15g 生麦芽 15g 生稻芽 15g 陈皮 9g 炙甘草 6g

上方 7 剂,每日 1 剂,早晚分服。

四诊:2017 年 5 月 25 日,症情稳定,继用原方再服 10 剂。

按:郁证由精神因素引起,以气机郁滞为基本病变,是内科常见病之一。元代《丹溪心法·六郁》提出了气、血、火、食、湿、痰六郁之说,创立了六郁汤、越鞠丸等相应的方剂。郁病的病因是情志内伤,其病机主要为肝失疏泄、脾失健运、心失所养及脏腑阴阳气血失调。郁病以气滞为主,兼血瘀、化火、痰结、食滞等多实证。病久则易由实转虚,随其影响的脏腑及其损耗气血阴阳的不同,而形成心、脾、肝、肾亏虚的不同病变。该患者为年轻女性,病久,气机郁滞导致营血暗耗,加之产后 5 个月,气血不足,心失所养,心神不宁,故在治法上以调肝开郁、养血安神为法。方中生地滋肾水补阴,以水制火,并有养血之功;麦冬养阴清虚火;丹参活血养血;太子参、茯神健脾益气安神;酸枣仁、柏子仁养心安神;栀子清心安神;柴胡、郁金、香附疏肝解郁,清心除烦;生龙牡镇惊安神;合欢花、合欢皮解郁安神,使五脏安和,心志欢悦,两药同树,一皮一花,相得益彰;五味子益气生津,补肾宁心;甘草调和诸药。二诊时,药后症状改善,继守原方不变。三诊时,不寐、烦躁均好转,心神已宁,故在调肝理郁的基础上,佐以健脾,以治其本。

吕老评语:产后抑郁症发病率较高,临床常见。该患者有抑郁病史多年,产后再发,致症状加重,心情烦躁,多汗不寐。其病机为血不养心,神机失守,治疗以调和气血、安神定志为主。至于郁证的常用治法,大体上对心脾两虚者,用归脾汤主之;瘀血内阻者用调经散;肝气郁结者,用逍遥散加减。该患者既心脾虚,又肝郁气结,旧疾产后复发,故在健脾养心、疏肝理郁的同时,加用重镇安神的生龙牡,活血清心的丹参,解郁安神的合欢花、皮,并用益气养阴的生脉散,疏补兼顾,收效较快。

（熊　润）

六、耳鸣

患者:匡某某,男,48 岁。

初诊:2017 年 1 月 9 日。

主诉:耳鸣反复发作 3 年。

病史:患者近 3 年来耳鸣反复发作,无头晕,纳可,寐差。

体检:舌苔薄黄,脉细。

诊断:耳鸣。

治则治法:益气通窍。

方药:

生黄芪 20g　北柴胡 8g　通草 6g　党参 20g　白芍 15g　白术 15g　枸杞 15g　炒酸枣仁 15g　山萸肉 15g　五味子 8g　山药 20g　陈皮 9g　石菖蒲 9g　郁金 9g　生龙骨^(打碎、先煎)30g　生牡蛎^(打碎、先煎)30g　炙甘草 6g

上方 7 剂。

二诊:2017 年 1 月 17 日。自觉耳鸣好转,中药守原方加入炙磁石^(打碎、先煎)30g、白蒺藜 9g,7 剂。

三诊:2017 年 1 月 24 日。症状好转,舌红苔薄,脉细。继以益气养阴补肝肾。

生龙骨^(打碎、先煎)30g　生牡蛎^(打碎、先煎)30g　炙磁石^(打碎、先煎)30g　白蒺藜9g

茯苓10g　北柴胡9g　通草6g　生黄芪20g　党参20g　白芍15g　白术

15g　山药20g　石斛15g　枸杞15g　五味子8g　石菖蒲9g　郁金9g　酸

枣仁15g　炒山萸肉15g　陈皮9g　炙甘草6g

上方10剂,早晚分服,每日1剂。

按:《素问·六元正纪大论》有曰"木郁之发,太虚埃昏,云物以扰,大风乃至,屋发折木,木有变。故民病胃脘当心而痛,上支两胁,膈咽不通,食饮不下,甚则耳鸣眩转"。《灵枢·脉度》说:"肾气通于耳,肾和则能闻五音矣。"传世医家李东垣在《内经》的基础上提出"脾胃不足,皆为血病,是阳气不足,阴气有余,故令人头痛、耳鸣,九窍不通",以上均说明耳与多脏腑的关系密切。耳鸣有虚实之分,临床又以虚证求治于中医为多,气虚、肾虚为主。该类患者久病,耳鸣,纳可,寐差,以益气通窍为主。适当加入调肝益肾滋阴之品,常能获良效。方中黄芪补中益气,配伍党参、白术、炙甘草、山药补气健脾;陈皮理气和胃,使诸药补而不滞;柴胡升提,亦有引药直达病位之功用;通草、石菖蒲、郁金均有通窍之功,其中石菖蒲实乃开耳窍之圣药,有化痰开窍、通心气之用,常与郁金合用,既化湿豁痰,又清心开窍;白芍、五味子、山萸肉柔肝敛阴,养护心肾;生龙牡平肝潜阳,重症安神,针对不寐以酸枣仁、五味子养心安神。二诊症状稍改善,加入炙磁石、白蒺藜平肝开窍。三诊症状好转,症情稳定,继以益气养阴补肝肾之药以巩固之。

吕老评语:耳鸣日久必虚,一是气虚,二是阴虚,与肝肾相关。肾开窍于耳,肾虚则耳聋不聪,虚则火亢,痰火郁结亦致耳鸣。基于此,我治疗耳鸣时喜补与泻并举,既补脾益肾,用柴胡、黄芪、党参、炒白芍补脾益气通窍,熟地、五味子、山药、枸杞、山萸肉补肾;又注重用生龙牡、灵磁石镇肝潜阳,用石菖蒲醒脑益智、聪耳明目,广郁金疏肝活血,白蒺藜平肝解郁。

(熊　润)

七、眩晕

患者:朱某某,女,72岁。

初诊:2017年2月11日。

主诉:头晕再发5天。

病史:患者有高血压病史多年,平素经常有头晕,耳鸣,寐差。近5天头晕又发,自觉眩晕伴下肢无力,无呕吐,视物旋转。大便正常,夜尿每日3~4次,左胁肋部时痛,平素易怒,纳食一般。

体检:血压155/90mmHg,舌淡红苔薄,脉弦。

辅助检查:头颅CT未见明显异常。血常规、生化全套Ⅱ基本正常。

诊断:眩晕(肝阳上亢),高血压病。

治则治法:平肝潜阳,益肾养阴以固本。

方药:

天麻9g 双钩藤(后下)12g 葛根15g 白术12g 白芍12g 生牡蛎(打碎、先煎)20g 炙磁石(打碎、先煎)20g 北柴胡9g 白蒺藜9g 广郁金9g 泽泻9g 茯神9g 炒酸枣仁(打碎)15g 丹参15g 生地12g 枸杞15g 石菖蒲6g 生甘草6g

上方5剂。

二诊:2017年2月16日。眩晕好转,但有时耳鸣,寐差,近两日咳嗽痰不多,上肢隐痛不舒,舌淡红苔薄白、脉缓,继以平肝定眩,化痰止咳。

天麻9g 双钩藤(后下)12g 葛根15g 陈皮9g 法半夏9g 茯苓9g 生牡蛎(打碎、先煎)20g 炒酸枣仁(打碎)15g 杏仁9g 大贝母9g 炙桑白皮9g 炙桑叶9g 桔梗8g 炙枇杷叶12g 石菖蒲6g 生甘草6g

上方7剂。

三诊:2017年2月26日,眩晕已止、咳愈,诸症好转,继用2月11日首诊处方再服10剂。

按:眩晕是临床上常见病证,其发生的病因不外风、火、痰、虚四个方面。各类眩晕不单独出现,诸如肝阳上亢兼肝肾阴虚,血虚兼肝阳上亢,肝阳上亢夹痰湿。临床上以虚证或本虚标实证多见。此例吕老考虑肝阳上亢兼肾精不足,方中天麻、钩藤平肝息风;生牡蛎、炙磁石咸寒质重,功能平肝潜阳;白芍、柴胡、白蒺藜疏肝解郁;白术、泽泻健脾利湿;石菖蒲、广郁金常用于眩晕耳鸣,功能开窍醒脑。患者寐差,以茯神、枣仁、丹参养心安神;夜尿频多,以生地、枸杞养阴固本。一诊用药后,眩晕好转,复诊时又见咳嗽,故在平肝潜阳止眩同时,以二陈汤化痰,枇杷叶、桑叶、桑白皮、杏仁、桔梗、大贝母宣肺化痰止咳。三诊时咳嗽愈,眩晕平,仍采用首诊时处方以巩固疗效。

吕老评语:眩晕多为虚实夹杂、本虚标实之证。治以补虚泻实,调阴阳气血为法。阳亢者镇肝息风,痰湿者化湿祛痰,痰火者清热化痰,瘀血者活血化瘀通络,气血虚者益气补血,健脾养胃,助生化之源。肾精不足者补肾填精。临床所见以肝阳上亢型(如高血压病)、痰湿中阻型(如梅尼埃病)为多。至于风邪上扰,治好感冒,眩晕当随之而解。瘀血阻络,多见于跌仆外伤,脑出血、中风后遗症等,治疗时化瘀之中还需益气,气行则血行,行气以活血。肾精不足者,补肾养精充髓,以左归、龟鹿二仙化裁。气血亏虚者,实际上就是失血证,以十全大补加减补益气血。倘若失血引起眩晕,在针对失血原因止血补血的同时,应配合补液对症,尽快控制出血,必要时输血救治。

(熊　润)

八、糖尿病/肾功能不全

患者:董某,男,42岁。

初诊:2016年7月12日。

主诉:头昏、乏力半年。

病史:患者罹患2型糖尿病7~8年,一直注射胰岛素治疗,近半年来自觉头昏、乏力,纳寐尚可,于6月29日住院治疗,查肾功能异常,诊断为2型糖尿病、糖尿病肾病、慢性肾功能不全、贫血,要求中医会诊。

体检:舌苔薄黄、脉细。

辅助检查:血常规 WBC $5.2×10^9$/L,N 70%,HGB 82g/L,PLT $240×10^9$/L,尿常规正常,肾功能尿素氮(BUN) 8.5mmol/L,肌酐(Cr) 133μmol/L,尿酸405μmol/L。

诊断:2型糖尿病,慢性肾功能不全,贫血。

治则治法:健脾养血,益气化浊。

方药:

生黄芪15g　炙黄芪15g　党参15g　白术15g　山药15g　陈皮9g　枸杞12g　泽泻9g　茯苓9g　薏苡仁20g　炒扁豆15g　法半夏8g　云木香7g

蔻仁^(打碎)5g　蚕沙 6g

上方 7 剂,每日 1 剂,早晚分服。

二诊:2016 年 7 月 21 日。患者自觉头昏好转,下肢酸胀,夜尿 2 次/晚,舌淡红,脉细。

中药守原法加减:

生黄芪 15g　炙黄芪 15g　党参 15g　白术 15g　山药 15g　芡实 15g　莲子肉 10g　陈皮 9g　泽泻 10g　茯苓 10g　薏苡仁 20g　炒扁豆 15g　云木香 7g　蔻仁^(打碎)5g　蚕沙 6g

上方 7 剂,每日 1 剂,早晚分服。

三诊:2016 年 7 月 30 日。头昏、乏力均好转,继守原方再服 7 剂。

按:各种慢性肾病到了晚期,均会导致机体正气不足,由于正虚而致水毒、湿热、血瘀等邪实。故临床常见虚实夹杂、寒热互见之候。肾虚则气化不利,肾不藏精,又加之诸多外因,如外邪侵扰、劳累等,内伤七情,饮食不节,起居无常,致正气衰败,脾肾虚弱,则水湿内阻而致水肿。慢性肾炎病机多为脾肾亏虚,湿浊内阻。该案患者头昏、乏力就诊,肾功能异常,中度贫血,属脾肾湿盛、气血不足之证。脾失健运,气血生化乏源,清窍失养则头昏,脾主四肢,脾肾虚则四肢无力,故以健脾养血、益气化浊为法。方中党参、黄芪补气健脾、培补后天之本,白术、茯苓健脾助运化,山药补脾肺肾,陈皮、薏苡仁、炒扁豆健脾除湿,泽泻利湿泄浊。蔻仁化湿醒脾,枸杞滋补肝肾,常用于治疗血亏虚之头晕目眩;云木香辛香理气,又能防滋补药滋腻碍胃,使补而不滞、滋而不腻;半夏与陈皮燥湿和胃,蚕沙和胃化浊,吕老常喜用之于慢性肾炎、肾衰中。二诊时症状好转,夜尿多,加芡实、莲子肉补脾益肾。三诊时诸症好转,守原法不变,以巩固疗效。

吕老评语:无论何病、何种原因引起的慢性肾衰,都是因为肾病日久,肾气衰竭,气化功能失固,病位在脾肾,涉及心肝,虚实夹杂,正虚邪实。该案脾肾两虚,脾虚为主,气血不足,故治以健脾利湿化浊兼益气养血。对肾衰患者常用大黄通腑排毒,以免毒浊内蕴,多用大黄灌肠疗法。本案从用药看,当有便溏或泄泻症状。若有畏寒、肢冷、溲清、夜尿频多者,可加附子、肉桂,但量不宜大。

(熊　润)

九、不寐/糖尿病

患者:江某,男,62岁。

初诊:2016年4月5日。

主诉:头昏、寐差数月。

病史:患者有"冠心病、糖尿病、高血压"病史,一直口服药物治疗,近几月来乏力、寐差、头昏、口干,纳食尚可。

体检:血压120/80mmHg,神志清,心肺(一),舌淡红脉缓。

诊断:不寐,冠心病,2型糖尿病,高血压。

治则治法:养阴安神。

方药:

葛根15g 麦冬10g 石斛12g 炒酸枣仁^(打碎)20g 柏子仁9g 夜交藤20g 百合12g 淮小麦30g 白芍15g 白术15g 山药20g 五味子8g 枸杞15g 茯神10g 炙甘草6g

上方7剂,每日1剂,早晚分服。

二诊:症状好转但时有汗出,原方加入:煅龙骨^(打碎、先煎)20g,煅牡蛎^(打碎、先煎)20g,山萸肉15g,太子参20g,北沙参10g,10剂,每日1剂,早晚分服。

三诊:诸症好转,头昏、乏力、自汗均改善,但有夜寐欠安,原方继服10剂以巩固。

按:该患者以不寐为主要原因就诊,伴头昏、乏力、口干等症状。不寐的病位在心,其发病与肝郁、胆怯、脾胃亏虚、胃失和降相关,但无论何病因的失眠,最终都是导致心神失养或心脉不安。吕老在治疗不寐时,无论何证,都喜在应证汤药中加入两三味养心安神之品。他认为要使寐安,必须神宁,只有睡眠改善,其他诸症方能迎刃而解。结合该患者罹患冠心病、高血压、2型糖尿病等,方以养阴宁神为法。葛根、麦冬、石斛滋阴生津;炒酸枣仁味甘酸性平,有养心阴、补肝血、宁心安神、敛汗生津之功;柏子仁味甘性平,养心阴而安神;夜交藤味甘入心、肝经,补虚滋阴养肝安神;茯神性味甘缓,功能宁心安神;淮小麦味甘,功能养心除烦;白芍养血柔肝,酸收敛阴,平抑肝阳;五味子益气生津,补肾宁心;白术健脾益气;山药补脾肺肾,亦能生津,与枸杞同用,滋补肝肾益精;百合甘润而滑利,气味清

111

凉,功能安神益智,调养五脏。二诊诸症好转,吕老原方加入煅龙牡、山萸肉养阴固涩敛汗,北沙参养阴生津,继服 10 剂巩固疗效。

吕老评语:临床上,我经常遇到患者罹患的疾病不止一种,包括的症状不止一两个,特别是年纪大的患者,常常是主诉多,罹患的病种多,一身多病,一损俱损,所以要抓住主要矛盾,分清症状主次,合法合方,这在教科书上是不能找到的,需要基础扎实,临证评析,有些甚至是跨科的。若患者主诉月经后期、痛经,又诉夜不能寐、头晕,这就要求我们在选方用药时,既考虑到温经活血治妇科病,又调肝宁神治不寐。什么是最好的方法?解除患者病苦,恢复患者健康,患者服药有效,就是最好的方法。

(熊　润)

十、慢性肾炎

患者:王某,女,60 岁。

初诊:2018 年 12 月 24 日。

主诉:罹患肾炎半年余。2015 年 3 月份因水肿在市医院查尿检异常,诊断为"慢性肾炎、高血压病",予药物口服(金水宝、依那普利等),刻下自觉乏力,上腹部胀满不适,纳寐可,有时晨起时仍有面部肿胀。

体检:血压 140/80mmHg,心肺(一)。舌淡红苔薄,脉沉细。

辅助检查:血常规 WBC 12.17×10^9/L,N 74%,HGB 120g/L,PLT 229×10^9/L。尿常规 BLD(+),RBC(+)。肾功能正常。

诊断:水肿,慢性肾炎。

治则治法:健脾利水。

方药:

生黄芪 15g　党参 15g　白术 10g　山药 15g　　玉米须 30g　陈皮 9g
泽泻 9g　茯苓皮 10g　　桑白皮 9g　薏苡仁 15g　白茅根 30g　藕节 10g
灯芯草 15g　炒山栀(打碎)9g　墨旱莲 15g　生甘草 6g　白芍 15g　仙鹤草 15g

上方 7 剂,每日 1 剂,早晚分服。

二诊:2018 年 12 月 31 日。仍觉乏力,偶有水肿,复查尿常规 RBC(+)。原方加入小蓟 9g、萹蓄 10g、瞿麦 10g,7 剂。

三诊:2019 年 1 月 7 日。水肿已消,胃脘有时嘈杂,舌淡白,脉细缓,查尿常规正常,肾功能＋血糖＋血脂分析均正常,中药原方再服 7 剂。

按:慢性肾炎是一种临床综合征,起病缓慢,病情迁延,可有水肿,高血压、蛋白尿、血尿、管型尿等一种或数种表现。临床表现呈多样性,可轻可重,随着病情发展,会出现肾功能减退、贫血、电解质紊乱等情况,属中医"水肿""虚劳""腰痛""血尿"等范畴。慢性肾炎的发生以脾肾虚损为基本病机,脾虚不能摄,脾气不升,清气下陷,肾虚不能藏精,精气下陷而导致蛋白尿的发生。慢性肾炎的根本原因在于脾肾不足,治疗时应当区分标本先后,治病求本,或在治本的基础上治标,其病位在脾肾,其病性属虚,或为气虚、阳虚,或为血虚、阴虚,或为气血两虚,阴阳俱虚,至于其他兼证,或兼风,兼寒,兼热,兼湿,兼瘀。

该患者罹患慢性肾炎半年多,乏力,时有水肿,尿检以血尿为主,故治疗上以健脾利湿为主,兼血尿者用凉血止血药物。方中以黄芪、党参健脾益气;白术、白芍、薏苡仁健脾燥湿;陈皮理气健脾,茯苓皮健脾渗湿,二药相伍,使气补脾健,水湿得化;桑白皮肃降肺气,使水道通调;玉米须淡渗利湿;山药兼补脾肾;白茅根、炒山栀凉血止血;仙鹤草又称脱力草,既可止血又能补虚,吕老常将其用之于各种出血疾病中;藕节收敛止血又能化瘀;墨旱莲既可滋补肝肾,又凉血止血;生甘草清热解毒,调和诸药。二诊时尿检仍有血尿,加用小蓟凉血止血。萹蓄、瞿麦清热通淋,再诊时水肿已消,复查尿检正常。

吕老评语:对于"慢性肾炎"的中医诊断,当列于"腰痛""血尿""水肿""虚劳"等范畴。而本案病例患者虽然时有水肿,但主要症状是不明显的,可以说是症状缺如,用任何一种病证来作中医诊断都不太合适。借助仪器化验检查发现的尿蛋白、尿隐血阳性,不是血尿,不是水肿,故用水肿来诊断也有些勉强,当属脾虚,水湿逗留,所以治以健脾利湿。考虑到隐血(＋),故加凉血宁络的炒山栀、白茅根、藕节、仙鹤草、小蓟等。

(熊　润)

十一、梅核气

患者:徐某,男,43 岁。

初诊:2016 年 5 月 10 日。

主诉:咽部息肉摘除术后不适感 2 年。

病史:患者两年前因咽部息肉予手术摘除,术后 2 周,就开始咽部不适,后一直难受不舒,缠绵不愈,至今已 2 年,有痰黏附感,吞咽无异常,纳寐可,二便正常。

体检:神清,精神可,心肺(一),舌苔薄黄,脉缓。

诊断:梅核气/咽部息肉摘除术后。

治则治法:养阴化痰清咽。

方药:

麦冬 10g　南沙参 12g　玄参 9g　桔梗 9g　木蝴蝶 6g　茯苓 9g　川厚朴 9g　法半夏 9g　紫苏梗 9g　陈皮 9g　石斛 12g　生甘草 6g

上方 7 剂,每日 1 剂,早晚分服。

二诊:2016 年 5 月 19 日。症状好转,偶咽痒有痰,原方加入蝉蜕 6g、知母 9g、贝母 9g。

上方 10 剂,每日 1 剂,早晚分服。

三诊:2016 年 5 月 31 日。咽部不适好转,偶有恶心、口干,原方去法半夏,加姜竹茹 10g。

上方 10 剂,每日 1 剂,早晚分服。

按:患者因咽部息肉术后自觉咽部不适,有痰黏附感。中医辨证为梅核气/慢性咽炎,梅核气的病因病机是“七情气郁结成痰涎,随气积聚”。肝主疏泄,一旦肝失调达,肝气郁结,循经上逆,结于咽喉,或由于肝郁乘脾,脾失运化,津液不得输布,积聚成痰,痰气互结于咽喉而发病。或因肾水不足,虚火上炎,消灼肺阴,熏燎咽喉所致,亦有医家提出“百病皆由痰作祟”“顽痰生怪症”,认为痰是导致梅核气的病理因素之一。故而本病治疗常选《金匮要略》半夏厚朴汤加减治之。方中半夏辛温化痰开结,和胃降逆;厚朴辛苦温,下气泄满;苏梗理气散郁;茯苓、陈皮助半夏燥湿健脾,以消痰之根源,与苏梗一升一降,除咽喉结气,且桔梗有宣肺、利咽、祛痰之功;南沙参养阴清肺,麦冬养阴清热润燥,石斛养阴清热、生津利咽,玄参滋阴降火,木蝴蝶有疏肝和胃、利咽润肺之功,生甘草调和诸药。二诊时,偶咽痒有痰,加入蝉蜕、知贝母,疏风化痰,利咽开音。三诊诸症好转,去法半夏以防药性过于温燥,针对时有恶心这一症状,加姜竹茹止呕。

吕老评语:咽部息肉摘除已 2 年,复查无异常,自觉咽部不适,应考虑梅核气/慢性咽炎。早在《金匮要略》就记载"妇人咽中如有炙脔,半夏厚朴汤主之",此方至今仍为经典,又名"四七汤"。《汤头歌诀》曰"四七汤理七性气,半夏厚朴茯苓苏,姜枣煎之舒郁结,痰涎咽痛尽能舒",其功用行气散结,降逆化痰。本案因病久痰结,日久伤阴,故加麦冬、沙参、玄参、石斛养阴生津,桔梗、木蝴蝶清咽,亦可引药到达病所。

(熊 润)

十二、妊娠恶阻

患者:如某某,女,26 岁。

初诊:2017 年 6 月 5 日。

主诉:孕 2 个月余,呕恶吐酸逐渐加重 1 个月。

病史:患者孕 2 个月余,吐痰不止,胃脘嘈杂,时有呕恶,纳差,症状逐渐加重,二便正常。

体检:舌淡红,脉滑数。

诊断:妊娠恶阻。

治则治法:健脾养胃止呕。

方药:

太子参 15g 白术 10g 姜竹茹 9g 陈皮 9g 姜半夏 9g 石斛 10g 麦冬 9g 生麦芽 12g 生稻芽 12g 茯苓 9g 苏叶 6g 苏梗 6g 炙甘草 6g

上方 4 剂。

二诊:2017 年 6 月 9 日。呕恶止,诸症好转,纳谷稍增,原方加入砂仁^(打碎、后下)4g,5 剂,每日 1 剂,早晚分服。

按:本病的主要病机是"冲气上逆,胃失和降",常见分型有胃虚、肝热、痰滞等。本病最早记载于《金匮要略》,在妇人妊娠病脉证并治篇中有云"妇人得平脉,阴脉小弱,其人渴,不能食,无寒热,名妊娠。桂枝汤主之。于法六十日当有此证,设有医治逆者,却一月,加吐下者,则绝之"及"妊娠呕吐不止,干姜人参半夏丸主之"。这些都是关于恶阻的记载。对其治疗,总的来说不外乎调胃和中、健胃豁痰、养肝清热、降逆止呕诸法。该案中患者脾胃虚弱,痰饮停滞中脘,血壅气盛,冲脉之气上逆,而痰饮亦随气上涌,故恶心呕吐痰涎。痰饮阻滞中焦,阳气不运,水谷不化,故不思食。方中用太子参、白术健脾燥湿;陈皮、半夏燥湿化痰,降逆止呕;姜竹茹止呕除烦;茯苓健脾利湿止吐;苏叶梗行气止呕;生二芽消食;石斛、麦冬养阴以防阴液亏损。二诊时症状好转,加砂仁醒脾开胃,理气安胎。

吕老评语:恶阻一病,无非两端,一是脾胃虚弱,二是肝胃失和。见之呕吐剧烈,拖延日久,致气阴两亏。已是病情加重,成为西医所说的脱水酸中毒,应当及时补液,纠正酸中毒。中药可用生脉散合增液汤加减。对脾胃虚弱者,用四君子汤;对肝胃失和者,用苏叶黄连汤加减,均是十分有效的方剂。此案我用麦冬、石斛,就是考虑到患者呕吐数月,纳呆,有伤阴之虞,及时给予养阴生津之品。

十三、哺乳期泄泻

患者:王某某,女,30岁。

初诊:2017年6月30日。

主诉:产后腹泻,纳寐差3个月。

病史:患者平时经常腹泻,产后3个月,有时腹痛即泻。纳寐差,乳汁不足,多汗。

体检:舌淡红,脉细缓。

诊断:哺乳期泄泻。

治则治法:健脾益气。

方药:

党参20g　生黄芪15g　炙黄芪15g　云木香8g　薏苡仁15g　炒扁豆15g　莲子肉15g　山药15g　陈皮9g　砂仁^{打碎、后下}5g　浮小麦30g　淮小麦30g　糯稻根20g　白芍15g　白术15g　炙甘草6g

上方7剂。

二诊:2017年7月11日。服药后大便基本正常,一日一解,纳增,出汗减轻,原方加茯苓9g,7剂。

按:泄泻多因湿,湿聚由脾虚,脾虚湿聚为基本病机,脾虚失运可致湿盛,湿盛又可导致脾虚,两者相互影响,相互因果。所以无论何型泄泻,都要重视除湿。

该案中患者泄泻日久,纳差,又正值产后,且乳汁不足,故而健脾益气为法。方中黄芪、党参、山药、白术健脾益气;陈皮行气燥湿;薏苡仁、炒扁豆健脾利湿;砂仁醒脾开胃;木香既有健脾止泻之功,又能行三焦之滞气;白芍酸甘化阴,有敛阴止痛之功。针对寐差,多汗,加浮小麦、淮小麦、糯稻根以止汗安神。一诊过后泄止,纳增,出汗亦减轻,守法守方,加茯苓以增加健脾利湿之功。

吕老评语:该患者平素即有腹泻史,此次就诊是产后 3 个月,有时腹痛即泻,所以仍属"泄泻"一病。同时有出汗多,故考虑脾气虚,卫外失固,所以健脾益气为主。如果药后仍有腹痛即泻的表现,当考虑有肝木乘脾之候,可加入少量防风,以痛泻要方来抑肝扶脾,这是因为部分年轻的妈妈,可出现产后抑郁,致肝脾失和,而加重腹泻。

117

(熊　润)

十四、痛经/月经过少

患者:杨某,女,29 岁。

初诊:2016 年 8 月 5 日。

主诉:经来腹痛加重半年。

病史:每于月经来潮即腹痛,近半年呈绞痛。经期提前,量不多,末次月经时间 2016 年 8 月 1 日,一天净,量极少,既往有"腰突症"史。

体检:舌苔薄黄,脉缓。

辅助检查:子宫 B 超示左附件囊肿 25mm×15mm。血常规正常。

诊断:痛经,月经过少。

治则治法:养血活血。

方药:

益母草15g　鸡血藤20g　月季花9g　赤芍15g　白芍15g　丹皮9g　白芷9g　丹参15g　醋香附^(打碎)9g　当归15g　川芎9g　红花9g　炙甘草6g

上方 10 剂,每日 1 剂,早晚分服。

二诊:2016 年 8 月 22 日。服药无不适,经前给药。

拟活血化瘀法:

益母草15g　醋香附^(打碎)9g　醋延胡索^(打)15g　白芷9g　徐长卿10g　蒲黄

8g　五灵脂^(包煎)9g　乌药 9g　赤芍 15g　白芍 15g　月季花 9g　当归 15g　川芎 9g　红花 9g　桃仁 9g　炙甘草 6g

上方 7 剂,每日 1 剂,早晚分服。

三诊:2016 年 8 月 30 日。末次月经时间 2016 年 8 月 25 日,提前 5 天,量增多,3 天净,未再腹痛,查性激素水平正常,继以凉血活血。

赤芍 15g　白芍 15g　丹皮 9g　醋香附^(打碎)9g　益母草 15g　山药 20g　月季花 6g　生山栀^(打碎)8g　陈皮 9g　太子参 15g　当归 12g　川芎 9g　生甘草 6g

上方 7 剂,每日 1 剂,早晚分服。

后随访,月经如期,量中,未再腹痛。

按:痛经最早见于汉代张仲景《金匮要略·妇人杂病脉证并论》的"带下,经水不力,少腹满痛"。《诸病源候论》认为"妇人月水来腹痛者由劳伤,以致体虚受风冷之气客于胞脉,损伤冲任之脉",为研究痛经奠定了理论基础。其病因病机为经期前后冲任气血生理变化急骤,一为精血素亏胞宫失其濡养,"不荣而痛";一为邪气所伏气血运行不畅,"不通则痛"。吕老在治疗痛经时认为瘀多虚少,以气滞血瘀,寒凝血瘀为多,至于湿热瘀阻,此类患者既清热除湿,又活血化瘀,而一些虚证的痛经患者,多以益气养血,活血调经,夹瘀的益气活血化瘀。在临床治疗中,常分时而治,经前以活血调经为主,经后血海空虚,以养为要,经期则调经止痛。该患者就诊时月经刚净,以养血活血为法,方中鸡血藤、白芍、当归、川芎、红花、丹参、月季花均是养血调经之品;益母草、赤芍、丹皮凉血活血,主治经期提前;白芷温经止痛;香附行气活血;炙甘草调和诸药。二诊为经前给药,以活血化瘀蠲痛为主,失笑散祛瘀止痛,推陈出新,用当归、川芎、赤芍、桃仁、红花、月季花以加强活血化瘀之功;更以乌药、香附、延胡索活血行气止痛;白芷、徐长卿以加强止痛之功;白芍既可调经,又可缓急止痛;炙甘草调和诸药。三诊时,末次月经时间 2016 年 8 月 25 日,经期提前 5 天,经量增多,腹痛未作,在治疗时攻补兼施,标本同治,清热逐瘀并用,补气健脾并举,使气血得调,瘀热得清,以致月经正常,痛经痊愈。

吕老评语:痛经之病,一是"不通",二是"不荣",实多虚少,气滞血瘀与寒凝血瘀证引起的痛经症状表现差别不大,但患者主诉月经提前者,就无须考虑"寒凝"。因为月经先期的主要证型,一是气虚,二是血热,先期可热,寒凝不可能致月经提前,剧痛者必血瘀,化瘀止痛是常用之法,虚之痛,当为绵绵不绝痛,或血虚或肾虚,均为慢性久痛患者,今来求治,必痛无疑,所以还得选加几味养血活血止痛之品,以应"急则治其标",先缓解症状。在教科书上,"月经先期""痛经"等病证都是单列的,也是单一的,而临床上所见的患者都是糅杂相兼,甚至内科、外科、妇科多种疾病互见,要想兼顾用药,均须分清主次之后,而选用一药多效的药物,这就须要技巧,要提高临床诊治水平,除了多看"医案"类的书,更多需要自己的反复临床实践。

（熊　润）

十五、荨麻疹

患者:芮某某,女,45 岁。

初诊:2016 年 8 月 8 日。

主诉:荨麻疹反复发作 2 个月。

病史:患者近 2 个月罹患荨麻疹,服西替利嗪不效。昨日口服草药后症状加重,全身皮肤瘙痒,风团样皮疹,口唇肿胀。

体检:神清,全身皮肤可见成片风团样皮疹,有抓痕,口唇肿胀明显,舌质红,脉弦缓。

诊断:荨麻疹。

治则治法:疏风凉血止痒。

方药:

蝉蜕 7g　炒僵蚕 9g　白鲜皮 12g　地肤子 10g　苦参 15g　薏苡仁 30g　赤芍 15g　白蒺藜 9g　荆芥 8g　防风 8g　生甘草 6g

上方 5 剂。

二诊:2016 年 9 月 13 日。皮疹时隐时现,口唇肿胀消失。中药守原方加土茯苓 15g、生黄芪 15g、白术 15g,10 剂。

三诊:2016 年 9 月 23 日。瘙痒基本控制,症状未反复,中药原方再服 10 剂,以巩固疗效。

按:荨麻疹,中医学称之为"瘾疹""风团",中医学对于此病的认识很早,《素问·四时刺逆从论》中已有"隐疹"之名。《诸病源候论》中已对其病因有所阐述，如"邪气客于皮肤，复逢风寒相折，则起风瘙瘾疹"及"夫人阳气外虚则多汗，汗出当风，风气搏于肌肉，与热气并，则生，状如麻豆"。临床常分以下四型：①表虚不固证；②风寒证；③风热证；④肠胃湿热证。吕老在治疗荨麻疹时认为其病因病机较复杂，但终归于风。因风为百病之长，善行数变，亦符合荨麻疹的临床表现。故荨麻疹又被称为"风疹块"，风邪致病易夹热、夹寒、夹湿等。吕老说，急性荨麻疹起病时多为热证，证情易反复。皮疹时隐时现，迁延不愈者，多为表虚不固之证。该案病程达2个月之久，但因服药不当，又急性发病，皮疹增多，口唇肿胀。故以疏风凉血止痒为主。方中荆芥、防风疏风透疹通络；僵蚕、苦参、地肤子、白鲜皮、蝉蜕清热解毒，祛风止痒；白蒺藜疏风散结；赤芍活血凉血，体现"治风先治血，血行风自灭"的观念；薏苡仁健脾利湿；生甘草清热解毒，调和诸药。二诊时口唇肿胀消失，皮疹时隐时现，加入生黄芪、白术以补气固卫，土茯苓以加强解毒除湿之功。三诊时症状控制，未再复发，原方继服以巩固疗效。

吕老评语：荨麻疹，中医叫作风疹块、风瘾疹，其发病内因多有血燥，外因为感受风邪，但脾失健运、蕴湿内伏，或饮食失节、影响肠胃，亦是重要原因，内外之邪相搏，营卫之气阻滞，则发为风疹块。"内燥外风"的病因是基本的，但风邪之犯，多中表虚之人，卫表不固也是主要原因。它属于西医的"过敏性疾病"范畴，过敏的体质即是气虚卫表不固。早期既可疏风，又须凉血治内燥。血热盛者可加入金银花、连翘、生地、玄参、丹皮等。待病情控制之后，可用玉屏风散，三药相伍，以固卫气，实腠理，兼疏风邪，补中寓散，散不伤正，补不留邪，可御风之屏障，故常用玉屏风散来巩固疗效。

（熊　润）

十六、面部痤疮

患者：施某某，女，43岁。

初诊：2016年11月10日。

主诉：面部痤疮反复发作2个月。

病史：患者近2个月来面部痤疮增多，局部硬结疼痛，平素月经正常，末次月经刚干净1天。二便正常，纳可口干，面部痤疮满布，局部脓痂结节，寐差。

体检:舌苔薄白,脉缓。

诊断:面部痤疮。

治则治法:清热解毒化湿。

方药:

金银花15g　连翘10g　蒲公英15g　薏苡仁30g　白芷9g　石斛15g

徐长卿10g　皂角刺9g　白蒺藜9g　炒僵蚕9g　苦参15g　大贝母10g

土茯苓15g　泽泻10g　黄柏9g　生甘草9g

上方7剂。

二诊:2016年11月17日。症状好转,纳差。原方加入白鲜皮12g、青皮9g、陈皮9g、云木香8g、蔻仁^(打碎、后下)6g,去黄柏,7剂。

三诊:2016年11月19日。患者皮疹较前明显减少,有口干,无瘙痒疼痛。

继守原方加减:

金银花15g　连翘10g　蒲公英15g　薏苡仁30g　白芷9g　石斛15g　徐长卿10g　天花粉9g　白蒺藜9g　蝉蜕7g　炒僵蚕9g　苦参15g　土茯苓15g　泽泻10g　云木香8g　青皮9g　陈皮9g　蔻仁^(打碎、后下)6g　炒枳壳9g　炒麦芽15g　炒稻芽15g　生甘草6g

上方7剂。

四诊:2016年12月6日。症状改善,痤疮已好转,脓痂基本消失,原方加北柴胡9g、地丁草15g,10剂,以巩固疗效。

按:痤疮多为青春期男女常患疾病,发病多与生活习惯、饮食及卫生情况有关。中医称之为粉刺,认为多为肺经风热或脾胃蕴湿,风热外犯肌肤而成。本地区居民喜食辛辣厚味,故而发病率较高。吕老在用药的同时,常嘱患者少食油腻、辛辣、高糖类食品,多食水果与新鲜蔬菜,保持大便通畅,生活起居要有规律,忌熬夜及紧张过度。治疗方法总以清热解毒化湿为主。

该方中金银花、连翘、蒲公英清热解毒;薏苡仁、泽泻利水渗湿;白芷、徐长卿既可祛风除湿,又可止痛;皂角刺有消肿托毒排脓的作用;大贝母软坚散结。白鲜皮、土茯苓、苦参、炒僵蚕为吕老常用于治疗皮肤病之药物,有清热解毒、除湿止痒之功;黄柏清热燥湿,患者口干,考虑热毒伤阴,加石斛滋阴清热,生甘草清热解毒,调和诸药。

121

一诊后患者面部痤疮稍改善,但纳食减少,故二诊时减去黄柏,防其苦寒伤胃。加用青皮、陈皮、云木香、蔻仁以行气化湿,醒脾开胃。三诊时症状已有明显改善,主要针对口干纳差,加用天花粉、炒二芽、炒枳壳治之。四诊,痤疮已好转,脓痂基本消失,守原方加北柴胡、地丁草以巩固疗效。

吕老评语:面部痤疮的发生主要与胃肠积热、肝失疏泄、脾运失健有关。邪火上炎,营卫失和,湿热积滞而结毒于皮肤,发为痤疮。轻时未治,来治者大多痤疮较重,故先予清热解毒利湿以遏其热毒,同时要注意疏肝解郁以去其郁火,健脾利湿以防湿热蕴结。而痤疮日久、结节较硬者,又当凉血活血化痰散结,用大贝母、皂角刺等。

(熊　润)

十七、颌下淋巴结炎

患者:杨某,女,47岁。

初诊:2015年12月18日。

主诉:因"颌下淋巴结肿痛,口干10余天"就诊。

病史:患者曾于12月6—12日在外院因"急性颌下淋巴结炎"住院治疗好转后出院,但仍有颌下淋巴结肿痛,口干,不咳,鼻涕中带有血丝。纳寐可,月经如期,末次月经时间2015年12月1日。

查体:咽红,颌下淋巴结如核桃大小,舌苔薄黄腻,脉缓。

辅助检查:血常规正常。

诊断:颌下淋巴结炎,火瘰。

治则治法:清热解毒,凉血散结。

方药:

金银花20g　连翘10g　蒲公英20g　川贝母10g　大贝母10g　生牡蛎(打碎、先煎)20g　玄参10g　北柴胡9g　赤芍15g　丹皮9g　黄芩9g　徐长卿10g　桔梗8g　夏枯草9g　生甘草9g　白茅根30g　藕节10g　知母9g

上方4剂,每日1剂,早晚分服。

二诊:2015年12月23日。服药后症状改善,颌下淋巴结较前缩小,疼痛较前改善,仍时有涕中带血,原方加入侧柏叶9g,7剂,每日1剂,早晚分服。

三诊:2016年1月4日。7剂后,患者颌下淋巴结基本控制,淋巴结不大,疼痛消失。继用原方,再服7剂。

按:急性淋巴结炎相当于中医学"风毒瘰疬""火瘰"等范畴。本病发病与火、热、痰、毒有关,治疗以清热解毒散结为法。该患者就诊时已10多天,伴口干,涕中带血,故考虑热入血分。方中用赤芍、丹皮清血分之热;玄参滋阴凉血,《本草纲目》云"玄参因辛苦寒凉,下济润肾燥而滋阴,上则清肺金泻火,乃二经气分药也",既能清热,又能滋阴;金银花性味甘寒,入肺、心、胃、大肠经,善于清热解毒疗疮,加连翘性味苦甘寒,长于泻火解毒、消痈散结,两者均为"疮家圣药";蒲公英清热解毒,为痈疮疔毒之要药;黄芩、知母清热泻火燥湿;生牡蛎、大贝母、夏枯草散结;徐长卿止痛;桔梗引药上行,使诸药直达病所;甘草解毒,调和诸药。另患者涕中带血,加入白茅根凉血止血,4剂过后症状改善,仍涕中带血,加入侧柏叶凉血止血,以加强止血作用,三诊时,症情稳定,淋巴结无肿大,无疼痛。

吕老评语:这是一则外科病案例,在辨证时,仍遵照八纲辨证原则,有红肿热痛者,无论病灶何处,总属热属阳,治当清热解毒;有结核结节者,大多为痰凝结聚,"百病多因痰作祟",凡有痰核者,必当化痰散结。这里所用的玄参具有清热凉血、滋阴降火、解毒散结的作用,配伍大贝母、生牡蛎为《医学心悟》的消瘰丸,可用于治痰火郁结之瘰疬,效果较好。

(熊　润)

十八、胃疡

患者:帅某某,女,74岁。

初诊:2015年5月28日。

主诉:上腹部胀满、泛酸再发加重一周。

病史:患者诉近一周来,又感上腹胀满不适,伴反酸、纳差,无恶心呕吐,无呕血黑便等伴症,有时大便不成形,4～5次/日,夜寐尚可,小便无殊,有胃病史多年。

体检:心肺听诊(一),腹软,剑突下压之不适,肝脾肋下未及,双下肢不肿。

辅助检查:胃镜示十二指肠球部霜斑样溃疡,浅表性萎缩性胃炎伴糜烂。

刻诊:舌红,苔薄,脉缓。

辨证:患者素有胃疾,久病致脾胃虚弱,中虚脏寒,胃失温养,脾失健运,故反酸纳呆,脘腹胀满,大便异常。

诊断:胃疡(脾胃虚弱),十二指肠球部溃疡。

治则治法:健脾养胃,行气化湿。

方药:

炒枳壳9g　川厚朴9g　云木香7g　炒薏苡仁15g　炒扁豆15g　黄连6g　吴茱萸4g　乌贼骨15g　陈皮9g　茯苓9g　白及10g　炙甘草6g　砂蔻仁^(各、打、后下)4g

上方5剂。

二诊:2015年6月3日。患者经治后症状缓解,纳谷不多,大便次数减少,2～3次/日,口干,舌苔薄黄,脉缓细。

继守原法加减:

川厚朴9g　云木香7g　炒薏苡仁15g　黄连6g　吴茱萸4g　藿苏梗^(各)9g　茯苓9g　佛手9g　炒白芍术^(各)12g　白及10g　生二芽^(各)12g　党参15g　炙甘草6g　砂蔻仁^(各、打、后下)4g

上方5剂。

三诊:10剂之后,患者诸症好转,胃脘无明显不适,大便正常,去黄连、吴茱萸,继用原方7剂。

按:患者年老体虚,有"胃疡"病史多年,腹胀纳差为脾胃虚弱之象,大便不成形为脾失健运,脾虚而湿滞,治以健脾养胃、行气化湿之法。方中以薏苡仁、扁豆化湿,云木香理气止痛、健脾消食之功,黄连、吴茱萸、乌贼骨辛开苦降、抑酸和胃。吕老再三强调治胃病当以理气为先,方中枳壳、川厚朴、陈皮、木香、砂仁充分体现方义,纳食不多,加生二芽助消导、党参健脾。服用10剂之后,患者诸症悉除,收效甚佳。

吕老评语:十二指肠球部溃疡属胃脘痛范畴,有的称之为"胃疡",大致分为肝胃气滞、脾胃气虚、脾胃虚寒、肝胃郁热、脾胃湿热、胃阴不足等证型。该患者胃镜提示霜斑样溃疡,为溃疡愈合期,又兼泄泻4～5次/日,故脾虚无疑。因为有胀满、泄泻,故在遣方用药时,用行气的枳壳、川厚朴、云木香以消胀满;炒薏苡仁、炒扁豆、陈皮、茯苓健脾利湿止泻;左金丸调肝和胃,乌贼骨制酸;用白及甘涩收敛,保护溃疡面;纳差佐以砂蔻仁醒脾开胃。复诊时症状好转,再予香砂六君子汤健脾养胃。

(陈　微)

十九、泄泻

患者:王某某,女,61 岁。

初诊:2016 年 5 月 1 日。

主诉:反复腹泻 4 个月余。

病史:患者近 4 个月来腹泻反复发作,1 日 5～6 次,稀水样便,时作时止,无明显腹痛,无恶心呕吐,曾在外院治疗,效果不好,纳寐差。

体检:形体消瘦,神清,精神软,心肺(一),腹软,脐周压之不适,无反跳痛,肠鸣音正常。

辅助检查:肠镜未见明显异常,大便 Rt＋OB(一)。

刻诊:舌淡苔薄白,脉细。

辨证:泄泻以排便次数增多,粪便清稀为特征,脾胃虚弱,运化无权,水谷不化,清浊不分,故大便溏泄,脾阳不振,运化失常,则饮食减少,脘腹胀闷不舒,稍进油腻之物,大便次数增多,舌淡苔白,脉细弱,乃脾胃虚弱之象。

诊断:泄泻,脾虚失运。

治则治法:健脾利湿止泻。

方药:

霍苏梗(各)9g　法半夏 9g　茯苓 9g　炒白芍术(各)15g　川厚朴 9g　炒薏苡仁 20g　炒扁豆 15g　黄连 6g　吴茱萸 4g　建神曲 15g　煨木香 8g　蔻仁(打、后下)5g　炙甘草 6g

上方 4 剂,水煎服,日一剂,早晚分服。

二诊:患者诉症状稍缓解,腹泻次数较前减少,晨起解 2～3 次;纳谷稍多,夜寐好转,继守原方加减。

党参 15g　炒白芍术(各)15g　茯苓 9g　黄连 6g　法半夏 8　霍苏梗(各)9g　吴茱萸 5g　煨木香 8g　黄芩 9g　炮姜 6g　炒薏苡仁 20g　炒扁豆 15g　川厚朴 8g　蔻仁 5g　建神曲 12g

上方5剂。

三诊:再服5剂后患者诉未再腹泻,诸症好转,原方再服7剂。

按:泄泻的主要病变在脾胃与大小肠,其致病原因无外乎外感与内伤,但关键在脾胃功能障碍。该患者年老,脾胃虚弱,体质较差,治以健脾和胃、行气利湿之法,标本兼顾,收止泻之功。

吕老评语:泄泻有寒热虚实之分,但脾虚、湿盛是导致泄泻的重要因素。该患者泄泻4个月,久泻必虚,这个虚关键在于失其运化之职,脾失运化,湿邪留滞肠胃,泄泻时作时止,反复发作。补脾之法在于运化水湿,代表方是参苓白术散。我在治疗泄泻时,喜用炒白芍、炒白术、炒薏苡仁、炒扁豆、茯苓、煨木香、藿苏梗、砂蔻仁等。

(陈　微)

二十、黄疸/酒精性肝硬化

患者:李某某,男,46岁。

初诊:2016年5月。

主诉:目黄,小便黄,再发半月余。

病史:患者既往有酒精性肝硬化病史10余年,反复出现黄疸,时有牙龈出血,伴腹腔积液,双下肢水肿。近半月来饮酒后症状又发,目黄,小便色黄,消瘦明显,纳食一般,大便2~3次/天,有盗汗。

体检:颜面、巩膜轻度黄染,可见肝掌、胸部可见数枚蜘蛛痣,肝脾肋下未及,腹腔积液(±),双下肢不肿,肾病综合征(NS)(—);舌苔薄黄,脉细弦。

辅助检查:TB 62mmol/L,DB 32mmol/L,AST 137U/L,ALT 86U/L,ALB 31g/L。

辨证:患者嗜酒多年,食肥甘厚腻之品,郁而化热,湿热蕴结肝胆,日久气滞水停血瘀,发为鼓胀,胆汁外溢而见黄疸。

治则治法:清热利湿,调肝健脾,活血化瘀。

方药:

茵陈30g　生山栀(打)9g　虎杖10g　垂盆草30g　六月雪15g　鸡骨草15g
广郁金10g　赤芍15g　黄芩9g　炒二芽(各)15g　焦山楂15g　白术15g

山药 20g　薏苡仁 20g　浮小麦 30g　糯稻根 15g　生甘草 6g

上方 7 剂,水煎服,每日 1 剂,早晚分服。

二诊:患者仍溲黄,目黄,腹胀,大便稀,每日 4～5 次,纳可,未再盗汗。舌苔薄黄,脉细弦。

守原方加减:

北柴胡 9g　茵陈 30g　过路黄 20g　垂盆草 30g　黄芩 9g　薏苡仁 20g　炒扁豆 15g　茯苓 10g　泽泻 10g　炒二芽^(各)15g　焦山楂 15g　健神曲 15g

白术 15g　玉米须 30g　川厚朴 9g　炒枳壳 9g　生甘草 6g

上方 7 剂,嘱患者注意休息、戒酒,清淡优质蛋白饮食。

三诊:黄疸基本消退,大便 1～2 次/日,已成形,继守原方再服 10 剂。

按:患者为酒精性肝硬化失代偿期,平素酗酒。膏粱厚味滋生湿热,湿热蕴结中焦致气机不畅,肝气郁结,脾虚不运,久则水停血瘀发为鼓胀。

吕老评语:患者有酒精性肝硬化病史多年,反复出现黄疸,今再发半月而就诊,以目黄、溲黄为主要表现,故以黄疸论治,考虑酗酒过度酿成湿热,蕴结于脾胃,熏蒸肝胆,故肝脏疏泄失职,胆汁外溢而成黄疸,水停血瘀而致蜘蛛痣。此案因饮酒再发黄疸,湿重于热,治以清利湿热,消导化滞,故用自拟的肝炎通用方,该方由茵陈、虎杖、垂盆草、六月雪、鸡骨草组成,主要作用是利湿、退黄、降酶。二诊时仍稀便,故去虎杖,因其有缓泻作用,保留黄芩,加炒扁豆。此类患者只能缓缓调治,不宜过度苦寒攻伐,以免损伤脾阳。

(陈　徽)

二十一、呕吐、泄泻/急性胃肠炎、糖尿病

患者:余某某,女,73 岁。

初诊:2016 年 4 月 1 日。

主诉:呕吐、腹泻 1 日。

病史:患者昨日开始出现呕吐,伴泄泻,为黄色稀水样便,一日多次,呕吐起初为胃内容物,后为黄色水样物,味酸苦。无咖啡色样液体,有 2 型糖尿病病史10 余年,血糖控制尚可。

查体:神清,精神软,形体消瘦,心肺听诊(一),腹软,无明显压痛,肝脾肋下

未及,肠鸣音活跃。

辅助检查:大便常规示稀便,白细胞(+);隐血(-)。

刻诊:舌苔薄黄,脉细缓。

辨证:患者罹患消渴病多年,脾胃虚弱,运化失司,气滞湿阻,发为吐泻。

诊断:呕吐、泄泻(脾胃虚弱),消渴/2型糖尿病。

治则治法:健脾养胃,和中止呕。

方药:

炒白芍术^(各)10g　云木香7g　法半夏8g　藿苏梗^(各)8g　炒薏苡仁15g　炒扁豆12g　黄连5g　吴茱萸3g　砂蔻仁^(各打,后下)4g　炒二芽^(各)12g　建神曲12g　茯苓9g　青陈皮^(各)9g　炒党参12g

上方5剂。

二诊:呕吐好转,但仍时有腹泻,舌淡红,苔薄,脉细缓。

守原方加减:

炒白芍术^(各)10g　云木香7g　法半夏8g　藿苏梗^(各)8g　炒薏苡仁15g　炒扁豆12g　黄连5g　吴茱萸3g　砂蔻仁^(各打,后下)4g　炒二芽^(各)12g　建神曲12g　茯苓9g

上方5剂,服后症状明显好转,未再恶心、呕吐;大便基本正常。

三诊:症情稳定,继守原方以巩固。

按:消渴日久所致脾胃虚弱引起的胃肠功能紊乱,临床中较为常见,往往是虚实夹杂,本虚标实,脾虚是本,故治疗上多以补脾化湿和胃为主,同时要控制好血糖水平,治疗原发病,也体现"治病求本"这一原则。

吕老评语:急性胃肠炎属于呕吐、泄泻、腹痛范畴,大多分为食积、食滞胃热、寒滞胃脘、肝胃气滞、湿困脾胃、肝火犯胃、胃热壅盛等证型。本案因患者有糖尿病多年,已是脾胃虚弱,运化失司,故在治疗上以健脾养胃固其本,行气化湿治其标,这也是治疗泄泻的主要大法,因为脾虚湿盛是泄泻的基本病机,故健脾祛湿应作为泄泻的主要治疗方法。

(陈　微)

二十二、咳嗽/慢性支气管炎伴感染

患者:毛某某,女,67岁。

初诊:2016 年 9 月。

主诉:再发咳嗽胸闷 1 周。

病史:患者既往有支气管哮喘病史几十年,近 1 周来受凉后再发胸闷、气促、咳嗽,咯少许白色黏痰,伴咽痛,畏寒发热。曾在家自服阿莫西林,症状无好转,纳寐可,小便频数,大便无殊。

体检:T 37.3℃,神清,呼吸稍促,唇不绀,双肺呼吸音粗,未闻及明显干湿性啰音,心率 80 次/分,律齐,无杂音,腹(一)。

辅助检查:肺部 CT 提示两肺炎症性改变。

刻诊:舌淡红,苔薄黄,脉浮。

诊断:咳嗽,慢性支气管炎伴感染。

辨证:证属肺气素虚,复又风热犯肺,肺气失宣。

治则治法:宣肺化痰,止嗽平喘。

方药:

杏仁 10g 知贝母^(各)10g 川贝粉^(冲入)6g 瓜蒌衣 9g 葶苈子 8g 桔梗 8g 前胡 9g 炙子菀 9g 炙杷叶 10g 炙桑白皮 9g 陈皮 9g 茯苓 9g 蝉蜕 6g 生甘草 6g

上方 5 剂。

二诊:咳嗽、气喘经治后好转,仍有胸闷不适感,纳寐可,汗多,舌淡红,苔薄,脉细缓。继守原方加减,宣肺化痰,兼顾益气敛汗。

杏仁 10g 大贝母 10g 川贝 6g 瓜蒌衣 9g 葶苈子 8g 桔梗 8g 炙紫菀 9g 炙桑白皮 9g 陈皮 9g 茯苓 9g 蝉蜕 6g 炙百部 10g 生黄芪 15g 党参 15g 浮小麦 30g 糯稻根 15g 炙甘草 6g 煅龙牡^(各、打、先煎)20g 川厚朴 8g

上方 7 剂。

三诊:咳喘基本控制,胸闷好转,出汗减轻,原方再服 7 剂。

按:咳嗽分为外感、内伤,外感咳嗽为六淫外邪侵袭肺系,内伤咳嗽为脏腑功能失调,内邪干肺,两者均可引起肺失宣肃、肺气上逆作咳。患者既往有"支气管哮喘"病史几十年,本次感受外邪,痼疾又发,故治疗上宣肺平喘,化痰止嗽。

吕老评语:咳嗽是以肺失宣肃、肺气上逆而致咳嗽、咳痰为主要表现,该患者有支气管哮喘病史多年,因外感而引动伏邪,故临床见有咽痛、发热、咳嗽、胸闷等症。肺虚是本,外感是标,故在首诊时以宣肺化痰、止咳平喘为法,用杏仁降逆肺气,以降为主,降中兼宣;知贝母清肺止咳;前胡、紫菀、枇杷叶宣肺止咳;瓜蒌化痰;葶苈子平喘;茯苓、陈皮健脾化痰;有表证咽痛加蝉蜕。二诊时咳喘减轻,病后多汗,故在止咳化痰的同时,加用牡蛎散合党参来益气敛汗。

(陈 微)

二十三、眩晕/脑梗死、高血压病

患者:方某某,女,71岁。

初诊:2017年2月17日。

主诉:反复头昏10多年,再发1个月。

病史:患者自诉近十余年来在无明显诱因下反复出现头昏,发作时伴有视物旋转,行走不稳,夜寐差,曾在外院就诊,具体不详,现症状再发,遂入住我院,患者有脑梗死病史10年,高血压病史8年,口服非洛地平缓释片。

体检:血压172/95mmHg,神清,精神一般,查体合作,对答切题,头颅大小正常,双瞳孔等大等圆,直径3.0mm,对光反射灵敏,鼻唇沟居中,伸舌无歪斜,颈软无抵抗,四肢肌力、肌张力正常,闭目难立征(+),病理征(-),脑膜刺激征(-)。舌淡,苔白,脉弦。

辅助检查:头颅CT示双侧基底节区、侧脑室旁及半卵圆中心多发腔梗灶,脑白质变性,老年性脑改变。

诊断:眩晕(肝肾亏虚),脑梗死,高血压。

治则治法:滋养肝肾,重镇安神。

方药:

白芍10g 太子参15g 天麻7g 生地12g 枸杞12g 生龙牡^(打)20g 炒酸枣仁12g 柏子仁9g 五味子6g 墨旱莲15g 远志9g 茯苓神^(各)15g 石斛12g 炙甘草6g

上方5剂,水煎服,每日1剂,早晚分服。

二诊:2017年2月24日。患者诉眩晕明显好转,夜寐亦改善,舌淡红,苔薄,脉细缓。

继守原方加减：

天麻 8g　山药 15g　生地 12g　煅龙牡^(各,打,先)20g　炒酸枣仁 15g　枸杞 12g　柏子仁 9g　白芍 10g　五味子 6g　太子参 15g　墨旱莲 15g　女贞子 9g　石斛 10g　葛根 15g　远志 9g　合欢花皮 15g　甘草 6g

上方 7 剂。

三诊：上方 7 剂,患者诉症状好转,血压正常,未再头晕,予办理出院带中药,原方再服 7 剂。

按：眩晕有属实者、有属虚者,虚者当责之心肺脾肾之虚；实者当于风、痰、瘀、火四字中求之；唯虚实夹杂者,应分清虚实之轻重缓急,或先补不足,或先除其邪。临证治疗中,年老眩晕患者较多,且眩晕虚证居多,当责之于肝肾不足、气血亏虚,致使清窍失养、脑髓失充而发眩晕。方中二至丸(墨旱莲、女贞子)补益肝肾,天麻定眩,白芍柔肝,炒枣仁、远志、柏子仁、茯神养心安神,枸杞养阴补血益肝肾。

吕老评语：该案老人有高血压、脑梗死病史多年,经常头昏、眩晕、步履不稳、寐差,当属肝肾亏虚,气血不足,心神失养。故治疗当补益肝肾,滋阴养血。所以用天王补心丹为基本方,合二至丸增强滋阴养血之效,其中加了一味天麻,天麻有"定风草"之称,能平肝息风,擅治多种缘由的眩晕头痛,为治眩晕之要药,并被现代药理学研究所证实。其药理作用有抗惊厥、抗癫痫、抗抑郁、镇静催眠及镇痛的作用,能改善微循环、扩血管、降血压、抗凝血、抗血栓、抗血小板聚集等作用,与中药所说"息风止痉、平抑肝阳、祛风通络"的功效是一致的。

（陈　微）

二十四、水肿/慢性肾小球肾炎

患者：程某,女,22 岁。

初诊：2016 年 3 月。

主诉：双足踝水肿,体检发现尿蛋白,尿白细胞 1 个月余。

病史：患者近 1 个月来开始出现双踝水肿,体检发现尿常规异常,尿频,无尿急、尿痛,既往有急性肾小球肾炎病史,纳寐一般,大便正常。

体检：颜面无水肿,头颅五官无畸形,心肺听诊(—),腹软,无压痛及反跳痛,双足踝指凹性水肿。NS(—)。

辅助检查:尿常规 WBC(＋＋＋),RBC(＋＋),PRO(＋＋),肾功能 CREA 72μmol/L,BUN 3.89 mmol/L。

辨证:水湿之邪郁而化热,湿热壅于肌肤,故引起水肿,涉及脏腑虽然多,但其病本在脾、肾。

诊断:水肿(湿热蕴结),慢性肾小球肾炎。

治则治法:化湿,利水,健脾。

方药:

车前子10g 猪茯苓(各)9g 泽泻10g 陈皮9g 玉米须30g 白茅根30g 萹蓄12g 瞿麦12g 生黄芪20g 白术15g 山药20g 薏苡仁20g 小蓟10g 六一散30g

上方7剂,水煎服,每日1剂,早晚分服。

二诊:患者水肿经治后较前明显好转,纳寐可,舌苔薄黄,脉缓。

守原方加减:

车前子10g 茯苓9g 泽泻10g 陈皮10g 白茅根30g 玉米须30g 生黄芪30g 白术15g 山药20g 薏苡仁20g 萹蓄12g 瞿麦12g 生甘草6g

上方7剂。

三诊:水肿已消,复查尿常规,尿蛋白(＋－),继守原方再服7剂。

按:水肿一证,先分阴阳,凡感风邪、水气、湿毒、湿热诸邪,症见表热实证者,多按阳水论治,凡饮食劳倦、房劳过度、损伤正气证见里、虚、寒证者,多以阴水论治,治疗上除用发汗利尿、攻逐之法外,还有健脾、温肾等法,而诸治法,或单用,或合用,根据病情而定。

吕老评语:水肿是指由外感、内伤多种原因引起肺、脾、肾三脏对水液气化、输布功能失调而致体内水液潴留、泛溢肌肤的一组综合征。包括西医的心源性、肾源性、营养不良性、内分泌失调性水肿等多种疾病,中医统称为"水肿"。该患者既往有肾炎病史,又见水肿、蛋白尿,故肾病水肿可以确定。病程逾月,宿疾再发,为水湿之邪,浸渍肌肤而致肢体水肿,故采用健脾化湿利水为法,用四苓散合玉米须、白茅根利水消肿,萹蓄、瞿麦清利湿热,黄芪、白术、山药、薏苡仁、陈皮健脾利水,因尿中隐血(＋＋),故加一味小蓟凉血宁络。

(陈 微)

二十五、水肿/慢性肾衰竭

患者:戴某某,女,49岁。

初诊:2016年4月。

主诉:乏力,下肢水肿1个月余。

病史:患者既往有"慢性肾炎"病史,12月份在我院内二科诊断为"慢性肾功能不全",现自觉腰酸乏力,双下肢有时水肿,纳谷尚可。舌淡红,脉细缓。

体检:面部轻度水肿,双下肢轻度水肿,心肺听诊阴性。

辅助检查:尿常规示尿蛋白(+++),肾功能示尿素氮10.8mmol/L,肌酐128μmol/L,尿酸480μmol/L,血压150/94mmHg,血常规示血红蛋白72g/L。

辨证:脾肾两虚,水湿滞留,脾虚不能通调水道,肾虚不能蒸腾水液,故可见乏力、水肿。

诊断:水肿,脾肾两虚,慢性肾衰竭,高血压肾病。

治则治法:健脾补肾,利水消肿。

方药:

生黄芪20g 党参15g 白术15g 山药20g 薏苡仁30g 玉米须30g 冬瓜皮15g 茯苓10g 泽泻10g 淫羊藿10g 车前子10g 怀牛膝9g 蚕沙9g 六月雪10g 陈皮9g 茯苓皮15g 炙甘草6g

上方7剂,水煎服,每日1剂,早晚分服。

二诊:患者乏力好转,水肿基本消退。查体舌淡红,脉细。

守原方加减:

熟地12g 蔻仁^(打、后下)5g 生黄芪20g 党参15g 白术15g 山药20g 薏仁30g 玉米须30g 冬瓜皮15g 茯苓10g 泽泻10g 淫羊藿9g 车前子10g 怀牛膝9g 蚕沙9g 六月雪10g 陈皮8g 茯苓皮15g 炙甘草6g

上方7剂,水煎服,每日1剂,早晚分服。

三诊:症状稳定,后坚持此方,小有出入,2个月后复查,血红蛋白108g/L,肾功能正常。

按:水肿一证,涉及心肺脾肾诸脏,且又相互影响,但以肾为本,需注意阴阳、寒热、虚实之间的错杂与转化。治疗方法有发汗、利尿、攻逐、健脾、温肾、降浊、化瘀等。病程较久者易反复发作,正虚邪恋,缠绵难愈,同时还需注意调控血压,预防感冒,不宜过度疲劳等。

吕老评语:慢性肾功能不全以水肿为主要表现者,可诊断为"水肿"。呕吐尿少明显者为关格,均是由于肾病日久,肾气被遏,气化失司,湿热毒邪内停,多为虚实夹杂、正虚邪实、虚多实少之候。该案病情虽属脾肾两虚,但以脾虚为主,故在治疗上健脾利水以消水肿,待水肿消退之后,再予补脾补肾、益气活血以扶正。

(陈　微)

134

二十六、胃脘痛/糜烂性胃炎

患者:王某,男,36 岁。

初诊:2018 年 10 月 29 日。

主诉:上腹痛反复发作 10 年。

病史:近 10 年来经常上腹痛,轻度胀满,时嗳气,纳寐可,二便可。

体检:腹软,无压痛,舌边齿痕裂纹,脉沉缓。

辅助检查:曾做胃镜检查示胃窦黏膜病变,复查胃镜示糜烂性胃炎,肝胆胰脾 B 超示胆囊壁毛糙。

诊断:胃脘痛,糜烂性胃炎(肝胃气滞)。

治则治法:行气和胃。

方药:

北柴胡 9g　炒枳壳 9g　川厚朴 9g　木香 9g　醋延胡索(打)15g　陈皮 9g　白芷 9g　徐长卿 10g　乌贼骨 15g　炒白术 15g　炒白芍 15g　旋覆花(布包) 10g　党参 20g　茯苓 10g　炙甘草 6g

上方 10 剂,水煎服,口服,1 日 2 次。

二诊:2018 年 11 月 11 日。症状好转,仍有嗳气,继守原方加入大腹皮 10g、刀豆子 9g,14 剂。

三诊:2018 年 11 月 25 日。症情稳定,有时隐隐作痛,无泛酸,大便正常。原方去白芷,加入干姜 6g,14 剂。

四诊:2018 年 12 月 9 日。仍有时上腹疼痛,无明显反酸嗳气,纳寐可,大便 1

次 1 日。舌苔薄黄边有齿痕,脉缓。诊断为胃脘痛,糜烂性胃炎,继守原方。

方药调整如下:

北柴胡 9g　炒枳壳 9g　川厚朴 9g　木香 9g　青皮 9g　陈皮 9g　醋延胡

索^(打)15g　徐长卿 10g　炒白术 15g　炒白芍 15g　党参 20g　乌药 9g

醋香附^(打)9g　砂仁^(打,后下)6g　炙甘草 6g

上方 14 剂,水煎服,口服,1 日 2 次。

五诊:2018 年 12 月 23 日。病史同前,症情稳定,有时口干,原方加入石斛 15g,14 剂。

按:胃脘痛又称胃痛,是指以上腹胃脘部近心窝处疼痛为主症的病证。临床表现为上腹疼痛不适,西医学中慢性胃炎、胃溃疡、十二指肠溃疡等疾病以上腹部疼痛为主要症状者,均可参照本病治疗。其发生主要由外邪犯胃、饮食伤胃、情志不畅和脾胃素虚等,导致胃气郁滞、胃失和降而发生胃痛。早期由外邪、饮食、情志所伤者,多为实证,后期常为脾胃虚弱,多虚实夹杂,病理因素主要有气滞、寒凝、热郁、湿阻、血瘀。临床辨证要点:①辨寒热;②辨在气在血;③辨兼夹证。治法方药:①疏肝理气,肝疏泄功能正常,气顺则通,胃自安和,即所谓“治肝可以安胃”。素体脾胃虚弱,或饮食、劳累损伤脾胃,中焦气化失职,气机壅滞,也会影响肝之疏泄功能,即“土壅木郁”,此时当培土泄木。②活血通络,肝失疏泄,木郁土壅,气滞则血瘀。故胃病初起在气,气滞日久影响血络通畅,可致血瘀胃络,丹参、莪术等药常用。③清解郁热,宿食、痰饮积于中焦,气机不畅,日久郁而化热,当患者出现口干口苦、潮热自汗、大便干结或黏腻、舌苔变黄之时,显示郁热在内。治疗可适当选用清热药,如蒲公英、连翘、黄连等。④健脾益胃,慢性胃痛病程长,病情缠绵,多见虚象。治疗需补虚以培土。慢性胃痛的虚证主要有脾气虚弱和胃阴不足,可分别选用补中益气汤或沙参麦冬汤加减。对于同时存在脾气虚弱和胃阴不足、具有气阴两虚之候者,可益气养阴、健脾养胃并举,治疗常选用麦冬、玉竹、石斛等。该患者慢性胃痛,属肝、胃、脾三脏功能失调,治以疏肝健脾和胃,行气止痛,方中柴胡、炒枳壳、川厚朴、木香、陈皮疏肝理气消胀;醋延胡索、白芷、徐长卿止痛;旋覆花降气止嗳,佐以四君子汤健脾益气养胃。二诊时仍有嗳气加入大腹皮、刀豆子行气温中止呃。三诊患者隐隐作痛加用干姜温中散寒。四诊加用青皮、香附、乌药、砂仁疏肝理气之效,体现治胃痛当以疏肝和胃之法。五诊时因有口干加入石斛养阴、益胃。

吕老评语：《素问》有云"木郁之发，民病胃脘，当心而痛"，说明肝木偏盛是引起胃脘痛的重要缘由。引起胃脘痛者无论是外邪还是内伤，总由乎脏腑功能失调，主在胃，关联肝脾，痛则不通，治法当以通法为主，以通为要。疏肝行气和胃，是治疗胃脘痛的主要大法，常选用行气药炒枳壳、川厚朴、云木香、青陈皮、佛手、大腹皮等，止痛喜用醋延胡索、炒川楝子、白芷、徐长卿。徐长卿虽然为祛风散寒药，但有较强的止痛作用，对胃脘痛寒凝气滞型尤为适宜；白芷为发散风寒药，又有消肿排脓作用，和行气养胃药同用，有辛散温通止痛之效，但量不宜大。

（柯翠英）

二十七、胃痞/更年期综合征

患者：田某某，女，49岁。

初诊：2019年3月21日。

主诉：经常上腹部灼热不适反复发作多年伴潮热出汗两年。

病史：多年来经常上腹部灼热感，无胀满疼痛，偶反酸嗳气，口干苦，纳寐可，已绝经两年余，时潮热出汗，大便二三日一解。

体检：舌苔薄黄，脉细。

辅助检查：胃镜示浅表性胃炎。

诊断：胃痞，更年期综合征。

治则治法：健脾养胃，益气敛汗。

方药：

蒲公英15g　北柴胡9g　陈皮9g　茯苓9g　煅龙骨(打、先煎)20g　煅牡蛎(打、先煎)20g　乌贼骨15g　浮小麦30g　淮小麦30g　糯稻根30g　党参片15g　白芍12g　白术12g　旋覆花(布包)10g　紫苏梗9g　炙甘草6g

上方10剂，水煎服，每日1剂，分两次口服。

二诊：2019年3月31日。症状好转，仍有口苦，原方加入黄连5g、吴茱萸3g，10剂，水煎服，每日1剂，分两次口服。

三诊：2019年4月11日。病史同前，症状好转，昨日进食瘦肉时又有灼热感，大便基本正常，潮热出汗好转。舌苔薄黄腻，脉细。

予调整用药:

蒲公英10g　北柴胡9g　茯苓9g　煅龙骨^(打、先煎)20g　煅牡蛎^(打、先煎)20g

乌贼骨15g　浮小麦30g　淮小麦30g　党参片10g　白术12g　黄连5g

吴茱萸4g　川厚朴9g　佛手9g　炙甘草6g

上方10剂,水煎服,每日1剂,分两次口服。

四诊:2019年4月21日。病史同前,夜寐欠宁,原方加入炒酸枣仁^(打碎)20g,
10剂,水煎服,每日1剂,分两次口服。

五诊:2019年5月5日。未再潮热出汗,夜寐好转,症情稳定,舌淡红苔薄,
脉细。拟守原方加减以巩固。

137

方药如下:

蒲公英15g　茯苓9g　煅牡蛎^(打、先煎)20g　乌贼骨10g　党参片15g　白术
10g　炒枳壳6g　青皮9g　陈皮9g　炒酸枣仁^(打碎)20g　柏子仁9g　淮小
麦30g　炙甘草6g

10剂,水煎服,每日1剂,分两次口服。

按:患者诊断为胃痞、更年期综合征,辨证为肝郁气滞兼脾虚胃热,故方用四
君子汤、左金丸、酸枣仁汤加减。方中四君子汤(党参、茯苓、白术、炙甘草)补气
健脾养胃,蒲公英清泻胃火,柴胡疏肝解郁,陈皮理气行滞,白芍养血柔肝,乌贼
骨、牡蛎制酸止痛,煅龙牡、浮淮小麦、糯稻根敛汗止汗,旋覆花降逆止呕,紫苏梗
下气除呃。二诊加入左金丸清泻肝火。三诊病情有反复,予以调整药量,加用川
厚朴、佛手行气除痞满,蒲公英减量使用。患者四诊症情稳定,固夜寐欠宁,加入
炒酸枣仁养肝安神。五诊患者未再潮热盗汗,大便难解,有胃脘灼热感,调整蒲
公英药量为15g,加入青陈皮、炒枳壳行气和胃。该患者有肝郁气滞、脾虚、胃热
等症,故选用多种经典方剂加减治疗。久痞虚实夹杂,寒热并见,应温清兼用,辛
开苦降,虚实兼顾。

吕老评语:胃痞的主症是痞满痛,关联脏腑胃脾肝,主因是脾虚、肝郁、胃滞,
治疗大法是疏肝、健脾、行气和胃。该患者七七天癸竭,肾阴阳亏虚,肾阴虚则水
不涵木,阳失潜藏,阴虚则阳亢,故潮热而汗出,所以在治疗上,既考虑疏肝和胃
又兼顾补脾益气敛汗,不用养阴滋腻之品,以防碍胃。值得强调的是牡蛎一味,
生者滋阴潜阳,镇静安神,但其煅制后既收敛固涩,又制酸止痛,对于该患者既有

胃脘不适泛酸,又有潮热出汗,可谓一药二效。

(柯翠英)

二十八、鼓胀/肝硬化腹腔积液

患者:程某某,男,80岁。

初诊:2019年8月22日。

主诉:反复右上腹不适15年,再发加重伴腹胀半月。

病史:患者诉既往有肝硬化病史15年,脾大伴功能亢进,经常腹胀伴腹腔积液,曾多次住院治疗,近半月来症状又反复,前来就诊,大便不畅利,纳寐可。

体检:舌质淡红,苔白腻,脉沉缓。下肢凹陷性水肿(+),B超检查示肝硬化伴腹腔积液,脾大。

诊断:鼓胀,肝硬化,腹腔积液(脾虚水困)。

治则治法:健脾行气,消肿利水。

方药:

炒枳壳7g 大腹皮10g 陈皮8g 茯苓皮9g 泽泻9g 薏苡仁15g 玉米须30g 炒稻芽12g 炒麦芽12g 焦山楂12g 党参片15g 白术10g 炒白扁豆10g 陈葫芦瓢15g 炙甘草5g

上方5剂,水煎服,口服,1日2次。

二诊:2019年8月28日。腹胀好转,腹腔积液减少,纳食正常,大便3次/日,舌淡红,脉沉缓。原方加入墨旱莲15g、女贞子15g、炒乌药8g,7剂,后均以此方加减,服药月余,诸症好转,病情稳定。

按:肝硬化是一种常见的慢性肝病,由一种或多种病因的长期或反复作用,引起肝细胞弥漫性变性、坏死、再生和再生结节,以及纤维组织增生、纤维隔形成等改变,终致正常肝小叶结构破坏、血管改建和假小叶形成,使肝脏逐渐变形、变硬而形成肝硬化。早期(代偿期)可无明显症状,或表现为肝区痛、食纳差、腹胀、便溏、乏力等一般慢性肝病的症状,晚期(失代偿期)则以肝功能损害及门静脉高压(脾脏明显增大、脾功能亢进、腹腔积液、食管下端及胃底静脉曲张等)为主要表现,并常出现严重并发症。本病归属中医"鼓胀"范畴,该患者辨证为脾虚水困,由于脾阳不振,寒湿停聚,水蓄不行,故腹大胀满,按之如囊裹水。脾为湿困,阳气失于舒展,故精神困倦,怯寒懒动。水液不行,故小便少,大便溏,下肢水肿。苔白腻,脉缓均为湿胜阳微之候。鼓胀病其基本病理变化总属肝、脾、肾受损,气滞、血瘀、水停腹中。病变脏器主要在于肝脾,久则及肾。该案由于脾虚水困,故用党参、白术、甘草补气健脾;炒扁豆、炒薏苡仁健脾利湿,具有扶正与祛邪双重作用;陈皮理气降逆;炒枳壳行气消胀;大腹皮、茯苓皮、泽泻、玉米须、陈葫芦瓢加强渗湿利水消肿之功;炒谷芽、炒麦芽、焦山楂行气健脾消食。全方共奏健脾益气化湿之功。二诊加入二至丸滋补肝肾。

吕老评语:鼓胀的病性系本虚标实,虚实夹杂,本虚是肝脾肾皆虚,标实是气血水互结壅滞腹中。病初期一般实证居多,治以祛邪为主,根据气滞、血瘀、水聚之偏重,而分别侧重于理气、活血、利水之法,水邪壅盛者,亦可暂时攻逐,但不可攻伐太过,中病即止。后期则以正虚为主,表现为正虚邪实、虚实夹杂之候,治当扶正祛邪,重在补脾疏肝,补中有疏,不可一味地用补药,导致本虚未复、标实的症状又现。当然,临床上还要根据脾肾阳虚或肝肾阴虚之不同,应分别兼用温阳或滋阴之法。

(柯翠英)

二十九、乳癖

患者:黄某某,女,36 岁。

初诊:2015 年 3 月 12 日。

主诉:经行乳痛反复发作多年。

病史:患者每于经来即出现乳房胀痛,自觉有包块,经期提前。末次月经时间 2015 年 2 月 16 日。

体检:舌淡红苔薄白,脉细弦。

辅助检查:B 超示双乳小叶增生,右乳低回声($6mm \times 9mm$),左乳低回声($4mm \times 5mm$)。

诊断:乳癖。

治则治法:疏肝散癖。

方药:

北柴胡 9g　　青皮 9g　　陈皮 9g　　八月札 10g　　山慈菇 9g　　白芷 9g　　徐长卿

10g　醋香附^(打)9g　醋延胡索^(打)12g　炒川楝子 9g　橘叶 10g　橘核 10g

路路通 10g　生牡蛎^(打、先煎)20g　赤芍 15g　丹皮 9g　生甘草 6g

上方 7 剂,每日 1 剂,早晚分服。

二诊:末次月经时间 2015 年 3 月 15 日,量中,乳房未痛,继守原方加海藻 15g、昆布 15g,去生甘草。

拟方如下:

北柴胡 9g　青皮 9g　陈皮 9g　八月札 10g　山慈菇 9g　白芷 9g　徐长卿 10g　醋香附^(打)9g　醋延胡索^(打)12g　炒川楝子 9g　橘叶 10g　橘核 10g

路路通 10g　生牡蛎^(打、先煎)20g　赤芍 15g　丹皮 9g　海藻 15g　昆布 15g

上方 10 剂,每日 1 剂,早晚分服。

三诊:症状好转,刻下无不适,舌淡红苔薄白,脉细缓。继以活血化瘀、软坚散结。

拟方如下:

赤芍 15g　白芍 15g　丹皮 9g　醋延胡索^(打)15g　炒川楝子 9g　蒲黄 6g

炒五灵脂^(布包)9g　广三七^(打)6g　徐长卿 10g　生牡蛎^(打、先煎)20g　乌贼骨 15g　酥龟板^(打、先煎)15g　仙鹤草 15g　炒地榆 10g　生甘草 6g

上方 10 剂,每日 1 剂,早晚分服。

按:乳癖是中医外科的常见病、多发病。由于情志不遂,或受到精神刺激,导致肝气郁结、气机阻滞、肝郁痰凝,阻于乳络而发;或因冲任失调,上则乳房痰浊凝结而发病,下则经水逆乱而月经失调。方用北柴胡疏肝解郁,青皮、陈皮、山慈菇、八月札、醋香附、徐长卿、醋延胡索、炒川楝子主化痰、调肝行气,橘叶、橘核、路路通、生牡蛎、酥龟板化痰、软坚、散结,赤芍、丹皮、蒲黄、五灵脂、广三七活血化瘀,生甘草调和诸药。

吕老评语:《外科正宗》曰:"乳癖为乳中结核,形为丸卵或垂坠,时痛或不痛,皮色不变,其核随喜怒增长,系由思虑伤脾,恼怒伤肝,郁结而成。"故治疗常以疏肝理气活血消癥、化瘀通络为法。该患者首诊、二诊均以疏肝散癖为法,三诊时以凉血化瘀调肝理冲。

(陶　芸)

三十、乳痈

患者:张某某,女,33 岁。

初诊:2015 年 11 月 2 日。

主诉:左乳房包块红肿疼痛 20 余日。

病史:20 余日来,左乳房包块红肿疼痛,其间曾发热,无腹痛、恶心、呕吐、饮食可,二便正常。

体检:舌淡红苔薄黄,脉细缓。

辅助检查:B 超检查示哺乳期乳腺,双侧乳腺囊性包块(考虑脓肿可能)。血常规:WBC 12.31×10⁹/L,N% 72.71%。

诊断:乳痈,急性乳腺炎。

治则治法:清热解毒散结。

方药:

蒲公英 30g　金银花 20g　连翘 10g　赤芍 15g　北柴胡 9g　皂角刺 9g　白芷 9g　大贝母 10g　制乳没^(各)8g　丝瓜络 8g　漏芦 9g　生甘草 9g

上方 5 剂,每日 1 剂,早晚分服。

二诊:患者诉左侧乳房肿块仍有疼痛,无畏寒、发热。舌苔薄黄,脉细缓。守原方加入:炮山甲^(打、先煎)6g,醋延胡索^(打)15g,炒川楝子 10g,青陈皮^(各)9g,丹皮 9g,5 剂,每日 1 剂,早晚分服,并以黄金散外敷。

方药如下:

蒲公英 30g　金银花 20g　连翘 10g　赤芍 15g　北柴胡 9g　皂角刺 9g　白芷 9g　大贝母 10g　制乳没^(各)8g　炮山甲^(打、先煎)6g　丝瓜络 8g　漏芦 9g　生甘草 9g　醋延胡索^(打)15g　炒川楝子 10g　青陈皮^(各)9g　丹皮 9g

上方 5 剂,每日 1 剂,早晚分服。

三诊:患者诉左侧乳房疼痛缓解,舌淡苔薄黄,脉细缓,继以黄金散外敷并守原方加减,7 剂,每日 1 剂,早晚分服。后随访痊愈。

吕老评语:乳痈即西医的"急性乳腺炎、乳腺脓肿",多为乳汁淤积、乳络不畅,继以化热生毒所致,治法早期应疏肝清热、通乳消肿,一旦脓肿形成,应当切开排脓引流,适时可配合中药益气托毒排脓。我常在早期用仙方活命饮合三花汤,该患者B超示脓肿可能,故仍用清热解毒、消痈散结之法。

(陶　芸)

三十一、带下病

患者:徐某某,女,37岁。

初诊:2015年5月9日。

主诉:阴痒带多反复缠绵1年余。

病史:患者1年余经常白带多,伴瘙痒,色黄无异味,月经先期不定。末次月经时间2014年10月18日,量少,1周净。

体检:妇检见外阴湿疹。舌淡红苔薄白,脉细缓。

诊断:带下病。

治则治法:清热利湿。

方药:

白鲜皮12g　地肤子10g　苦参15g　土茯苓15g　薏苡仁30g　白芷9g
金银花15g　连翘10g　泽泻10g　黄柏9g　萆薢10g　茯苓9g　生甘草6g
上方5剂,每日1剂,早晚分服。

外洗方:

蛇舌草30g　蒲公英30g　黄柏15g　蛇床子20g　白鲜皮20g　生甘草6g
上方3剂,每晚煎水外洗患处,每剂药煎二次,洗二次,用两日。

二诊:外阴瘙痒带多,经治好转,舌淡红苔薄白,脉细缓,口服中药守原方加茵陈15g、车前子9g。

拟方如下:

白鲜皮12g　地肤子10g　苦参15g　土茯苓15g　薏苡仁30g　白芷9g
金银花15g　连翘10g　泽泻10g　黄柏9g　萆薢10g　茯苓9g　生甘草6g　茵陈15g　车前子9g

上方7剂,每日1剂,早晚分服。外洗方加苦参20g。

拟方如下:

蛇舌草30g　蒲公英30g　黄柏15g　蛇床子20g　白鲜皮20g　生甘草6g
苦参20g

上方 4 剂,每晚煎水外洗患处,每剂药煎二次,洗二次,用两日。

三诊:月经于 5 月 1 日来潮,经期尚准,量不多,5 日净,白带已少,未再阴痒,继守原方以巩固。

按:患者因阴痒带多就诊,阴道炎为中医带下病,是指带下量明显增多,色、质、气味发生异常。乃湿邪为患,其病缠绵,反复发作,不易速愈。方中白鲜皮、地肤子、金银花、连翘以清热解毒,苦参、黄柏以清热燥湿,土茯苓、薏苡仁、白芷、泽泻、萆薢、茯苓以利湿,生甘草以调和诸药。外洗方用吕老四味洗剂加减,以增清热利湿治带之效。

吕老评语:关于带下病的记载最早见于《内经》,"任脉为病……女子带下瘕聚"。此病是妇女的常见病、多发病,大体分为脾虚、肾虚,湿热下注,瘀毒蕴结,阴虚夹湿等,以湿热下注、脾虚为常见,脾主运化、主湿,故与脾关系密切,总以清利湿热、健脾利湿为主要治法。有热毒者当予清热解毒,治带常用药有黄柏、泽泻、茯苓、车前子、薏苡仁、苍术、白术、白芷、山药、白鲜皮、地肤子、苦参、土茯苓、鸡冠花、炒椿皮等,清热解毒当用金银花、连翘、败酱草、蒲公英、白花蛇舌草等。

(陶　芸)

三十二、先兆流产

患者:苏某某,女,29 岁。

初诊:2015 年 9 月 8 日。

主诉:孕 40 余日,下腹钝痛 1 周。

病史:患者 40 余日未来月经,尿 HCG(+),近一周下腹钝痛,无阴道出血。

体检:舌淡红苔薄黄,脉细。

辅助检查:外院查黄体酮偏低,B 超示宫内有孕囊。

诊断:先兆流产。

治则治法:补脾益气,益肾固胎。

方药:

炙黄芪 15g　党参 15g　炒白芍 15g　炒白术 15g　菟丝子 15g　北柴胡 8g

炙升麻 6g　苎麻根 9g　山药 15g　炒续断 15g　桑寄生 15g　炒杜仲 15g

炙甘草 6g

上方 4 剂,每日 1 剂,早晚分服。

二诊:患者经治好转,未再下腹痛,无出血,轻度恶心、呕吐、纳差,舌淡红苔薄,脉细滑,继守原方加入苏叶 6g、姜竹茹 9g。

拟方如下:

炙黄芪 15g　党参 15g　炒白芍 15g　炒白术 15g　菟丝子 15g　北柴胡 8g

炙升麻 6g　苎麻根 9g　山药 15g　炒续断 15g　桑寄生 15g　炒杜仲 15g

苏叶 6g　姜竹茹 9g　炙甘草 6g

上方 4 剂,每日 1 剂,早晚分服。

三诊:复查血 HCG、黄体酮均符合妊娠月份,未再腹痛,纳谷不多,守原方去柴胡、升麻,加入砂仁^(打、后下)5g。

拟方如下:

炙黄芪 15g　党参 15g　炒白芍 15g　炒白术 15g　菟丝子 15g　苎麻根 9g

山药 15g　炒续断 15g　桑寄生 15g　炒杜仲 15g　苏叶 6g　姜竹茹 9g　砂仁^(打、后下)5g　炙甘草 6g

上方 7 剂,每日 1 剂,早晚分服。

按:妊娠期出现腰酸腹痛、胎动下坠,或阴道少量流血者,西医称为"先兆流产",中医多称"胎动不安"。该病主要发病机制是冲任气血失调、胎元不固,常为肾虚、气虚、血热、外伤和癥瘕伤胎所致。本案以补脾益气、益肾固胎为法,其中黄芪、党参、炒白芍、炒白术、山药主补脾益气,菟丝子、苎麻根、炒续断、桑寄生、炒杜仲补肾固胎,炙升麻升提,炙甘草调和诸药。

吕老评语:妊娠期内,不规则的阴道出血被称为"胎漏",如果同时伴有腰酸、腹痛、小腹坠胀,则被称为"胎动不安",均属西医"先兆流产"范畴。中医将该病分为肾虚、血热、气血虚弱、血瘀证 4 型,治疗原则是补肾安胎,根据不同证型辅以清热凉血、益气养血或化瘀固冲。该案属脾肾两虚、气血不足,故用寿胎丸合补中益气法来补肾健脾以固胎。苎麻根甘、寒,既能止血又能清热安胎,凡胎热不安、胎漏下血可用之,我常在应证方药中加入苎麻根一味。

(陶　芸)

三十三、癥瘕/右附件囊肿

患者:王某某,女,37 岁。

初诊:2015 年 11 月 12 日。

主诉:体检发现右附件囊肿。

病史:平时月经多推迟,40～50 日一潮,量中,偶有下腹痛。末次月经时间 2015 年 10 月 29 日。

体检:舌淡红苔薄白,脉沉缓。

妇检:右侧附件及一 3cm×3cm 大小包块,压痛(＋)。

辅助检查:11 月 10 日 B 超检查示右侧附件无回声(考虑附件囊肿)。

诊断:癥瘕,右附件囊肿。

治则治法:活血行气,消癥散结。

方药:

桂枝 8g　川牛膝 9g　当归 12g　川芎 9g　青陈皮^(各)9g　八月札 10g　山慈菇 10g　赤芍 15g　丹参 15g　醋香附^(打)9g　白芷 9g　生甘草 6g

上方 5 剂,每日 1 剂,早晚分服。

灌肠方:

红藤 30g　败酱草 30g　三棱 20g　莪术 20g　蒲公英 30g　制乳没^(各)20g　生牡蛎^(打、先煎)40g　生甘草 6g

上方 5 剂,浓煎灌肠,每日 1 剂。

二诊:复查妇检,右侧附件无压痛,舌淡红苔薄白,脉沉缓,继守原方加石见穿 10g,灌肠方不变。

拟方如下:

桂枝 8g　川牛膝 9g　当归 12g　川芎 9g　青陈皮^(各)9g　八月札 10g　山慈菇 10g　赤芍 15g　丹参 15g　醋香附^(打)9g　白芷 9g　石见穿 10g　生甘草 6g

上方 5 剂,每日 1 剂,早晚分服。

灌肠方:

红藤 30g　败酱草 30g　三棱 20g　莪术 20g　蒲公英 30g　制乳没^(各)20g　生牡蛎^(打、先煎)40g　生甘草 6g

上方 5 剂,浓煎灌肠,每日 1 剂。

患者一直坚持口服药＋灌肠方一个月,治疗结束时复查 B 超未见囊肿。

按:妇女下腹有结块,或胀、或满、或痛者,称为癥瘕。《素问·骨空论》中云:

"任脉为病……女子带下瘕聚。"本病多因脏腑不和、气机阻滞、瘀血内停、气聚为瘕、血结为瘕，常为气滞、血瘀、痰湿和热毒所致。口服方主以活血行气、消瘕散结，合以灌肠方药更增强消瘕散结的功效。口服方中：桂枝、当归温经活血而消症，牛膝引血下行，川芎、青皮、陈皮行气化痰散结，八月札、山慈菇理气活血、消瘕散结，香附、白芷增强行气活血之功，生甘草调和诸药。

吕老评语：下腹部包块，包括附件囊肿，中医均称之为"瘕瘕"，它既指良性肿瘤，也指恶性肿瘤，故在中医治疗前，应排除恶性肿瘤。一旦确诊恶性的必须尽快采取手术、化疗、放疗配合中医药治疗，良性者可中医辨证施治，常采取中药口服＋灌肠治疗。该患者为气滞血瘀型，故治以行气活血、消瘕散结为法，效果很好。

（陶 芸）

三十四、产后乳汁不足

患者：刘某某，女，27 岁。

初诊：2015 年 12 月 16 日。

主诉：产后乳汁少 1 个月。

病史：患者 1 个月前自然分娩，至今仍乳汁不足，纳寐可，恶露少许，一直未净。

体检：舌淡苔薄白，脉缓。

辅助检查：血常规示 WBC 10.95×10^9/L，B 超示产后子宫、未见明显残留。双侧附件未见明显异常。

诊断：产后乳汁不足。

治则治法：益气养阴通乳。

方药：

生黄芪 30g　党参 20g　桔梗 8g　麦冬 9g　通草 7g　漏芦 7g　白术 15g
墨旱莲 15g　仙鹤草 15g　乌贼骨 10g　生甘草 6g

上方 5 剂，每日 1 剂，早晚分服。

二诊：患者服药后，乳汁量明显增多，恶露净，守原方再服 7 剂，每日 1 剂，早晚分服。后电话随访，乳汁一直较多。

按:产后乳汁不足又称缺乳,为哺乳期内产妇乳汁甚少,或全无。主要为化源不足、无乳可下,或肝郁气滞、乳络不通,乳汁不得而下,常为气血虚弱和肝郁气滞所致。本方以益气养阴通乳为主,方中生黄芪、党参、麦冬、白术益气养阴,桔梗、通草、漏芦以行气通乳,兼以墨旱莲、仙鹤草、乌贼骨以调治恶露不净,生甘草调和诸药。

吕老评语:乳汁不足的病因一是气血虚弱,二是肝郁气滞。气血虚弱、乳汁化源不足所致无乳可下,需补气养血以通乳,以《傅青主女科》中的通乳丹(通乳丹由人参、黄芪、当归、麦冬、通草、桔梗组成)主之。该案由于恶露未净,因此减去活血的当归,加入仙鹤草、墨旱莲、乌贼骨止血,另外加入漏芦以通络下乳。

(陶 芸)

147

三十五、慢性盆腔炎

患者:刘某,女,28岁。

初诊:2020年5月1日。

主诉:腰腹痛反复发作2个月余。

病史:患者近2个月经常出现腰痛,下腹钝痛,且反复发作,经来时腰痛加重,月经提前3天,量多,夹血块,平素白带量多,末次月经时间2020年2月25日。生育史:1-0-1-1。暂避孕,夜寐差,有盆腔炎病史3年,多次治疗。

体检:舌淡红苔薄白,脉细弦。妇检宫体压痛(+)。

辅助检查:血常规正常。

诊断:慢性盆腔炎。

治则治法:清利湿热,补肾强腰。

方药:

炒杜仲15g 炒续断15g 桑寄生15g 怀牛膝9g 大血藤20g 败酱草15g 蒲公英15g 醋延胡索^(打)15g 白芷9g 徐长卿10g 炒乌药9g 赤芍15g 白芍15g 炒酸枣仁^(打碎)20g 柏子仁9g 夜交藤20g 茯神10g 制独活9g 生甘草6g

上方7剂,每日1剂,早晚分服。

二诊:患者症状好转,但诉服药后胃脘时痛,大便不成形,1次/日。舌淡红,脉缓。拟守原方去败酱草、蒲公英、怀牛膝、制独活,加入青皮 9g、陈皮 9g、砂仁^(打、后下)5g、炒枳壳 9g。

拟方如下:

炒杜仲 15g 炒续断 15g 桑寄生 15g 大血藤 20g 醋延胡索^(打)15g 白芷 9g 徐长卿 10g 炒乌药 9g 赤芍 15g 白芍 15g 炒酸枣仁^(打碎)20g 柏子仁 9g 夜交藤 20g 茯神 10g 生甘草 6g 青皮 9g 陈皮 9g 砂仁^(打、后下)5g 炒枳壳 9g

上方 10 剂,每日 1 剂,早晚分服。

三诊:腰腹痛均未再作,纳寐亦好转,妇检宫体压痛(±)。原方再服 10 剂,每日 1 剂,早晚分服。

按:慢性盆腔炎现又称为盆腔炎性疾病后遗症。多由盆腔炎性疾病未能得到及时正确的治疗、迁延日久而来,导致临床缠绵难愈,以不孕、输卵管妊娠、慢性盆腔痛、炎症反复发作为主要临床表现,严重影响妇女的生殖健康和生活质量。本病病因较为复杂,可概括为湿、热、瘀、寒、虚 5 个方面。湿热是本病的主要致病因素,瘀血阻遏为本病的根本病机,临床可分为湿热瘀结、气滞血瘀、寒湿瘀滞、气虚血瘀、肾虚血瘀 5 型。然而临床中并不拘泥于哪一型,由于湿热毒邪残留于胞宫、冲任,与气血搏结、聚结成瘀,故病情缠绵,证候虚实错杂。一般而言,本病以实证或虚实夹杂证多见,纯虚证少见,有时还可出现两型同时显现的情况。所以吕老在首方中以大血藤、败酱草、蒲公英清热解毒以除湿热;加炒杜仲、炒续断、桑寄生、怀牛膝补肾强腰;醋延胡索、白芷、徐长卿、炒乌药行气止痛;白芍养血柔肝,缓急止痛;赤芍行瘀、凉血、止痛;加入炒酸枣仁、柏子仁、夜交藤、茯神宁心安神,改善夜寐不佳的症状;佐一味独活祛风湿,治腰膝疼痛;生甘草清热解毒,调和诸药。诸药共奏补肾强腰、清热利湿之功。二诊中患者症状好转,但出现胃脘时痛、大便不成形,故去苦寒的败酱草、蒲公英、怀牛膝,加入青皮、陈皮及砂仁芳香醒脾,行气和胃。

吕老评语:慢性盆腔炎常为急性盆腔炎未能彻底治愈,或患者体质虚弱、病程迁延日久所致,也有无急性发病史,起病缓慢,病情顽固,反复不愈。多因邪热余毒残留,与冲任之气血相搏结,凝聚不去,日久难愈,继之耗伤气血、虚实夹杂,总的可概括为湿、热、瘀、虚。慢性盆腔炎急性发作期又以湿热蕴结为主要病因,根据临床表现和证型,分别予以清利湿热、活血化瘀、理气止痛、益气健脾、化瘀散结等法治疗。

（陶　芸）

三十六、更年期综合征/经断前后诸证

患者:陈某某,女,52 岁。

初诊:2020 年 10 月 7 日。

主诉:咽部异物感伴潮热出汗 1 年余。

病史:患者近 1 年来经常咽部有痰黏附、异物感,头部紧箍感,脑鸣,时潮热出汗,纳寐差,面黄,大便正常,已绝经两年。

体检:舌苔薄黄,脉沉细弦。

辅助检查:7 月 13 日头颅 CT 示双额叶皮层下脑梗,透明隔囊肿,生化全套正常。

诊断:更年期综合征,经断前后诸证。

治则治法:滋阴补肾,疏肝解郁,化痰利咽。

方药:

煅龙骨^(打、先煎)30g　煅牡蛎^(打、先煎)30g　石决明^(打、先煎)30g　茯苓 10g　陈皮 9g　石菖蒲 9g　郁金 9g　北柴胡 9g　麦冬 10g　木蝴蝶 6g　蝉蜕 7g　白芍 15g　白术 15g　浮小麦 30g　淮小麦 30g　糯稻根 30g　太子参 20g　白蒺藜 9g　炙甘草 6g

上方 10 剂,每日 1 剂,早晚分服。

二诊:患者症状好转,时有口干症状,仍夜寐欠安,舌苔薄黄,脉沉细弦,守原方去蝉蜕,加入石斛 15g、五味子 6g、炒酸枣仁 20g、合欢花 9g、合欢皮 9g,14 剂。

方药如下:

煅龙骨^(打、先煎)30g　煅牡蛎^(打、先煎)30g　石决明^(打、先煎)30g　茯苓 10g　陈皮 9g　石菖蒲 9g　郁金 9g　北柴胡 9g　麦冬 10g　木蝴蝶 6g　白芍术^(各)15g　浮小麦 30g　淮小麦 30g　糯稻根 30g　太子参 20g　白蒺藜 9g　石斛 15g　五味子 6g　炒酸枣仁 20g　合欢花皮^(各)9g　炙甘草 6g

上方 14 剂,每日 1 剂,早晚分服。

三诊:患者诉症状明显好转,偶有脑鸣,舌苔薄黄、脉细弦,守原方改煅龙牡为生龙牡各30g,并加入煅磁石^(打、先煎)20g、建神曲15g、蝉蜕7g,10剂。

方药如下:

生龙牡^(各、打、先煎)30g　石决明^(打、先煎)30g　茯苓10g　陈皮9g　石菖蒲9g

郁金9g　北柴胡9g　麦冬10g　木蝴蝶6g　白芍术^(各)15g　浮小麦30g

淮小麦30g　糯稻根30g　太子参20g　白蒺藜9g　石斛15g　五味子6g

炒酸枣仁20g　合欢花皮^(各)9g　煅磁石^(打、先煎)20g　建神曲15g　蝉蜕7g

炙甘草6g

上方10剂,每日1剂,早晚分服。

四诊:病情稳定,脑鸣好转,守原方10剂以巩固。

按:更年期综合征是妇科常见病,临床西医多以激素替代疗法为主,不良反应较多,而中医治疗往往效果很好。吕老认为本病与肾的阴阳失调有关,故滋阴补肾、益气敛汗应贯穿于治疗全过程。该患者以咽部异物感伴潮热出汗为主症并有头部紧箍感,治疗上在滋阴补肾、疏肝解郁、化痰利咽的基础上加入煅龙牡固涩敛汗,石决明平肝潜镇,石菖蒲醒神益智。二诊时患者症状好转,但时有口干喺差症状,故在原方基础上去疏散风热的蝉蜕,加入养胃生津、滋阴清热的石斛,五味子亦养阴生津治口渴,炒酸枣仁、合欢花、合欢皮以宁心安神。三诊时患者诸症均减轻,时有脑鸣,故为加强镇静醒脑的作用改为生龙牡,加入煅磁石平肝益肾,建神曲助消化兼制磁石,蝉蜕凉肝镇静。

吕老评语:更年期综合征即中医的断经前后诸证,分肾阴虚、肾阳虚、肾阴阳两虚三型,以肾虚为本,初期以肾阴虚为多。肾阴不足,则阳失潜藏,水不涵木,致阴虚阳亢;肾水不足以上济,则心火偏旺,心肾不交,阴阳失调,继之阴阳两虚,虚实夹杂,本虚而标实。该患者为肾虚肝郁、气结痰阻,出现咽部异物感等梅核气症状,故在治疗上增加疏肝解郁、化痰散结、清咽之品,以首先缓解主要症状,但主要治法还是滋阴潜阳。

(陶　芸)

三十七、月经过少

患者:张某,女,33岁。

初诊:2021年1月17日。

主诉:月经量少已2年。

病史:近2年来经量少,2日即净,经期提前两三日,末次月经时间2020年11月14日。生育史:2-0-2-2,平素手足怕冷。

体检:舌淡红苔薄,脉细。

辅助检查:血常规正常。

诊断:月经过少。

治则治法:补肾养血,益气活血(予以膏方处之)。

方药:

大生地150g 枸杞150g 淮山药200g 京赤芍150g 杭白芍150g 全当归150g 正川芎120g 细红花90g 光桃仁100g 醋香附(打)120g 益母草150g 淫羊藿100g 菟丝子120g 生黄芪200g 潞党参200g 于白术150g 云茯苓120g 广陈皮100g 鸡血藤300g 香砂仁(打、后下)60g 云木香80g 醋香附(打)120g 月季花60g 炙甘草60g

一月量,每日早晚各1汤匙,约20mL,开水冲服。

另加:西洋参60g,红参100g,阿胶150g,龟板胶80g,鹿角胶80g,黄酒350mL;辅料:冰糖200g,蜂蜜200g,核桃仁150g,大枣150g。

按:月经过少,即月经量少,是以月经周期正常,月经量明显减少,或行经时间不足2日,甚至点滴即净。王叔和所著《脉经·平妊娠胎动血分水分吐下腹痛证》中有"经水少"的记载,认为其病机为"亡其津液"。《万氏妇人科·调经章》根据体质虚实,提出"瘦人经水来少者,责其血虚少也,四物人参汤主之",以及"肥人经水来少者,责其痰碍经遂也,用二陈加芎归汤主之"的观点。吕老在临床诊治过程中善用膏方为病患调治,而膏方有药力缓和、稳定持久等特点,故疗效颇佳。该患者月经量少近2年时间,生产2次,流产2次,平素有手足怕冷症状,辨证为血海亏虚、经血乏源而致月经量少。全方旨在补益气血、填补肾精为主法,又谓"瘀血不行,则新血断无生理"而加入桃红四物汤化裁以助化瘀生新,佐以健脾养血促月经正常。吕老在用中药膏方调治月经过少时,注重补肾理脾、补气,兼用活血化瘀之法,攻补兼施,全面调理,有药力缓和、稳定持久特点,疗效显著。

吕老评语:膏方具有滋补强身、治病纠偏、延年益寿的功效。开具膏方应在中医理论的指导下,遵循辨证施治的原则,坚守理法方药君臣佐使、配伍精当,以期通过膏方调治,达到扶正祛病或未病先防、已病防变、愈后防复的目的,尤其适合于妇人经、带、孕、产和慢性疾病的调治,往往收效满意。

(陶　芸)

三十八、面部色素沉着

患者:胡某某,女,35 岁。

初诊:2015 年 6 月 23 日。

主诉:面部褐色斑逐渐加重 1 年余。

病史:1 年余,面部褐色斑逐渐加重,月经周期正常,末次月经时间 2015 年 6 月 15 日,量中,无痛经。

体检:舌淡红苔薄白,脉细缓。

辅助检查:血常规、肝功能 10 项均正常。

诊断:面部色素沉着,肝郁气滞血瘀。

治则治法:调肝解郁,补脾活血。

方药:

当归 15g　川芎 9g　红花 9g　桃仁 9g　丹参 15g　白芷 9g　苍术 9g　白芍 15g　白术 15g　茯苓 9g　薏苡仁 30g　山药 20g　生黄芪 20g　党参 15g　白蒺藜 9g　炒僵蚕 9g　北柴胡 9g　生山楂 15g

上方 7 剂,每日 1 剂,早晚分服。

二诊:症状同前,色斑颜色非久调而难变,故需坚持用药。舌淡红苔薄白,脉缓。

拟方如下:

当归 15g　川芎 9g　红花 9g　桃仁 9g　丹参 15g　白芷 9g　苍术 9g　白芍 15g　白术 15g　茯苓 9g　薏苡仁 30g　山药 20g　生黄芪 20g　党参 15g　白蒺藜 9g　北柴胡 9g　生山楂 15g　枸杞 15g　醋延胡索(打)10g　陈皮 9g　生甘草 6g

上方 14 剂,每日 1 剂,早晚分服。

后坚持用此方服药三个月,褐色斑明显减退。

按:本病多与肝、脾、肾功能失调有关,情志失畅,肝气郁结,使气血瘀滞于颜面;脾虚气弱、运化无力、气血不能上荣于面;病程日久,均可导致血瘀,面部褐色斑会逐渐加重。

吕老评语:《素问》中有曰"心者、生之本、神之变也,其华在面,其充在血脉"。心脏之色见之于外颜面润泽,血脉亏虚则无华,血瘀阻络则色暗成斑。肝藏血主疏泄,若肝气不畅,则气郁致血瘀而颜面瘀斑生矣。此属心肝脾肾诸脏功能失调,气滞血瘀络阻,故以调和营卫、养血化瘀为主要治法。我常喜用活血化瘀药,合以疏肝健脾益气之品。活血以化瘀也,疏肝以解郁也,健脾益气亦活血也,乃"气行则血行"之意。但应告诉患者,此病积久而血瘀成斑,当缓缓调治方能收效。

(陶 芸)

三十九、月经过多

患者:刘某某,女,28 岁。

初诊:2019 年 3 月 14 日。

主诉:月经量多 5 年。

病史:近 5 年来患者月经如期、量多夹血块,无腹痛,经行时腰痛、身痛,气短乏力,4～5 日净,末次月经时间 2019 年 3 月 7 日。生育史:1－0－0－1,未上环,采取避孕措施。

体检:舌苔薄白,脉缓。

辅助检查:血常规正常,子宫附件 B 超正常,内膜厚 6mm。

诊断:月经过多(脾肾两虚兼血瘀)。

治则治法:益气养血调冲。

方药:

生黄芪 15g　炙黄芪 15g　太子参 20g　墨旱莲 15g　仙鹤草 15g　炒续断 15g　熟地 15g　砂仁^(打碎、后下)5g　白芍 15g　白术 15g　山萸肉 15g　陈皮 9g　炙甘草 6g

上方 14 剂。

二诊:2019 年 3 月 29 日。患者月经尚未来潮,腰酸痛。守原方去熟地,加入三七 6g、炒杜仲 15g、桑寄生 15g、侧柏叶 9g、乌贼骨 15g、蒲黄 8g、北柴胡 9g。10 剂。

三诊:2019 年 4 月 9 日。末次月经时间 2019 年 4 月 6 日,月经准时,量偏多。未再腰痛、身痛,查性激素水平 6 项正常,正处经期,予止漏汤方。

方药:

生黄芪 15g　炙黄芪 15g　太子参 20g　墨旱莲 15g　仙鹤草 15g　炒白芍 15g　煅龙骨^(先煎)20g　煅牡蛎^(先煎)20g　乌贼骨 15g　棕榈炭 9g　侧柏炭 9g　山萸肉 15g　炒续断 15g　桑寄生 15g　炙甘草 6g

上方 7 剂。

四诊:2019 年 4 月 19 日。末次月经 6 日净,经量较上月减少,继以益气养血调冲任。

方药:

三七^(打碎)6g　茜草 9g　炒白芍 15g　炒白术 15g　乌贼骨 15g　生黄芪 15g　炙黄芪 15g　太子参 20g　徐长卿 10g　侧柏叶 10g　地榆 10g　墨旱莲 15g　仙鹤草 15g　生地 15g　炒续断 15g　桑寄生 15g　山萸肉 15g　生甘草 6g

上方 10 剂。

五诊:2019 年 4 月 29 日。经期将届,无腰痛、身痛、乏力感,症情稳定,继续调摄冲任。守原方去茜草,加入煅龙骨^(先煎)20g、煅牡蛎^(先煎)20g,7 剂。

患者先后服药 3 个月,诉月经量正常,经期准。

按:月经准时、经期正常而经量明显增多者称为月经过多。其主要病机是冲任不固、经血失于制约而致经量多。该患者月经量多夹血块,虽无腹痛,但有腰痛、身痛、气短诸症,且脉缓,诊断为脾肾两亏兼血瘀。首诊时,患者月经刚净,予益气养血调冲任法。生黄芪、太子参、白术益气生津,补气健脾,大剂量应用可治气不摄血之证;白芍、熟地养血敛阴调经;炒续断补肝肾,固冲任;山萸肉补肝肾益精血;少佐两味止血药墨旱莲、仙鹤草,且墨旱莲滋阴益肾,仙鹤草又可调补气血;砂仁、陈皮行气开胃。全方以益气养血补脾肾为主,兼顾调冲任。二诊时患者月经尚未潮,诉经来时有腰痛、身痛、气短等症,因月经将至,去熟地,加入三七、侧柏叶、乌贼骨、蒲黄化瘀止血,柴胡疏肝行气,炒杜仲、桑寄生强腰补肝肾。三诊时,患者查性激素水平 6 项正常,诉经期准,经量偏多,患者未再腰痛身痛,正在经期,用止漏汤方固崩止漏,患者连续服用 3 个月,月经正常。

吕老评语:月经过多,其病机是冲任不固,经血失于制约,常见病因为气虚、血热、血瘀,包括西医的功能失调性子宫出血、子宫肌瘤、子宫肥大症、盆腔炎、子宫内膜异位症等引起的月经过多。气虚者,治以补气摄血固冲,以举元煎为代表方;血热证,以保阴煎为代表方;血瘀证,以失笑散为代表方。出血期间,以止漏汤为主方随证加减,急则治其标,塞流为先,经后期再据证调治。

(陈秀宁)

四十、月经后期/更年期月经失调

患者:王某某,女,47 岁。

初诊:2019 年 3 月 12 日。

主诉:停经 2 个月余。

病史:近 2 年来患者月经先后不定,量时多时少,末次月经时间 2018 年 12 月 15 日,已 2 个多月未行,余无不适,纳可。舌苔薄黄,脉缓。

辅助检查:血常规正常;性激素水平 6 项,FSH 31.2 IU/L;子宫附件 B 超示内膜厚约 15mm,右侧附件囊肿 27mm×13mm。

诊断:月经后期,更年期月经失调(肝肾亏虚)。

治则治法:先拟活血通经方。

方药:

益母草 15g　醋香附^(打碎)9g　月季花 9g　当归 15g　红花 9g　川芎 9g　桃仁 9g　桂枝 9g　川牛膝 9g　蒲黄 7g　炙甘草 6g

上方 5 剂。

二诊:2019 年 3 月 18 日。症情同前,月经仍未行,守原方加入炒枳壳 9g、王不留行 10g、泽兰 9g。4 剂。

三诊:2019 年 4 月 5 日。月经于 3 月 19 日来潮,量多,5 日净,伴腰腹痛,夜寐差,拟补肾调经,养阴安神。

方药:

熟地黄 12g　砂仁^(打碎、后下)5g　枸杞 15g　墨旱莲 15g　女贞子 10g　太子参 20g　白芍 15g　山药 20g　山萸肉 15g　淫羊藿 9g　炒酸枣仁^(打碎)20g　浮

小麦 30g　淮小麦 30g　陈皮 9g　炙甘草 6g

上方 10 剂。

按:更年期月经失调是一个特定年龄群的特殊诊断,是指更年期妇女月经先后不定,量或多或少,或淋漓不断,甚或经闭,且伴阴虚潮热、盗汗、寐差等一系列症状的疾病。中医学认为,月经的产生机制与肾气-天癸-冲任-胞宫有关。肾藏精,主生殖,肾气盛故二七则天癸至;任脉通,太冲脉盛,冲任二脉相资,血海则按时满溢,才能经事如期。其和现代医学丘脑-垂体-卵巢-子宫性腺轴相似。至七七时则天癸竭,肝肾亏损,气血皆虚,则地道不通,月经绝。该患者已至更年期,月经先后不定,量时多时少已 2 年,近 2 个月停经,查性激素 6 项示 FSH 31.2 IU/L,子宫附件 B 超示内膜厚 15mm,诊断为更年期月经不调(肝肾亏虚型),FSH 增高提示卵巢功能早衰,但子宫内膜增厚,先拟活血通经方帮助内膜剥脱。方中当归补血活血;桃仁、红花活血化瘀通经;益母草、蒲黄、月季花活血散瘀通经;川芎行气活血,温通经脉;醋香附、桂枝、川牛膝温通经脉,引血出胞宫;炙甘草调和诸药。诸药合用,养血活血,温通经脉,5 剂,月经仍未潮。二诊时又加入炒枳壳、王不留行、泽兰增强行气通经的作用,服 2 剂,月经来潮,量多,5 日净,伴腰腹痛、夜寐差等症,予滋养肝肾调经方。熟地、枸杞、墨旱莲、女贞子、太子参、白芍、山药、山萸肉、淫羊藿滋补肝肾,益气养血;酸枣仁、浮小麦、淮小麦养血安神;佐以砂仁、陈皮醒脾开胃,以防滋腻药太多碍胃;炙甘草调和诸药。全方以滋养肝肾为主,调经为辅。

吕老评语:处于经断年龄月经推迟,大多肾气耗损,肾虚精亏血少,冲任不足,血海不能满盈,故而经水不潮,治以补肾养血调经为法,当归地黄饮为代表方,或加菟丝子、淫羊藿、巴戟天以温肾阳。该案首诊 B 超示内膜厚 15mm,有当下不下之候,故先予活血通经,待经水来潮干净后的三诊,予滋肾养肝调经方。

(陈秀宁)

四十一、月经后期/多囊卵巢综合征

患者:万某某,女,17 岁。

初诊:2018 年 3 月 11 日。

主诉:月经推迟 1 年余。

病史:患者自去年1月起月经推迟半月方潮,量中,5~7日净,无腹痛、无血块。曾在市医院被诊断为多囊卵巢综合征,予西药治疗3个月(具体用药不详),因恐惧不良反应较多,特求治于中医。末次月经时间2018年3月5日,量正常,已净。舌淡红苔薄白,脉缓。

辅助检查:性激素FSH 15.05 IU/L,LH 7.08 IU/L,PRL 29.2 mIU/L;血常规正常;子宫附件B超示内膜厚6mm,双侧卵巢呈多发性小卵泡样改变(多囊可能)。

诊断:月经后期(痰湿阻滞)。

治则治法:化痰活血。

方药:

醋香附^(打碎)9g　陈皮9g　法半夏9g　胆南星8g　茯苓9g　桂枝6g　益母草15g　月季花8g　淫羊藿9g　炒苍术9g　当归15g　川芎9g　炙甘草6g

上方14剂。

二诊:2018年3月28日。经期将至,改桂枝为9g,加入川牛膝9g、炒枳壳9g、王不留行10g、路路通7g、桃仁9g、红花9g。10剂。

三诊:2018年4月11日。月经逾期6天未行,继予活血通经法。

方药:

醋香附9g　桂枝9g　川牛膝9g　益母草15g　月季花9g　淫羊藿9g　当归15g　川芎9g　红花9g　桃仁9g　炒枳壳9g　王不留行10g　路路通8g　炙甘草6g

上方10剂。

四诊:2018年4月21日。月经仍未行,守原方加入泽兰9g。5剂。

五诊:2018年4月30日。末次月经时间2018年4月24日,间隔50日来潮,量中,将净,续以化痰活血方药,嘱患者待月经干净再服此方。

醋香附^(打碎)9g　陈皮9g　法半夏9g　益母草15g　胆南星8g　茯苓9g　当归12g　炒苍术9g　川牛膝9g　丹参15g　月季花9g　炙甘草6g

上方14剂。

六诊:2018年6月4日。末次月经时间2018年5月28日,推迟4日,量中,5日净。仍服4月30日方以巩固。此后经行基本正常。

157

按：月经推迟 7 日以上，甚至 3～5 个月一行称为"月经后期"，此病发病机制是精血不足或邪气阻滞，血海不能按时满溢，遂致月经后期。月经后期有虚有实，虚者血虚、肾虚、虚寒，实者血寒(实寒)、气滞和痰湿。吕老认为，对月经不调患者，性激素各项指标和子宫附件 B 超是常规检查，它对我们临床诊断分型有很大的帮助。特别是多囊卵巢综合征和高泌乳素血症，有时临床体征不很明显，只是表现为月经不调(月经先期、月经后期或月经先后不定期，月经稀发，甚至闭经)。该患者 FSH 15.05IU/L，LH 7.08 IU/L，PRL 29.2 mIU/L，可诊断为多囊卵巢综合征，体质偏胖，故辨证为痰湿证，采用化痰活血调经的方法，临床上往往能取得很好的疗效。

患者初诊时月经刚净，治以化痰活血调经为法，主方为桃红四物汤合苍附导痰汤。苍术、陈皮、法半夏、胆南星、茯苓燥湿健脾，理气化痰；当归养血活血，川芎温通经脉，行气活血，两者伍用能养血活血；益母草行血而不伤新血，养血而不留瘀血，与月季花合用为调经佳品；气为血之帅，又伍用醋香附行气解郁；桂枝温通经脉，少佐淫羊藿温补肾阳取肾气充则冲任盛之意。全方共奏化痰活血调经之功。二诊时患者月经将届，改桂枝 9g 增强温通作用，又加入川牛膝、桃仁、红花、王不留行、路路通、炒枳壳破血行气。三诊继守原方。四诊时患者月经仍未潮，又加入泽兰增强活血行经之效。五诊时患者月经已潮，续以化痰活血调经为法。经治 3 个月，六诊时月经基本正常。吕老常说："治疗多囊卵巢综合征，我们中医药是有很多优势的，虽然治疗时间比较长，但相比西医而言不容易反弹，而且效果也比较好。"

吕老评语：多囊卵巢综合征是一种以发病多因性、临床表现多态性为特征的内分泌综合征，以高雄性激素、高黄体生成激素、高胰岛素等内分泌为特征，月经先期、卵巢多囊改变、不孕、多毛、肥胖及黑棘皮征为其临床表现。中医大致分为肾虚、痰湿、肝郁化火、气滞血瘀等证型，不是单一的痰湿证，只有体质肥胖者，多考虑痰湿蕴结。临床治疗时要根据患者的不同体质、症状表现来辨证，有肾虚，有肝郁，有痰湿，有血瘀。未婚者治以补肾，或疏肝，或化痰，或活血化瘀，总以调节月经周期为前提；对已婚未孕者，要注意补肾促排卵，调经的同时以促孕。多囊卵巢综合征的治疗，大多时间长，反复难愈，故需坚持治疗。

（陈秀宁）

四十二、经期延长

患者:杨某,女,19岁。

初诊:2018年6月29日。

主诉:月经不净20日。

病史:平时月经多推迟,甚则二月一潮,量偏多,时间长,末次月经时间2018年6月10日,近20日未净,夹少许血块,淋漓不断,伴腰膝酸软。舌淡红苔薄白,脉沉细。

辅助检查:子宫附件B超示内膜厚6mm,血常规正常。

诊断:经期延长,肾虚,冲任失摄。

治则治法:固冲止血,止漏汤主之。

方药:

煅龙骨^(先煎)20g 煅牡蛎^(先煎)20g 乌贼骨15g 炒白芍15g 阿胶^(烊化)9g
仙鹤草15g 墨旱莲15g 棕榈炭10g 侧柏炭9g 炙甘草6g 山萸肉15g
上方7剂。

二诊:2018年7月6日。服用4剂后出血止,现无不适。继以补肾健脾以巩固,守原方去煅龙骨、煅牡蛎、乌贼骨、仙鹤草、棕榈炭,加入生黄芪20g、党参20g、炒白术15g、枸杞15g、山药10g、女贞子15g、炒杜仲15g、桑寄生15g,10剂。

按:妇女在行经期间,突然大量出血或淋漓不断者,称为崩漏,其病机是冲任受损,不能制约经血。常见原因有热迫血行,或气滞血瘀,或脾肾不足,临证时需结合出血的量、色、质的变化,辨别寒、热、虚、实,在治疗时灵活运用塞流、澄源、复旧三法。该患者为年轻女性,月经淋漓不净近20日,出血量少,来势缓,淋漓不断,可诊断为崩漏之"漏证",结合脉症(平时月经多推迟,伴腰膝酸软,舌苔薄白,脉沉细),属肾虚,冲任失摄。治疗上吕老认为,对宫血的治疗,主要是分阶段、分年龄段(即出血期和非出血期,同时兼顾青春期、育龄期和更年期),传统的塞流、澄源、复旧三法,我们不能截然分开,因为患者出血日久,塞流止血是第一位,兼顾澄源,既收敛摄血,又散瘀止血,同时兼养肝肾,无止血留瘀之弊。方中煅龙骨、煅牡蛎、乌贼骨固摄冲任,仙鹤草、棕榈炭、侧柏炭涩血止血,炒白芍、山萸肉益肾养血,阿胶养血滋阴兼止血,墨旱莲育阴凉血兼止血,炙甘草调和诸药。

159

患者 7 月 6 日就诊已净,续以养肾健脾之品使之复旧,从而达到经量、经期正常的目的。

吕老评语:用止漏汤方治疗功能失调性子宫出血,即中医的崩漏、月经失调、经期延长,效果是比较满意的。该方从塞流入手,兼及澄源,既用收敛摄冲之品,又不忘散瘀止血,无止血留瘀之弊。用时,要注意随症加减药物,如瘀血明显者加益母草、茜草、蒲黄,兼血虚者加熟地、山萸肉,气虚者加党参、黄芪、北柴胡、升麻,血热者加生地、地榆、地骨皮、贯众炭,腰痛者加炒杜仲、炒续断、桑寄生、狗脊,腰酸乏力者加枸杞、制首乌,腹痛者加醋延胡索、失笑散、白芷、徐长卿等。待经后期,再针对病因,或补气养血,或养阴清热,或化瘀调冲。

(陈秀宁)

四十三、乳癖

患者:刘某某,女,46 岁。

初诊:2018 年 7 月 29 日。

主诉:经前乳房胀痛反复发作多年。

病史:患者多年来经前乳房胀痛明显,自觉双乳有包块,曾多次做超声和钼靶检查诊断为"乳腺小叶增生症""双乳增生结节",服西药、中成药效果不明显,近期穿衣、走路时也感觉有牵拉痛。近年来,月经多提前 5～7 日,量较前偏少,夹有血块,3～5 日净。末次月经时间 2018 年 7 月 20 日,生育史:1-0-0-1。舌淡红苔薄,脉沉细弦。

体检:左乳外上象限可触及范围约 1cm×3cm 大小的片状包块。

辅助检查:7 月 13 日 B 超示双乳小叶增生,双乳多发增生结节(最大者:左乳 1cm×2.1cm,右乳 0.5cm×1.1cm);钼靶示双乳腺增生症,双乳腺导管稍增粗。

诊断:乳癖(肝郁气滞)。

治则治法:疏肝散癖。

方药:

北柴胡 9g　醋青皮 9g　陈皮 9g　醋香附^(打碎) 9g　八月札 10g　山慈菇 9g　赤芍 15g　丹皮 9g　橘核 10g　橘叶 10g　夏枯草 10g　皂角刺 8g　蒲公英 15g　生山楂 15g　牡蛎^(打碎、先煎) 30g　莪术 9g　生甘草 6g

上方 10 剂。

二诊:2018 年 8 月 7 日。服药 10 剂,患者乳房胀痛明显好转,但左乳仍可摸及片状包块,且触痛较明显,守原方加入海藻 30g、昆布 30g、广郁金 10g。10 剂。

三诊:2018 年 8 月 17 日。现患者已服药 20 剂,触诊左乳片状包块明显变软,昨日月经潮,提前 3 日,此次经前患者乳房胀痛已较前明显好转。因正处经期,且夹有血块,守原方去皂角刺、莪术、广郁金,加入广三七 6g、乌贼骨 15g。5 剂。

四诊:2018 年 9 月 1 日。末次月经之后,未再乳房胀痛,无不适感,继用疏肝散癖汤方加减 14 剂以巩固。

按:乳腺小叶增生症是与内分泌功能紊乱密切相关的增生性疾病,就其本质而言,虽可触及包块,但却并非真正的包块,而是由腺体增生和导管增粗导致的乳腺良性增生症。从生理上讲,乳头属肝,乳房属胃,也是冲任气血渗灌濡养之所。若肝气郁结、思虑过度、冲任失调,致气、痰、瘀血阻于乳腺,则出现乳房结块疼痛。临证分型主要分为肝郁气滞和冲任失调。患者首诊时,左乳胀痛明显且可扪及包块,结合 B 超、钼靶检查可诊断为乳癖(肝气郁结型)。吕氏自拟乳癖消散饮方剂,其中用柴胡、醋香附、青陈皮疏肝解郁,行气止痛;橘叶、橘核疏肝行气,化痰散结;山慈菇、牡蛎、生山楂、蒲公英、皂角刺消癖软坚散结;夏枯草既助柴胡等疏肝解郁,又助山慈菇等软坚散结,为治乳癖之要药;赤芍、丹皮活血化瘀,且取丹皮凉血散瘀作用;莪术行气破血,软坚散结。诸药合用,共奏行气活血、化痰散结之效,则乳癖自消。二诊时患者乳房胀痛已明显好转,但仍可扪及包块,故守原方加入海藻、昆布、郁金以增强活血化痰、软坚散结之效。三诊时患者月经已至,恐破血行气药较多,故去皂角刺、莪术、郁金,加入三七、乌贼骨化瘀止血药,止血而不留瘀。据统计,该病约有 90% 的患者其病因与情志不畅、多思善虑有关,故疏肝理气、调畅气机为治疗乳癖的主要原则,而化痰化瘀、消肿散结可促使肿痛结节消散。同时,开导患者保持心情舒畅,情绪稳定,对乳癖的治疗尤为重要。

吕老评语:《外科正宗》有中曰"乳癖乃乳中结核,形如丸卵或垂坠,时痛或不痛,皮色不变,其核随善怒增长,兼由思虑伤脾、恼怒伤肝,郁结而成"。乳癖是由于肝气郁结,肝脾功能失调,冲任失摄,导致气机不畅,进而血瘀痰凝,常用治则为疏肝理气,活血化瘀,化痰通络,软坚散结。本人自拟的"乳癖消散饮"是由橘叶、橘核、夏枯草、八月札、醋香附、醋延胡索、川楝子、白芷、生牡蛎、皂角刺、丝瓜络组成,临床应用效果较好。

(陈秀宁)

四十四、月经后期/脱发

患者:柏某某,女,21岁。

初诊:2019年1月24日。

主诉:月经推迟年余,脱发两年。

病史:患者自2018年以来月经推迟,甚则二月一潮,量中,5~7日净。末次月经时间2019年1月14日,量不多,6日净,无腹痛,无血块。近两年脱发严重,无头皮瘙痒感。舌质淡红苔薄,脉缓,形体偏瘦。

辅助检查:性激素水平6项正常,血常规正常,子宫附件B超无异常。

诊断:月经后期(肾虚血虚),脱发。

治则治法:补肾活血调经。

方药:

蝉蜕7g　制何首乌15g　桑葚10g　蜜桑叶9g　侧柏叶9g　山药20g
当归12g　川芎9g　红花7g　沙苑子9g　白术15g　白芍15g　枸杞15g
醋香附(打碎)9g　益母草15g　炙甘草6g

上方10剂。

二诊:2019年2月11日。经期将届,拟以活血通经为法。

方药:

桂枝9g　川牛膝9g　淫羊藿9g　当归15g　川芎9g　红花9g　桃仁9g
益母草15g　醋香附(打碎)9g　月季花9g　炒枳壳9g　泽兰9g　路路通7g
炙甘草6g

上方7剂。

三诊:2019年2月21日。末次月经时间2019年2月19日,推迟4日,量中,将净,予补肾调肝养血法,经净后服用。

方药:

制何首乌 15g 桑葚 10g 蜜桑叶 9g 侧柏叶 9g 山药 20g 枸杞 15g 女贞子 10g 墨旱莲 15g 覆盆子 9g 沙苑子 9g 黄芪 20g 党参 20g 白芍 15g 白术 15g 益母草 15g 桂枝 7g 淫羊藿 9g 当归 12g 陈皮 9g 川芎 9g 醋香附^(打碎)9g 炙甘草 6g

上方 10 剂。

四诊:2019 年 3 月 6 日。末次月经已近正常,脱发亦明显好转,原方不变,再服 14 剂。

按:月经推迟 7 日以上,甚则 3～5 个月一行而经期正常者,称为月经后期。月经后期如伴经量过少,可发展为闭经。其发病机制是精血不足或邪气阻滞,血海不能按时满溢,遂致月经后期。常见分型:虚者有肾虚、血虚,实者有血寒、气滞和痰湿。该患者形体偏瘦,伴脱发,舌质淡红脉缓,性激素水平 6 项正常,辨证为肾虚血虚证,初诊时月经刚干净,予补肾活血调经为法。用当归、小剂量红花养血活血;白芍、炙甘草酸甘化阴,养血柔肝;何首乌、桑葚、沙苑子、枸杞补益精血,且何首乌、桑葚、桑叶、侧柏可治白发;山药健脾益气,助气血生成;川芎、益母草活血调经。二诊时患者月经将至,改用活血通经法,故用当归、川芎、桃仁、红花、路路通等活血养血通经,桂枝、川牛膝温通经脉。三诊时患者月经已至,已基本正常,用补肾调肝、健脾养血法填精培正,充盈血海,少佐活血行气之剂。予黄芪、党参、山药益气健脾,当归、白芍、川芎、益母草养血活血,何首乌、桑葚、枸杞、墨旱莲、女贞子、覆盆子、沙苑子、淫羊藿补益肝肾,佐醋香附行气活血,陈皮理气醒脾。四诊时月经基本正常,脱发明显好转,继服原方巩固之。

吕老评语:月经后期以肾虚、血虚、血寒(虚寒、实寒)、气滞等型为主,有虚有实。关于年轻女性月经推迟,不一定都是血寒、气滞,相当部分小青年是以肾虚为主要表现,其病机是先天禀赋不足,肾气未充,血海不能按时满溢而表现月经后期。该患者兼有脱发严重,故诊断为肾虚,经前期以活血通经为法,经后期予补肾养肝兼补脾养血。

（陈秀宁）

四十五、痤疮

患者:卢某,女,20 岁。

初诊:2019年2月1日。

主诉:面部痤疮反复发作多年,加重4个月。

病史:患者多年来面部痤疮反复发作,围经期尤甚,近4个月症状加重,纳寐可。末次月经时间2019年1月14日。舌淡红,脉沉缓,面部皮肤可见丘疹、结节、脓疱,部分形成脓肿,触之有硬结和疼痛感。

诊断:粉刺(肺胃热盛),面部痤疮。

治则治法:清热解毒。

方药:

金银花15g 连翘10g 薏苡仁30g 蝉蜕6g 炒蒺藜9g 徐长卿10g 黄芩9g 苦参15g 土茯苓15g 炒苍术9g 赤芍15g 白芍15g 生甘草6g

上方10剂。

二诊:2019年2月11日。服药10剂,患者面部脓疱较前明显变小,疼痛缓解,新生痤疮未再出现,近期夜寐欠安,守原方加入炒僵蚕9g、炒酸枣仁20g、夜交藤15g。10剂。

三诊:2019年2月23日。现患者夜寐已好转,痤疮未再发,末次月经时间2019年2月13日,准时,守原方去炒酸枣仁、夜交藤,加入山药15g、白术12g、陈皮9g、茯苓10g。15剂。

四诊:2019年3月12日。患者面部痤疮基本痊愈,继用原方加减。10剂。

按:痤疮是由毛囊皮脂腺分泌皮脂旺盛、堵塞毛孔引发的一种慢性炎症性皮肤病,多发生在面部、颈部、胸背部等皮脂腺丰富的部位,常见皮损为白头、黑头、粉刺、红色炎性丘疹,严重伴感染时会出现脓疱。面、鼻、胸背部属肺,而青壮年又阳热偏盛,或因感受风热之邪,内热外壅,肺经怫郁体表;或因过食肥甘、油腻、辛辣食物,脾胃蕴热熏蒸面部而成;或为情志内伤,血分瘀滞,日久化热,热伏营血所致。故肺热、血热、肝热、阴虚内热皆为致病之因。临床分型主要分为肺经郁热、脾胃蕴热和血热型,在发疹期治疗上亦大多采用清热解毒利湿法。患者初诊时痤疮正处发疹期,部分已伴感染形成脓肿,治则先以清热解毒为主。金银花清热解毒、疏散风热,连翘清热解毒、消肿散结,善清上焦之热,被誉为"疮家之圣药",两者相伍,可增强清热解毒之功;苦参、土茯苓、徐长卿、炒蒺藜清热利湿,祛毒止痒,善治湿热蕴结所致的各种皮肤发疹、瘙痒等症;黄芩善清三焦热邪,尤善清肺热;用蝉蜕疏散风热,开宣肺气,肺气开阖正常则邪热自去;热在血分每与血结成瘀,故配伍赤芍清热凉血,白芍柔肝养血;佐以薏苡仁清利湿热,苍术苦寒燥湿,则湿有所去。纵观全方,清热解毒为主,凉血祛湿为辅。患者二诊时,面部脓疱较前明显变小,疼痛亦缓解,未再发新生痤疮,守原方加入僵蚕增强疏风止痒之功,因近期夜寐欠安,故用炒酸枣仁、夜交藤养心安神。三诊时患者夜寐好转,痤疮未再发,去炒酸枣仁、夜交藤,此时痤疮已基本控制,则予山药、白术、茯苓、陈皮健脾利湿。治疗本病,发作之时,当以清热解毒利湿为主,待痤疮基本控制,则予清热解毒、健脾利湿、养血活血同用以防痤疮复发。饮食上应少吃辛辣,营养全面,忌烟酒,保持心情愉快。

165

　　吕老评语:痤疮主要责之于热毒蕴结皮肤、湿热熏蒸腠理,一是热毒,二是湿邪,好发于青壮年人群。患者多在发作期就诊,故治疗时多用清热解毒为主,或兼利湿,或凉血。待症情控制之后,为巩固疗效,可采用健脾利湿兼养血活血法。常用中药有金银花、连翘、生山栀、苦参、土茯苓、蒲公英、薏苡仁、白芷、泽泻、黄芩、白蒺藜、荆芥、防风、蝉蜕、炒僵蚕等,凉血用赤芍、丹皮,便秘加大黄,后期健脾利湿,多用党参、生黄芪、白术、山药、陈皮、茯苓等。

(陈秀宁)

第七章　膏方医案选编

一、咳嗽/支气管扩张

患者:胡某,女,32岁。

初诊:2021年11月12日。

病史:有咳嗽反复发作史多年,再发加重半月余,静脉用药好转,但仍咳痰稠,无咯血,5月份CT示"两肺支气管扩张伴感染",10月31复查,与5月14日相比,右肺中叶部分病灶稍进展,下叶有所吸收。舌淡白,脉细,两肺呼吸音粗。

诊断:咳嗽,支气管扩张。症属肺阴素虚,痰浊内蕴,迁延日久成慢性咳嗽。

治则治法:养阴补肺,化痰通络,清热止咳。

方药:

炙百部120g　百合120g　炙桑白皮120g　杏仁120g　知母120g　大贝母120g　川贝母(另冲)60g　炙紫菀120g　炙款冬花120g　陈皮90g　茯苓120g　麦冬120g　天冬120g　南沙参120g　瓜蒌衣90g　黄芩100g　鱼腥草150g　薏苡仁150g　炙枇杷叶120g　玄参90g　丝瓜络90g　生甘草60g

另加:西洋参80g,生晒参100g,阿胶200g,龟板胶80g,黄酒300mL(浸泡胶类),冰糖200g,蜂蜜200g,核桃仁150g。一月量,早晚各1汤匙,开水化服。

按:咳嗽系肺失宣肃,肺气上逆,以咳嗽、咳痰为主要表现的病症。西医的支气管扩张,属中医"咳嗽""咯血"范畴。本案无咯血,以咳为主,本虚而标实,标实属痰浊阻肺,本虚为肺阴不足,故在制订膏方时,标本兼顾,除邪扶正。方中用西洋参、生晒参、阿胶、龟板胶、百合、麦冬、沙参、玄参、核桃仁补养肺阴;陈皮、茯苓、薏苡仁化痰湿;黄芩、知母、鱼腥草、瓜蒌衣、丝瓜络清热通络;炙百部、炙桑白皮、杏仁、大贝母、川贝母、炙紫菀、炙款冬花、炙枇杷叶多味组对化痰止咳;蜂蜜、核桃仁补肺润肺,是药补也是食补。全方共奏养阴补肺、清热通络、化痰止咳之功。

(杨责制)

二、眩晕

患者:刘某,男,64 岁。

初诊:2021 年 12 月 4 日。

病史:多年来经常眩晕,以颈部活动为甚,手足冷,口干舌燥,要求膏方调治。舌苔薄黄,脉弦。

诊断:眩晕,颈椎病,高血压病。症属肝肾亏虚,水不涵木,阳亢于上,夹痰夹瘀,上扰清窍,发为眩晕。

治则治法:滋阴补肾,平肝潜阳,兼化痰瘀。

方药:

石决明^(打)200g　代赭石^(打)200g　制首乌 150g　枸杞 150g　生地 120g　麦冬 150g　北沙参 150g　石斛 200g　玉竹 120g　天麻 120g　钩藤 100g　生黄芪 200g　党参 200g　怀牛膝 120g　白芍 150g　茯苓 120g　泽泻 120g　墨旱莲 150g　女贞子 100g　葛根 200g　炒杜仲 150g　炒续断 150g　桑枝 120g　桑寄生 120g　生谷芽 150g　生麦芽 150g　法内金 90g　生山楂 150g　炙甘草 60g

另加:阿胶 200g,龟板胶 80g,鹿角胶 60g,黄酒 400mL,木糖醇 200g,莲子 150g,龙眼肉 150g。一月量,早晚各 1 汤匙,开水化服。

按:此案为眩晕证,相当于西医的颈源性眩晕,其发病系肝肾亏虚,水不涵木,肝阳上亢为本,痰瘀为标,本虚而标实,故在膏方的缓缓调治上,以补肾平肝为主,健脾化痰为辅。方用首乌、枸杞、生地、墨旱莲、女贞子、杜仲、续断、桑寄生补肾,石决明、代赭石、天麻、钩藤、怀牛膝平肝潜阳,茯苓、泽泻、莲子肉、炒麦芽、炒谷芽、炒山楂、法内金、黄芪、党参健脾化痰消导,再佐麦冬、石斛、玉竹养阴润燥。本方中用龟鹿二仙和阿胶的三胶血肉有情之品,来滋阴填精补血,这在膏方的荤膏中,一张处方用二三味,意在治本而顾其标,以期阴阳平而眩晕止。

(杨责制)

三、腰痛/腰椎间盘突出症

患者:郑某,女,40 岁。

初诊:2021年11月10日。

病史:腰痛两年,活动受限,牵连下肢,月经如常,已结扎,CT示L5~S1骶椎间盘突出。舌苔薄黄,脉沉而缓。

诊断:腰痛,腰突症。

治则治法:补肾活血,祛风通痹。

方药:

制独活150g 怀牛膝150g 炒杜仲150g 炒续断150g 桑寄生150g 金狗脊150g 威灵仙120g 木瓜120g 千年健150g 寻骨风120g 透骨草120g 秦艽120g 防风90g 炒地龙90g 炒僵蚕100g 鸡血藤200g 生黄芪200g 当归150g 熟地150g 枸杞150g 川芎100g 桂枝80g 白芍150g 骨碎补120g 陈皮90g 砂仁(打)50g 炙甘草60g

另加:红参120g,阿胶200g,鹿角胶80g,黄酒300mL(浸泡胶类),冰糖200g,蜂蜜200g,核桃仁200g。一月量,早晚各一汤匙,开水化服。

按:该患者有腰椎间盘突出病史,腰痛反复发作,此因风湿劳损日久,致肾虚骨伤,气血运行受阻则血瘀,为肾虚夹血瘀之候。故在治疗上,以补肾养血活血,祛风通络除痹为法。方中用杜仲、续断、桑寄生、狗脊、骨碎补、怀牛膝补肾强腰;独活、防风、威灵仙、木瓜、千年健、寻骨风、透骨草祛风湿,通经络;黄芪、当归、熟地、枸杞、鸡血藤益气养血;地龙、僵蚕等虫类药搜剔;少佐桂枝温通经脉;陈皮、砂仁行气和胃,寓攻于补,标本兼顾。

(杨责制)

四、消渴/糖尿病

患者:卢某,女,65岁。

初诊:2022年12月8日。

病史:罹患糖尿病、高血压病多年,服药控制较好。平时自觉咽部有痰,偶咳,易自汗,大便2~3次/日,欠成形,纳寐可,右乳癌术后多年。舌质红苔薄黄,脉细。

诊断:糖尿病。

治则治法:素来脾虚,气阴两亏,冬令进补,遂以膏方健脾益气,化痰养阴,扶正为要。

方药：

生黄芪300g　党参200g　山药200g　石斛150g　白芍150　白术150g

玉竹120g　葛根150g　芡实150g　煅龙骨300g　煅牡蛎(打)300g　淮小麦

300g　浮小麦300g　糯稻根300g　枸杞150g　山萸肉150g　茯苓120g

泽泻120g　炒薏苡仁200g　炒扁豆120g　煨木香90g　陈皮100g　杏仁

100g　大贝母120g　紫菀120g　桔梗100g　木蝴蝶90g　蝉蜕60g　黄芩

100g　炒麦芽120g　炒谷芽120g　炒山楂120g　五味子60g

另加：西洋参80g,生晒参100g,阿胶200g,黄酒200mL(浸泡胶类),木糖醇
200g,莲子180g。一月量,早晚各一汤匙,开水化服。

按：糖尿病,中医称为消渴病,其基本病机是阴虚燥热、气阴两虚,故以清热
生津、益气养阴为基本治法。在本病发展过程中,有很多兼见脾胃气虚者,如本
案即是,治法上在补肾养阴的同时,注重补脾益气。方中用黄芪、党参、山药、白
芍术健脾益气,石斛、玉竹、葛根养阴生津,枸杞、山萸肉、芡实、五味子、茯苓、泽
泻滋阴补肾。本案中还应针对临床兼症,对症用药,用煅龙牡、浮小麦、糯稻根敛
汗,炒薏苡仁、炒白扁豆、煨木香、陈皮化湿和中,咳嗽加杏仁、大贝母、紫菀、桔梗
化痰止咳,咽部不适选用木蝴蝶、蝉蜕,再少佐二芽、山楂消导和胃。

（杨责制）

五、咳喘

患者：谭某,男,32岁。

初诊：2021年12月21日。

病史：有"哮喘、慢性支气管炎"病史多年,现反复咳嗽气喘月余,无发热。舌
淡苔薄,脉缓,两肺呼吸音粗,心(－)。CT检查示两肺纹理增多、紊乱,肺气肿。

诊断：咳嗽哮喘,慢性支气管炎,肺气肿,宿患哮喘,肺肾亏虚,痰浊阻肺,感
寒而发。

治则治法：补益肺肾,健脾化痰,扶正为主,以期症平体健。

方药：

生黄芪300g　防风90g　白术150g　党参200g　茯苓150g　陈皮90g　杏

仁120g　知母120g　大贝母120g　炙桑白皮120g　炙百部120g　炙紫菀120g　炙枇杷叶120g　桔梗100g　瓜蒌衣100g　川厚朴100g　法半夏90g　天冬120g　麦冬120g　前胡100g　生二芽^(各)150g　炙甘草60g

另加:川贝母粉60g,西洋参80g,生晒参100g,阿胶200g,鹿角胶60g,黄酒300mL(浸泡胶类),冰糖200g,蜂蜜200g,核桃仁150g,莲子150g。一月量,早晚各一匙,开水化服。

按:哮喘大多因久患肺系疾病,致肺气上逆,肃降失权而发。本案患者哮喘多年,出现了肺气肿的症状,系肺肾两虚,痰浊阻肺,遇外感即发,故用玉屏风散合党参益气固表,补心气,实卫气,以培固根本。方中茯苓、陈皮、法半夏、桔梗化痰,杏仁、知母、贝母、前胡、炙桑白皮、炙百部、紫菀、炙枇杷叶宣肺止咳,瓜蒌衣、天冬、麦冬养阴润肺,佐生麦芽、生谷芽理脾开胃,以防膏方甘甜滋腻。

(杨责制)

六、月经后期/卵巢早衰

患者:汪某,女,40岁。

初诊:2021年11月18日。

病史:月经数月一潮,末次月经间隔3月,于11月13日行经,轻度腹痛、腰酸痛。今年1月行甲状腺肿瘤手术,一直口服优甲乐,时有潮热出汗,生育史:1-0-0-1,舌淡红,脉细。查性激素水平6项提示卵巢早衰,11月18日复查,TSH 24.04mIU/L、E_2 277.76pg/mL。

诊断:月经后期,卵巢早衰,甲状腺肿瘤术后甲减。症属肝肾不足,冲任受损。

治则治法:滋养肝肾,益气养阴活血。

方药:

淫羊藿150g　沙苑子120g　巴戟天120g　菟丝子150g　枸杞150g　当归150g　川芎100g　红花90g　桃仁100g　醋香附120g　丹参150g　生黄芪150g　炙黄芪150g　党参200g　浮小麦300g　淮小麦300g　北柴胡100g　炒杜仲150g　炒续断150g　桑寄生150g　熟地150g　山药200g　白芍150g　白术150g　桂枝80g　煅龙骨300g　煅牡蛎300g　糯稻根

300g　炒麦芽 150g　炒谷芽 150g　云木香 90g　砂仁^(打)50g　墨旱莲 150g 女贞子 100g　炙甘草 60g

另加:西洋参 80g,生晒参 100g,阿胶 200g,龟板胶 100g,黄酒 300mL(浸泡胶类),冰糖 200g,蜂蜜 200g,核桃仁 150g,莲子 150g。一月量,早晚各一汤匙,开水化服。

按:月经后期,且性激素水平检查提示卵巢早衰,当为肾虚,肾虚精亏血少,冲任不足,血海不能按时满溢,故月经后期而至,久则闭止。肝肾同源,在治疗上以滋养肝肾、温补肾阳、养血活血为法。方用熟地、枸杞、菟丝子、柴胡、炒杜仲、续断、桑寄生补益肝肾;淫羊藿、沙苑子、巴戟天、桂枝温补肾阳,二至丸补肾阴;当归、川芎、桃仁、红花、香附、丹参养血活血;黄芪、党参、白术健脾益气;煅龙牡、糯稻根敛汗;二芽、砂仁、云木香开胃,以化膏方味重而滋腻;炙甘草调和诸药。

(杨贵制)

七、月经过少/经行腹泻

患者:毛某,女,39 岁。

初诊:2022 年 12 月 3 日。

病史:面黄、无力,易疲劳,偶头痛伴恶心,纳寐可,月经先后不定,经量少,经行即腹泻,大便一日数次。末次月经时间 2022 年 11 月 27 日。生育史:1-0-0-1,舌淡白苔厚,脉细。查血常规、生化、性激素水平 6 项均正常。

诊断:月经过少,经行腹泻(脾虚肝郁)。

治则治法:补脾调肝,养气活血。

方药:

生黄芪 150g　炙黄芪 150g　党参 200g　白芍 150g　白术 150g　山药 200g 炒薏苡仁 200g　炒扁豆 150g　煨木香 100g　姜半夏 100g　陈皮 100g　茯苓 120g　白芷 90g　白蒺藜 120g　熟地 120g　砂仁^(打)60g　当归 150g　川芎 90g　鸡血藤 300g　北柴胡 90g　枸杞 150g　广郁金 120g　益母草 120g 月季花 90g　醋香附 150g　炒麦芽 150g　炒谷芽 150g　炒山楂 150g　炙甘草 60g

另加:红参 100g,阿胶 200g,鹿角胶 80g,黄酒 300mL(浸泡胶类),冰糖 200g,红糖 200g,莲子 200g。一月量,早晚各一汤匙,开水化服。

按:经行腹泻,责之于脾虚,属肾虚者虽有之,毕竟少见。该患者面黄无力、易疲劳,均为脾气不足征象,偶头痛伴恶心,当属肝郁表现,肝郁脾虚,气虚及血,血虚不能满溢,故经量减少。方中用黄芪、当归、白芍术、山药、姜半夏、陈皮、茯苓健脾益气养胃;炒薏苡仁、炒扁豆、煨木香、砂仁化湿和中;柴胡、郁金、白芷、白蒺藜调肝解郁;熟地、当归、川芎、鸡血藤、枸杞补血养血;益母草、香附、月季花活血调经;砂仁、二芽、山楂消导健胃,补中有消,以期脾健泻止。

(朱苏平)

八、月经先期/贫血

患者:曹某,女,44 岁。

初诊:2022 年 12 月 24 日。

病史:贫血多年,经治疗后诸症改善,每次月经提前约 1 周,舌淡红,脉缓细。

诊断:贫血,月经先期。症属气血亏虚,冲任失调。

治则治法:益气养阴,健脾补血。

方药:

生黄芪 150g　炙黄芪 150g　党参 200g　白芍 150g　白术 150g　茯苓 120g
生地黄 100g　熟地黄 100g　山药 150g　当归 120g　川芎 80g　北柴胡 90g
枸杞 150g　墨旱莲 150g　女贞子 120g　赤芍 120g　侧柏叶 120g　鸡血藤 200g　黄精 150g　山萸肉 120g　仙鹤草 200g　陈皮 90g　云木香 90g　砂仁(打)60g　炙甘草 60g

另加:西洋参 80g,红参 100g,阿胶 200g,龟板胶 80g,鹿角胶 60g,黄酒 400mL(浸泡胶类),冰糖 200g,红糖 200g,核桃仁 150g,大枣 150g。一月量,早晚各一汤匙,开水化服。

按:患者素有贫血病史,月经提前而至,量多质稀,乏力气短,此乃脾虚而统血无权,冲任失调,阴血亏虚,故以健脾益气补血、养阴调冲任为治法。方中黄芪、党参、白芍术、茯苓、柴胡、山药、黄精补脾益气;熟地、当归、川芎、枸杞、鸡血藤养血补血;生地、墨旱莲、女贞子、赤芍、侧柏叶、山萸肉、仙鹤草养阴凉血固冲;

少佐陈皮、木香、砂仁健脾开胃,以利滋补药的吸收。

(朱苏平)

九、更年期综合征

患者:张某,女,52岁。

初诊:2022年12月3日。

病史:近几月来耳鸣逐渐加重,以右侧为甚,手足软,乏力,心烦,寐差,有时潮热出汗,月经仍潮。末次月经时间2022年10月4日。舌淡苔薄黄,脉弦细。

诊断:更年期综合征。

治则治法:滋养肝肾。

方药:

灵磁石^(打)200g　生龙骨^(打)300g　生牡蛎^(打)300g　熟地黄150g　枸杞150g　山萸肉150g　石菖蒲120g　广郁金120g　蝉蜕80g　生黄芪150g　炙黄芪150g　党参200g　白芍150g　白术150g　茯苓100g　茯神100g　泽泻100g　五味子90g　山药200g　炒酸枣仁^(打碎)200g　柏子仁120g　合欢花100g　合欢皮100g　夜交藤200g　浮小麦300g　淮小麦300g　糯稻根300g　淫羊藿120g　北柴胡100g　墨旱莲150g　女贞子120g　云木香90g　陈皮90g　砂仁^(打)60g　法内金90g　炙甘草60g

另加:西洋参80g,生晒参100g,阿胶200g,龟板胶80g,鹿角胶60g,黄酒350mL(浸泡胶类),冰糖200g,蜂蜜200g,大枣120g,龙眼肉150g。一月量,早晚各一汤匙,开水化服。

按:知天命之岁,虽经水未绝,但肝肾已亏,症见耳鸣、心烦、寐差、潮热、出汗、乏力诸症,肾虚为其根本,阴不潜阳,虚阳上越,故在治疗上以滋补肾阴、平肝潜阳为法。方中用白芍、墨旱莲、女贞子、熟地、枸杞、山萸肉、茯苓、泽泻、五味子滋补肾阴;灵磁石、生龙牡平肝潜阳;黄芪、党参、白术、山药、陈皮补脾益气;石菖蒲、广郁金、柴胡、蝉蜕调肝通窍;酸枣仁、柏子仁、合欢花(皮)、夜交藤、浮小麦、淮小麦、糯稻根养心安神敛汗;淫羊藿补肾阳,以平调肾中阴阳;云木香、砂仁、法内金行气消导和中。全方在补肾之中,兼调肝脾,滋阴同时潜阳安神。

(朱苏平)

十、不孕/子宫腺肌症

患者:陈某,女,43岁。

初诊:2023年11月24日。

病史:婚后流产3次。生育史:0-0-3-0。因双侧输卵管不通,两次试管移植失败(第二次今年7月)。B超检查示子宫腺肌症。月经如期,量多,夹血块,伴腹痛,腰痛,大便稀,次数增多。末次月经时间2023年11月6日。6日净,舌淡红,脉沉缓。

诊断:不孕(试管婴儿失败后),子宫腺肌症。证属肾虚血瘀。

治则治法:补肾养血,化瘀调冲。

方药:

醋香附^(打)150g 醋延胡索^(打)150g 蒲黄100g 赤芍150g 白芍150g 丹皮120g 广三七^(打)80g 益母草150g 当归120g 川芎100g 鸡血藤200g 丹参150g 北柴胡120g 广郁金120g 乌药120g 山药200g 芡实150g 炒薏苡仁200g 炒扁豆150g 煨木香90g 炒杜仲150g 炒续断150g 桑寄生150g 菟丝子150g 枸杞150g 茯苓150g 陈皮90g 丹参120g 炙黄芪200g 党参200g 砂仁^(打)60g 炙甘草60g

另加:生晒参100g,红参80g,阿胶200g,龟板胶600g,鹿角胶60g,黄酒350mL(浸泡胶类),冰糖200g,蜂蜜200g,莲子150g。一月量,早晚各一汤匙,开水化服。

按:此案不孕症,因双输卵管不通,病因明确,系瘀阻胞宫,症见月经量多,夹血块,伴腹痛,腰痛,大便次数增多,不成形,为脾肾皆不足,故在治疗上以活血化瘀、健脾补肾为法。因输卵管堵塞,难以自行受孕,所以调整宫内环境,以便再次试管移植顺利。方中用延胡索、蒲黄、赤芍、丹皮、三七、丹参活血化瘀,当归、川芎、鸡血藤、枸杞养血活血,柴胡、郁金、乌药、山药、芡实、炒薏苡仁、炒扁豆、砂仁、煨木香、茯苓、陈皮、黄芪、党参调肝健脾,杜仲、续断、桑寄生、菟丝子、枸杞补肾,炙甘草调和诸药。

(朱苏平)

十一、经期延长

患者:刘某,女,29 岁。

初诊:2023 年 12 月 19 日。

病史:近 2 个月月经淋漓不畅,经期延长,时断时续,10 余日方净。末次月经时间 2023 年 12 月 5 日;生育史:1-0-0-1。纳可,寐差,大便稀,次数多,11 月 21 日 B 超示"宫前壁下段瘢痕憩室,盆腔少量积液"。现服药后漏止,舌淡红,脉细。

诊断:月经经期延长。症属肾虚,冲任失摄。

治则治法:补肾养肝,调理冲任兼益气养血。

方药:

熟地 120g　枸杞 150g　山萸肉 150g　墨旱莲 150g　女贞子 100g　仙鹤草 150g　炒白芍 150g　炒白术 150g　山药 200g　芡实 150g　党参 200g　生黄芪 150g　炙黄芪 150g　炒薏苡仁 150g　炒扁豆 150g　煨木香 90g　炒杜仲 150g　炒续断 150g　桑寄生 150g　夜交藤 200g　淮小麦 300g　茯神 150g　五味子 90g　生龙骨(打)300g　生牡蛎(打)300g　陈皮 100g　砂仁(打)60g　益母草 150g　广三七(打)60g　炙甘草 60g

另加:生晒参 80g,红参 80g,阿胶 200g,龟板胶 80g,黄酒 300mL(浸泡胶类),冰糖 200g,蜂蜜 200g,莲子 150g,大枣 120g,龙眼肉 120g。一月量,早晚各一汤匙,开水化服。

按:该案经期延长,既是肾虚冲任失摄,又是脾气虚。经水失其制约,与宫前壁下段瘢痕也有一定的关系,故在治法上脾肾兼顾,滋补为主,固冲调经。方中用熟地、枸杞、山萸肉、墨旱莲、女贞子、炒杜仲、炒续断、桑寄生补肾,黄芪、白芍术、山药、芡实、炒薏苡仁、炒扁豆、煨木香补脾养血化湿,夜交藤、淮小麦、茯神、五味子、生龙牡调肝安神,益母草、三七化瘀理冲。待脾肾之气充足,冲任得固,经期延长必当得以痊愈。

(朱苏平)

十二、绝经前后诸证

患者:邢某,女,50 岁。

初诊:2023年11月16日。

病史:潮热出汗阵作,夜寐欠宁,纳差,曾服芬吗通,现已停药。月经于9月13日来潮,半月方净,现未再行经2个月。舌苔薄黄,脉细。

诊断:绝经前后诸证,更年期综合征。症属肝肾阴虚,虚火上逆。

治则治法:滋养肝肾,养阴清热,益气敛汗。

地骨皮100g　知母100g　黄柏90g　生黄芪150g　炙黄芪150g　党参200g　熟地120g　枸杞150g　山萸肉150g　白芍150g　白术150g　山药200g　煅龙骨(打)300g　煅牡蛎(打)300g　浮小麦300g　淮小麦300g　五味子100g　糯稻根300g　麻黄根150g　碧桃干120g　夜交藤200g　炒酸枣仁(打碎)150g　柏子仁120g　墨旱莲150g　女贞子120g　云木香90g　陈皮90g　砂仁(打)60g　炒麦芽150g　炒谷芽150g　炒山楂150g　茯神150g　炙甘草60g

另加:西洋参80g,生晒参100g,阿胶150g,龟板胶100g,黄酒300mL(浸泡胶类),冰糖200g,蜂蜜200g,莲子150g,龙眼肉150g。一月量,早晚各一汤匙,开水化服。

按:经断前后,潮热出汗阵作,系肾阴虚无疑,肾阴既虚,则水不涵木,阴虚阳亢。因肾水不足以上济,则心火偏旺,心肾不交,而引起心烦不宁、失眠多梦诸症,治以滋养肾阴、宁心安神为法。方用熟地、枸杞、山萸肉、五味子、地骨皮、知母、墨旱莲、女贞子、黄柏滋肾阴,清虚热;炒酸枣仁、柏子仁、夜交藤、淮小麦、五味子、茯神养心安神;黄芪、党参、白芍术、山药补脾益气,以后天补先天;煅龙牡、浮小麦、麻黄根、糯稻根敛汗;木香、陈皮、砂仁、二芽、山楂行气消导,以防滋腻碍胃。

(朱苏平)

第八章　优势病种诊疗方案

一、胃痞病的诊疗方案

"痞"是指痞塞不开、胀满不行。胃痞患者通常自觉胃脘部饱胀、胀满或胀痛不适,伴有食少纳呆、嗳气、大便溏薄或排便不爽为主要临床表现,反复发作不愈。

西医的慢性胃炎,尤其是慢性萎缩性胃炎、功能性消化不良、胃食管反流病、胃轻瘫、胃肠神经症等,属中医"胃痞"范畴。

1. 脾胃虚弱

症见胃脘满闷或隐痛,以满闷为主,纳少,食后尤甚,嗳气,头晕,乏力,神疲倦怠,大便溏薄或先干后稀。舌质淡红,苔薄白,脉细弱或虚弱。

治法:补脾益气,消痞和胃。

处方:枳朴香砂六君子汤(即香砂六君子汤加枳壳、厚朴)。

党参12～15g　炒白术10～15g　茯苓9～12g　法半夏8～10g　陈皮8～10g　云木香6～9g　砂仁4～6g　炒枳壳6～9g　川厚朴6～9g　炙甘草6～8g

2. 脾胃湿热

症见胃脘痞满或胀痛明显,胸闷痞塞,嗳气不畅,嘈杂恶心,口中黏腻或口苦口臭,或口舌糜烂,渴不思饮,身重肢倦,纳差,小便黄,大便不畅。舌质红,苔黄白腻或黄厚腻,脉濡滑。

治法:清热化湿,和胃消痞。

处方:连朴温胆汤加味。

黄连5～6g　法半夏8～10g　陈皮8～10g　茯苓8～12g　姜竹茹8～10g　炒枳壳8～10g　厚朴8～10g　生甘草6～8g

3. 肝胃不和

症见胃脘胀满,以胀为主,攻撑作痛,痛无定处,连及两肋,遇情志不舒加重。胸闷嗳气,恶心欲吐,善太息,头昏多梦,大便或溏或便秘。舌质红,苔薄白,脉弦滑。

治法:疏肝解郁,理气和胃。

处方:加减柴胡疏肝散。

北柴胡 8～12g　醋香附[打]9～12g　炒枳壳 8～12g　青皮 8～10g　陈皮 8～10g　白芍 9～15g　川厚朴 8～10g　旋覆花[布包]9～12g　苏梗 9～12g　生二芽[各]15～20g　生甘草 6～8g

4. 寒热错杂

症见胃脘胀满不适,疼痛或有灼热,口苦反酸,恶心呕吐,便溏或干。舌质红,苔薄白或薄黄,脉弦细。

治法:辛开苦降,行气和胃。

处方:加减半夏泻心汤。

法半夏 8～10g　黄连 5～6g　黄芩 8～10g　白芍 12～15g　炒白术 9～12g　吴茱萸 3～5g　蒲公英 10～15g　蔻仁[打、后下]4～6g

5. 胃阴亏虚

症见胃脘隐隐灼痛,口干咽燥少津,胃中嘈杂,灼热似饥,食少纳呆,乏力,大便干结。舌质浅绛,苔少、薄黄或无苔少津,脉弦细或细数。

治法:养阴益胃。

处方:加减益胃汤。

北沙参 10～15g　玉竹 9～12g　麦冬 9～12g　石斛 10～15g　生二芽[各]12～15g　太子参 15～20g　白芍 10～15g

以上各证加减用药:

(1)烧心嘈杂,选加左金丸、蒲公英(便稀用黄连或黄芩)。

(2)泛酸,选加乌贼骨、煅瓦楞子、煅牡蛎。

(3)嗳气呃逆,选加旋覆花、丁香、柿蒂、刀豆子、代赭石。

(4)纳谷不香,选加砂仁、蔻仁、法内金、焦三仙。

(5)泄泻,选加炒薏苡仁、炒扁豆、黄芩。

(6)乏力疲倦,选加炙黄芪、党参、白术、山药。

(7)腹部冷痛喜按,选加桂枝、吴茱萸、干姜、高良姜。

(8)腹痛明显,选加醋延胡索、高良姜、徐长卿、炒白芍。

(9)伴有黑便、便血,选加白及、地榆炭、侧柏炭、藕节炭、仙鹤草或炮姜炭。

(10)兼有咽部不适,选加木蝴蝶、佛手;咽部干燥感,加麦冬、北沙参。

二、腰痛的诊疗方案

腰痛是指以腰部疼痛为主要症状的一种病证。西医的骨质疏松症、脊椎炎、腰椎间盘突出症、腰肌劳损、肾盂肾炎和慢性肾炎、前列腺炎的腰痛均属中医"腰痛"范畴。

1. 寒湿腰痛

症见腰部冷痛重着,转侧不利,逐渐加重,静卧痛不减,阴雨天气加重。舌苔白腻,脉沉而迟缓。

治法:去寒除湿,温经通络。

处方:甘姜苓术汤合独活桑生汤化裁。

干姜6～9g 茯苓9～15g 白术12～15g 制独活9～12g 桂枝6～9g
川牛膝9～15g 威灵仙10～15g 当归12～15g 川芎9～12g 炙甘草
6～9g 白芷6～9g

2. 湿热腰痛

症见腰痛重着而热,热天或雨天疼痛加重,活动后或可减轻,口干口苦,溲短赤。舌苔黄腻,脉濡数。

治法:清热利湿,舒筋止痛。

处方:四妙利湿舒筋汤。

苍术9～12g 黄柏8～10g 川牛膝9～15g 薏苡仁20～30g 萆薢9～
12g 木瓜9～12g 茯苓9～15g 炒僵蚕8～10g 生甘草6～9g

3. 肾虚腰痛

症见腰痛以酸软为主,喜按喜揉,腰膝无力,遇劳更甚,卧则减轻,常反复发作。偏肾阳虚者,面色㿠白,手足不温,少气乏力,舌淡,脉沉细;偏肾阴虚者,心烦失眠,口燥咽干,面色潮红,手足心热,舌红少苔,脉细数。

治法:偏阳虚者,温肾助阳;偏阴虚者,滋阴补肾。

处方:

(1)偏肾阳虚者,右归丸加减。

肉桂 3～6g　制附片^(先煎)6～10g　鹿角胶 10～15g　菟丝子 15～20g　枸杞 15～20g　山药 15～30g　熟地 12～20g　山萸肉 10～15g　当归 10～15g　淫羊藿 9～12g　炙甘草 6～9g

(2)偏肾阴虚者,左归丸加减。

龟板胶 10～15g　鹿角胶 10～15g　熟地 12～20g　枸杞 15～20g　山萸肉 10～15g　山药 15～30g　菟丝子 15～20g　怀牛膝 10～15g　炙甘草 6～9g

4. 瘀血腰痛

症见腰痛如刺,痛有定处,日轻夜重,轻则俯仰不便,重者不能转侧,痛处拒按。舌质暗紫,或有瘀斑,脉涩。

治法:活血化瘀,通络止痛。

处方:身痛逐瘀汤加减。

当归 12～15g　川芎 9～12g　红花 8～12g　桃仁 9～12g　秦艽 9～12g　制乳没^(各)6～10g　川牛膝 9～12g　炒地龙 9～12g　威灵仙 12～15g　炙甘草 6～9g

以上各证的加减用药:

(1)对肾盂肾炎、慢性肾炎、前列腺炎等病的腰痛,应以治疗原发病为主,治疗腰痛为辅;

(2)各证型腰痛,均可选加"腰四味"各 12～15g;

(3)在应证汤方中,每多加入千年健、寻骨风、透骨草各 10～15g;

(4)疼痛较重者,选加白芷、徐长卿,痛剧加制乳没;

(5)瘀久痹结,顽固性腰痛,选加虫类搜剔,如全虫、蜈蚣、乌梢蛇或白花蛇。

鉴于"腰为肾之府",故腰痛以肾虚为本,所以,在以上各证型选方用药时,均常加入补肾强腰之品,以达到扶正祛邪之目的。正如《医学心悟》所云:"大抵腰痛,悉属肾虚,既夹邪气,必须祛邪,如无外邪,则唯补肾而已。"

自编腰痛用药歌诀:

腰痛论治分四型,寒湿湿热瘀血分。

　　肾虚应辨阴与阳,补肾强腰是根本。

　　组方常用独膝灵,千寻透加徐长卿。

　　补肾首选腰四味,顽痹瘀久虫类行。

注:独膝灵为制独活、川(怀)牛膝、威灵仙,千寻透为千年健、寻骨风、透骨草,腰四味为炒杜仲、炒续断、桑寄生、金狗脊。

三、慢性盆腔炎的诊疗方案

盆腔炎是指女性内生殖器(包括子宫、输卵管、卵巢)及其周围的结缔组织和盆腔腹膜的炎症,临床表现分急性、慢性。

慢性盆腔炎主要表现以下腹部坠胀疼痛,腰骶部酸痛,常在劳累、性交后及月经前后加剧,可伴有发热、月经失调、带多、不孕等。当患者抵抗力差时,易有急性或亚急性发作。(四诊时,妇检尤显重要。)

(一)中药口服

1. 湿热瘀结

症见低热起伏,少腹疼痛或灼痛,拒按,腰骶酸痛,月经量多或淋漓日久,带多色黄黏稠或有秽气,尿赤便秘,口干欲饮。舌红苔黄腻,脉弦滑或滑数。(妇检记录及辅助检查符合盆腔炎诊断。)

治则治法:清热解毒,凉血化瘀。

处方:丹苡桃红四物汤。

丹皮 9～15g　薏苡仁 20～30g　桃仁 9～12g　红花 8～12g　当归 9～15g　川芎 9～12g　赤芍 15～20g　生地 12～15g　黄柏 8～10g　醋延胡索 12～15g　生甘草 6～9g

对不采取配合中药灌肠者加入:红藤 20～30g,败酱草 15～20g,蒲公英 15～20g,金银花 15～20g。

2. 气滞血瘀

症见少腹胀痛,刺痛,带多,经行腹痛,经色暗,夹血块,乳胁胀痛,舌暗,有瘀点或瘀斑。苔薄,脉弦涩。(妇检记录及辅助检查符合盆腔炎诊断。)

治法:行气活血,化瘀散结。

处方:血府逐瘀汤加减。

当归 9～15g　川芎 9～12g　赤芍 15～20g　生地 12～15g　桃仁 9～12g　红花 8～12g　北柴胡 9～15g　川牛膝 9～12g　炒枳壳 9～15g　醋延胡索 12～15g　青陈皮^(各)8～12g　生甘草 6～9g

对不采取配合中药灌肠者加入:红藤 20～30g,败酱草 15～20g。

3. 寒湿瘀结

症见少腹冷痛,得热则舒,或坠胀疼痛,月经后期,量少色暗有块,带多色白质稀。舌淡苔白润,脉沉细或沉紧。(妇检记录及辅助检查符合盆腔炎诊断。)

治法:温经散寒,活血化瘀。

处方:少腹逐瘀汤加减。

小茴香 4～6g　干姜 5～9g　醋延胡索 12～15g　当归 9～15g　川芎 9～12g　赤芍 15～20g　桂枝 6～9g　乌药 9～12g　白芷 8～12g　蒲黄 6～9g　炒五灵脂 6～9g　生甘草 6～9g

对不采取配合中药灌肠者加入:红藤 20～30g,鸡血藤 15～20g。

4. 气虚血瘀

症见少腹隐痛,或小腹坠痛,带多,色白质稀,经量或多或少,或经期延长,精神萎靡,体倦乏力。舌淡苔薄白或薄腻,脉细弦。(妇检记录及辅助检查符合盆腔炎诊断。)

治法:益气健脾,化湿活血。

处方:补中益气汤合桃红四物汤。

生黄芪 20～30g　党参 15～20g　青陈皮^(各)9～12g　茯苓 9～15g　山药 15～30g　白芍术^(各)15～20g　北柴胡 9～12g　薏苡仁 20～30g　桃仁 9～12g　红花 8～12g　当归 9～15g　川芎 9～12g　生甘草 6～9g

对不采取配合中药灌肠者加入:红藤 20～30g,鸡血藤 15～20g。

5. 肾虚血瘀

症见少腹疼痛绵绵不休,带多,腰脊酸楚,头晕目眩,神疲乏力。舌暗或有瘀点。苔薄,脉沉细。(妇检记录及辅助检查符合盆腔炎诊断。)

治法:补益肝肾,活血祛瘀。

处方:左归丸合四物汤加减。

熟地12~15g 山药15~20g 枸杞15~20g 山萸肉10~15g 炒杜仲12~15g 桑寄生15~20g 炒续断15~20g 菟丝子12~15g 当归9~15g 川芎9~12g 白芍15~20g 怀牛膝9~12g

偏阳虚者,伴畏寒肢冷,头晕耳鸣,小腹冷感,小便频数清长,选加:制附片6~9g,肉桂3~6g,淫羊藿9~15g,补骨脂9~12g。

6. 加减用药

(1)有实质性包块者,选加三棱、莪术、炮山甲;

(2)有附件囊肿者,选加生牡蛎、制鳖甲、皂角刺、海藻、昆布、山慈菇;

(3)寒凝血瘀小腹冷痛者,选加桂枝、吴茱萸;

(4)腹痛较甚者,选加醋延胡索、白芷、徐长卿,痛剧的加制乳香、制没药;

(5)腹痛伴经量多夹血块者,选加蒲黄、五灵脂、广三七;

(6)腰骶痛明显者,选加腰四味(炒杜仲、炒续断、桑寄生、狗脊各12~15g);

(7)阴道出血时,不用活血动血之类的药,选加地榆炭、贯众炭、棕榈炭、止漏汤;

(8)白带多者,选加苍术、薏苡仁、白芷、茯苓、车前子、泽泻、黄柏、苦参、鸡冠花、炒椿皮等;

(9)便秘者,选加大黄、炒枳实、虎杖;

(10)腹泻者,选加黄芩、黄连、薏苡仁、炒扁豆、莲子肉、藿香等。

(二)中药灌肠

1. 灌肠基本方

红藤20~30g 败酱草20~30g 金银花20~30g 连翘20~30g 蒲公英20~30g

2. 注意事项

(1)灌肠中药不宜多,5～6味中药最好,做到药专力宏;

(2)口服＋灌肠疗法,要做到口服与灌肠的中药不重复,配伍合理,相得益彰;

(3)保留灌肠的导管插入深度达15cm,推注速度越慢越好,保留4～6h;

(4)若出现腹泻,肛门坠胀疼痛或出血的,应停止灌肠;

(5)月经期、妊娠期禁用中药灌肠疗法。

四、鼓胀病（肝硬化、腹腔积液）的诊疗方案

（一）疾病诊断

1. 中医诊断标准

参照中华中医药学会发布的《中医内科常见病诊疗指南》(ZYYXH/T33—2008)。

1)主症

腹部膨隆如鼓,皮肤绷紧,扣之如鼓,有移动性浊音。可伴有腹部积块,或齿鼻衄血,或在颈胸壁等处出现红痣血缕及手掌赤痕,或四肢瘦削、神疲乏力、纳少便溏,或高热烦躁、神昏谵语、皮肤出现瘀斑等症状。若嗳气、矢气则舒,腹部按之空空然,如按气囊,鼓之如鼓,多为气鼓;若腹部坚满,按如蛙腹,振动有水声,按之如囊裹水,多为水鼓;若内有癥积,按之胀满疼痛,腹上青筋暴露,面、颈、胸部出现红缕赤痕,多为血鼓。

2)病史

患者有胁下癥积、黄疸、胁痛、情志内伤等病史,酗酒及到过血吸虫疫区等,对临床诊断有一定帮助。

3)理化检查

超声检查可发现少量腹腔积液与判断腹腔积液量,对鼓胀诊断有重要作用。其他如X线钡餐、胃镜检查、CT、血常规与肝功能检查等对病情判断也有一定作用。

184

2. 西医诊断标准

参照《临床诊断指南——消化系统疾病分册》(中华医学会编著,人民卫生出版社)、《实用内科学(第13版)》(复旦大学上海医学院编著,人民卫生出版社)及《2009年美国肝病学会肝硬化腹水的治疗指南》、《2010年欧洲肝病研究学会临床实践指南:肝硬化腹水、自发性细菌性腹膜炎及肝肾综合征诊疗》等国内外临床诊疗指南。

1)符合肝硬化腹腔积液(1—2级)诊断标准

包括肝功能损害、门脉高压的临床表现、实验室检查及影像学检查。

2)有腹腔积液的体征和影像学结果

腹胀、腹部移动性浊音阳性等,腹部超声或CT检查证实存在腹腔积液。

3. 证候诊断

参照中华中医药学会发布《中医内科常见病诊疗指南》(ZYYXH/T33—2008)。

1)气滞湿阻证

腹胀按之不坚,胁下胀满或疼痛,纳呆食少,食后胀甚,得嗳气、矢气稍减,或下肢水肿,小便短少,舌苔薄白腻,脉弦。

2)湿热蕴结证

腹大坚满,脘腹胀急,烦热口苦,渴不欲饮,或有面目皮肤发黄,小便赤涩,大便秘结或溏垢,舌边尖红,苔黄腻或兼灰黑,脉弦数。

3)气滞血瘀证

腹胀痛,时轻时重,纳呆食少,嗳气,胁腹刺痛拒按,面色晦暗,肌肤甲错,可有瘀斑,舌质紫暗,脉细涩。

4)肝脾血瘀证

脘腹坚满,按之不陷而硬,青筋怒张,胁腹刺痛拒按,面色晦暗,头颈胸臂等处可见红点赤缕,唇色紫褐,或见大便色黑,舌质紫暗或有瘀斑,脉细涩。

5)气虚血瘀证

腹大胀满,撑胀不甚,神疲乏力,少气懒言,不思饮食,或食后腹胀,面色晦暗,头颈胸臂或有紫斑或红点赤缕,小便不利,舌质暗淡,脉细无力。

185

（二）治疗方案

治疗包括一般治疗(休息、控制水和钠盐的摄入)、消除病因及诱因(如戒酒、停用有损肝功能的药物等)等。临床应根据肝硬化不同病因,继续沿用病因治疗措施。同时根据临床需要,按肝硬化治疗要求,选用保肝药物。

1. 辨证选择口服中药汤剂、中成药

1)气滞湿阻证

治法:疏肝理气,行湿散满。

推荐方药:柴胡疏肝散合胃苓汤加减。柴胡、白芍、陈皮、枳壳、炒白术、茯苓皮、泽泻、大腹皮、香附、苍术、薏苡仁。

中成药:木香顺气丸等。

2)湿热蕴结证

治法:清热利湿,攻下逐水。

推荐方药:中满分消丸加减。党参、白术、姜黄、茯苓皮、半夏、枳实、黄芩、知母、苍术、泽泻、车前子、陈皮、炒二丑。

中成药:双虎清肝颗粒、茵栀黄口服液等。

3)气滞血瘀证

治法:疏肝理气,活血祛瘀。

推荐方药:柴胡疏肝散合血府逐瘀汤加减。柴胡、白芍、香附、枳壳、桃仁、红花、当归、川芎、茯苓皮、泽泻、益母草、车前子。

中成药:血府逐瘀胶囊等。

4)肝脾血瘀证

治法:活血祛瘀,行气利水。

推荐方药:调营饮加减。柴胡、赤芍、当归、川芎、延胡索、大腹皮、陈皮、莪术、桑白皮、槟榔、茯苓皮、益母草、泽兰。

中成药:扶正化瘀胶囊、鳖甲煎丸等。

5)气虚血瘀证

治法:补中益气,活血祛瘀。

推荐方药:四君子汤合补阳还五汤加减。党参、赤芍、白术、当归、川芎、桃仁、红花、陈皮、茯苓皮、益母草、车前子。

中成药:复方鳖甲软肝片等。

注:

(1)临床实施中根据患者具体情况决定处方的剂量并进行相应的加减。

(2)出现黄疸加重,应注意及时判断患者是否存在内伤发热、腹痛(自发性腹膜炎)、慢性重型肝炎等,并积极对症处理或退出本路径。

2. 外治法

1)中药脐敷疗法

对于鼓胀病腹大甚属实证者,可采用芒硝粉 1.5g、甘遂末 0.5g、冰片粉 0.5g,上药混合均匀后,取适量,醋调成丸,敷脐上,用纱布覆盖,胶布固定,1 次/日。

2)结肠透析疗法

根据临床具体情况,可采用结肠透析机治疗。

3)艾灸治疗

根据临床具体情况,可采用多功能艾灸仪治疗。

3. 护理与调摄

1)心理

理解和同情患者,解除其紧张恐惧心理,使患者心情愉快,积极配合治疗,避免不良情绪刺激。嘱咐家属要多关心、照顾患者,同时配合医护人员的治疗和护理。

2)饮食

肝硬化患者应给予清淡、易消化、高蛋白、高维生素、低盐饮食;有腹腔积液的患者每天的钠盐摄入量为 80～120mmol/d(相当于 4.6～6.9g/d);应用利尿剂的患者,血钠、钾低时饮食中可适当补充含钠、钾的食物。

3)起居

鼓胀病患者需要卧床休息。要给患者创造安静舒适的环境,保证患者足够的睡眠,嘱患者保持心情愉快,避免不良情绪刺激。

4)腹腔积液处理

(1)轻度腹腔积液患者,应尽量取卧位;对腹腔积液量大患者,尽量采取舒适体位(如平卧位),以保证呼吸功能的稳定,减轻患者呼吸困难和心悸症状。

(2)抽腹腔积液后应缚紧腹带,避免意外情况出现。

(3)定时测体重、腹围,记录出入量。

(4)加强基础护理,保持环境通风、温暖、舒适,保持床单平整、干燥、清洁,注意皮肤的清洁护理。

五、胃脘痛(慢性胃炎)的诊疗方案

(一)疾病诊断

1. 中医诊断标准

参照"慢性萎缩性胃炎中医诊疗共识意见"(中华中医药学会脾胃病分会)、"慢性浅表性胃炎中医诊疗共识意见"(中华中医药学会脾胃病分会)及《中药新药临床研究指导原则(2002 年)》。

主要症状:不同程度和性质的胃脘部疼痛。

次要症状:可兼有胃脘部胀满、胀闷、嗳气、吐酸、纳呆、胁胀、腹胀等。

本病可见于任何年龄段,以中老年多见,常见反复发作。

2. 西医诊断标准

参照"中国慢性胃炎共识意见"(中华医学会消化病学分会全国第二届慢性胃炎共识会议,2006,上海)。

慢性胃炎常见上腹部疼痛,腹胀,早饱,食欲减低,饮食减少,或伴有烧心、泛酸等。症状缺乏特异性,确诊需依赖胃镜及内镜下病理检查。

1)内镜诊断

浅表性胃炎:内镜下可见红斑(点状、条状、片状)、黏膜粗糙不平、出血点或出血斑、黏膜水肿或渗出。

萎缩性胃炎:内镜下可见黏膜红白相间、以白为主、黏膜皱襞变平甚至消失、黏膜血管显露、黏膜呈颗粒状或结节样。如伴有胆汁反流、糜烂、黏膜内出血等,描述为萎缩性胃炎或浅表性胃炎伴胆汁反流、糜烂、黏膜出血等。

2）病理诊断

根据需要可取2～5块活检组织，内镜医师应向病理科提供取材的部位、内镜检查结果和简要病史。病理医师应报告每一块活检标本的组织学变化，对Hp、慢性炎症、活动性炎症、萎缩、肠上皮化生和异型增生应予以分级。

慢性胃炎活检显示有固有腺体的萎缩，即可诊断为萎缩性胃炎，不必考虑活检标本的萎缩块数与程度。临床医师可结合病理结果和内镜所见，做出病变范围与程度的判断。

（二）证候诊断

参照"慢性萎缩性胃炎中医诊疗共识意见"、"慢性浅表性胃炎中医诊疗共识意见"（中华中医药学会脾胃病分会，2009，深圳）及《中药新药临床研究指导原则（2002年）》。

1. 肝胃气滞证

胃脘胀满或胀痛，胁肋胀痛，症状因情绪因素诱发或加重，嗳气频作，胸闷不舒，舌苔薄白，脉弦。

2. 肝胃郁热证

胃脘饥嘈不适或灼痛，心烦易怒，嘈杂反酸，口干口苦，大便干燥，舌质红苔黄，脉弦或弦数。

3. 脾胃湿热证

脘腹痞满，食少纳呆，口干口苦，身重困倦，小便短黄，恶心欲呕，舌质红，苔黄腻脉滑或数。

4. 脾胃气虚证

胃脘胀满或胃痛隐隐，餐后明显，饮食不慎后易加重或发作，纳呆，疲倦乏力，少言懒语，四肢不温，大便溏薄，舌淡或有齿印，苔薄白，脉沉弱。

5. 脾胃虚寒证

胃痛隐隐，绵绵不休，喜温喜按，劳累或受凉后发作或加重，泛吐清水，神疲纳呆,四肢倦怠,手足不温,大便溏薄,舌淡苔白,脉虚弱。

6. 胃阴不足证

胃脘灼热疼痛,胃中嘈杂,似饥而不欲食,口干舌燥,大便干结,舌红少津或有裂纹,苔少或无,脉细或数。

7. 胃络瘀阻证

胃脘痞满或痛有定处,胃痛拒按,黑便,面色暗滞,舌质暗红或有瘀点、瘀斑,脉弦涩。

（三）辨证选择口服中药和中成药

1. 肝胃气滞证

治法:疏肝理气。

推荐方药:柴胡疏肝散加减。选用柴胡、香附、枳壳、白芍、陈皮、佛手、百合、乌药、甘草。

中成药:气滞胃痛颗粒、胃苏颗粒等。

2. 肝胃郁热证

治法:疏肝清热。

推荐方药:化肝煎合左金丸加减。选用柴胡、赤芍、青皮、陈皮、龙胆草、黄连、吴茱萸、乌贼骨、浙贝母、丹皮、栀子、甘草。

中成药:加味左金丸等。

3. 脾胃湿热证

治法:清热化湿。

推荐方药:黄连温胆汤加减。选用黄连、半夏、陈皮、茯苓、枳实、竹茹、黄芩、滑石、大腹皮、白蔻仁。

中成药:三九胃泰胶囊等。

4. 脾胃气虚证

治法:健脾益气。

推荐方药:香砂六君子汤加减。选用党参、炒白术、茯苓、陈皮、木香、法半夏、炙甘草。

中成药：香砂六君丸等。

5. 脾胃虚寒证

治法：温中健脾。

推荐方药：黄芪健中汤合理中汤加减。选用黄芪、桂枝、干姜、白术、法半夏、陈皮、党参、茯苓、炙甘草。

中成药：温胃舒胶囊、虚寒胃痛颗粒等。

6. 胃阴不足证

治法：养阴益胃。

推荐方药：沙参麦冬汤加减。选用北沙参、麦冬、生地、玉竹、百合、乌药、佛手、生甘草。

中成药：养胃舒胶囊、阴虚胃痛颗粒等。

7. 胃络瘀阻证

治法：活血通络。

推荐方药：丹参饮合失笑散加减。选用丹参、砂仁、生蒲黄、莪术、五灵脂、三七粉（冲服）、延胡索、川芎、当归等。

中成药：复方田七胃痛胶囊、胃复春等。

（四）针灸治疗

根据病情，选择应用体针、腹针、平衡针灸等治疗方法。

（五）其他疗法

根据病情需要，可选用穴位注射、背腧穴拔罐、中药穴位贴敷、中药 TDP 离子导入、胃肠动力治疗仪等疗法。护理上追加艾灸、刮痧等治疗，以缓解症状。

六、胃溃疡（消化性溃疡）的诊疗方案

（一）疾病诊断

1. 中医诊断标准

参照"中华中医药学会脾胃病分会消化性溃疡中医诊疗共识意见"（2009 年）。

主要症状：胃脘痛（胀痛、刺痛、隐痛、剧痛及喜按、拒按），脘腹胀满，嘈杂泛酸，善叹息，嗳气频繁，纳呆食少，口干口苦，大便干燥。

次要症状：性急易怒，畏寒肢冷，头晕或肢倦，泛吐清水，便溏腹泻，烦躁易怒，便秘，喜冷饮，失眠多梦，手足心热，小便淡黄。

具备主症 2 项加次症 1 项，或主症第一项加次症 2 项即可诊断。

2. 西医诊断标准

参照"消化性溃疡病诊断与治疗规范建议"（2008 年，黄山）。

(1)慢性病程、周期性发作、节律性中上腹痛伴反酸者。

(2)伴有上消化道出血、穿孔或现症者。

(3)胃镜证明消化性溃疡。

(4)X 线钡餐检查证明为消化性溃疡。

（二）疾病分期

A1 期：溃疡呈圆形或椭圆形，中心覆盖厚白苔，可伴有渗出或血痂，周围潮红，充血、水肿明显。

A2 期：溃疡覆盖黄色或白色苔，无出血，周围充血、水肿减轻。

H1 期：溃疡处于愈合中期，周围充血、水肿消失，溃疡苔变薄、消退，伴有新生毛细血管。

H2 期：溃疡继续变浅、变小，周围黏膜皱襞向溃疡集中。

S1 期：溃疡白苔消失，呈现红色新生黏膜，称红色瘢痕期。

S2 期：溃疡的新生黏膜由红色转为白色，有时不易与周围黏膜区别，称白色瘢痕期。

（三）证候诊断

1. 肝胃不和证

胃脘胀痛,攻窜两胁;善太息,遇情志不遂胃痛加重;嗳气频繁;口苦;性急易怒;嘈杂泛酸;舌质淡红,苔薄白或薄黄;脉弦。

2. 脾胃气虚证

胃脘隐痛;腹胀纳少,食后尤甚;大便溏薄;肢体倦怠;少气懒言;面色萎黄;消瘦;色淡苔白;脉缓弱。

3. 脾胃虚寒证

胃痛隐隐,喜暖喜按;空腹痛重,得食痛减;纳呆食少;畏寒肢冷;头晕或肢倦;泛吐清水;便溏腹泻;舌质胖,边有齿痕,苔薄白;脉沉细或迟。

4. 肝胃郁热证

胃脘痛势急迫,有灼热感;口干口苦;嘈杂泛酸;烦躁易怒;便秘;喜冷饮;舌质红,苔黄或苔腐或苔腻;脉弦数或脉弦。

5. 胃阴不足证

胃脘隐痛或灼痛;似饥而不欲食,口干不欲饮;口干舌燥;纳呆干呕;失眠多梦;手足心热;大便干燥;脉细数;舌红少津裂纹,少苔、无苔或剥苔。

（四）辨证选择口服中药汤剂、中成药

1. 肝胃不和证

治法:疏肝理气。

推荐方药:柴胡疏肝散加减。柴胡、陈皮、白芍、枳壳、海螵蛸、麦芽、三七粉（冲服）、香附、佛手、延胡索、甘草。

中成药:气滞胃痛颗粒、胃苏冲剂、复方田七胃痛胶囊等。

2. 脾胃气虚证

治法:健脾益气。

推荐方药:四君子汤加减。党参、白术、茯苓、厚朴、木香、砂仁、三七粉(冲服)、海螵蛸、炙甘草。

中成药:香砂六君子丸等。

3. 脾胃虚寒证

治法:温中健脾。

推荐方药:黄芪建中汤加减。黄芪、党参、白芍、白术、陈皮、干姜、白及、三七粉(冲服)、茯苓、大枣、饴糖、甘草。

中成药:虚寒胃痛冲剂、附子理中丸、温胃舒颗粒等。

4. 肝胃郁热证

治法:疏肝泻热。

推荐方药:化肝煎加减。栀子、丹皮、青皮、陈皮、浙贝母、黄连、海螵蛸、白及、三七粉、茯苓、甘草。

中成药:丹栀逍遥丸。

5. 胃阴不足证

治法:养阴益胃。

推荐方药:益胃汤加减。沙参、麦冬、白及、三七粉、生地、佛手、玉竹、白芍、百合、甘草。

中成药:阴虚胃痛颗粒。

(五)针灸治疗

1. 肝胃不和证

选穴:中脘、内关、足三里、阳陵泉、合谷、太冲。针刺手法以泻法为主,重在泻肝气以和胃气。以上腧穴可以交替针刺。

2. 脾胃气虚证

选穴:中脘、内关、足三里、脾俞、胃俞。针刺手法以补益为主。以上腧穴可以交替针刺。

3. 脾胃虚寒证

选穴:足三里、血海、关元、天枢、内庭、脾俞、章门。针刺手法以补益为主。

以上腧穴可以交替针刺。

4. 肝胃郁热证

选穴：选内关、中脘、足三里、阴陵泉、上巨虚、太冲、内庭等穴。针刺用泻法。以上腧穴可以交替针刺。

5. 胃阴不足证

选穴：选脾、胃、中脘、内关、足三里、三阴交、太溪等穴。针刺用补法。以上腧穴可以交替针刺。

临床可根据具体情况，选用多功能艾灸仪、智能通络治疗仪等治疗。

（六）中药穴位敷贴

中医辨证穴位贴敷

分为寒、热两个证型，在治疗过程中均可以取中脘、上脘、胃俞、脾俞、足三里五穴进行中药穴位贴敷。

1）寒证：吴茱萸、小茴香、细辛、冰片；

2）热证：黄连、黄芩、乳香、没药、冰片。

使用方法：辨证选用上述各组药物，加适量凡士林调成糊状，置于无菌纺纱布中，贴敷于穴位，胶布固定。亦可选用奇正消痛贴、胃脘痛、元胡止痛贴、暖脐膏等，取中脘、上脘、胃俞、脾俞、足三里五穴进行中药穴位贴敷。

（七）热敏灸疗法

热敏穴位以腹部、背部及小腿外侧为热敏穴位高发区，多出现在中脘、肝俞、脾俞、阳陵泉、足三里等区域。每次选取上述1～2组穴位，每天1次，10次1个疗程。每次治疗以灸至感传消失为度，疗程间休息2～5日，共2～3个疗程。临床可根据具体情况选用多功能艾灸仪、智能通络治疗仪等治疗。

（八）其他治疗

根据临床具体情况，可选用镜下喷洒三七、白及粉。护理上追加艾灸、刮痧等治疗，以缓解症状。

第九章　诊余琐谈

一、再说四诊

　　大凡百姓都知道,中医看病靠的是望闻问切四诊,这也是中医诊法的四大内容,它科学地总结了几千年来前人的诊治经验,并不断地充实发展和完善。基于人体是一个整体,局部病变可以影响全身,内脏的病变可以从五官四肢体表各个方面反映出来,正如《丹溪心法》所云"欲知其内者,当以观乎外;诊于外者,斯以知其内,盖有诸内者,必形于外",所以中医就是通过四诊手段来诊察疾病之所在,为辨证论治提供依据。有人错误地认为,中医四诊只不过是经验之谈,并非科学,而西医的视触叩听诊法有解剖学上的依据,是科学的,这种想法是错误的。当然,中医四诊并非完美无缺,它还需要运用现代化手段不断进行整理和提高。我认为,中医的四诊与西医的诊断方法基本上是一致的,中医的望闻问切已经包括了西医的视触叩听的内容,至于检验、心电图、CT、MR 等这些现代化的检查仪器设备,西医可以用,中医也可以用,它们本来就是为医学服务的。至于中医、西医,我们应当从客观实际出发,取长补短,使两者殊途同归,这就是卫生工作方针所说的"中西医相结合"。现就四诊,再简述一点自己的看法。

1. 望诊

　　中医的四诊,望闻问切,望为首诊,所谓"望而知之谓之神,闻而知之谓之圣,闻而知之谓之工,切而知之者谓之巧"。望诊是在你接触患者的第一时间就开始了解患者的情况了,其形态动作、精神气色、面部表情、语言气息等信息的捕捉,就可大概留下基本印象,即先人所说的"视其外应,以知其内脏,则知所病矣"。中医的望神,就是观察患者的精神好坏、意识动作,以判断脏腑阴阳气血的盛衰和疾病的轻重预后,特别是观察其眼神的变化,它是望神的主要内容,所谓"神藏于心,外候在目"。望诊之望还包括望色、望形态、望头与发、望五官、望唇齿口腔、望皮肤四肢,特别是望舌,它是中医诊断疾病的重要依据之一,是中医的一大特色。几千年来,舌诊在医疗实践中积累经验不断发展,已形成十分系统的理论。望舌主要分望舌质与舌苔两个部分,《诊家直诀》云"凡察舌须分舌苔、舌质,舌苔虽浊恶,舌质为常,胃气秽浊而已",《形色外诊简摩》亦云"舌苔无论何色皆属易治,舌质既变即当察其色的死活……故治病必察舌苔,而察病之吉凶,则关乎舌质也"。望舌质,主要是察其颜色、形态的异常。对于 3 岁以下幼儿不便查脉,故尤其要望指纹,包括色泽、长短、浮沉等,有助于推断病情和预后。随着科学技术及中西医结合的不断发展,望诊也在不断延伸,我们应当借助于这些先进的仪器设备,使临床上望诊的内容更加丰富、客观,使诊断更加准确无误,这也应该是中国式现代化的沧海之一粟。

197

2. 闻诊

闻诊包括听声音和嗅气味两个方面,听声音是指听患者语言气息高低强弱、清浊、缓急等,以及咳喘、哮、呃逆嗳气、太息等声音的异常与否,以辨其寒热虚实。嗅气味,是指用嗅觉了解患者的口气、分泌物、排泄物的异常气味来辨别病情,只要上过几年临床,便可从闻诊中部分的了解和考虑疾病的诊断和轻重。至于闻诊的延伸,首先就是听诊器,比如在患者胸部听心跳就方便且准确多了,它的发明与应用,是闻诊的发展,也是社会进步的必然结果。我曾在 20 世纪 60 年代末在芜湖一家医院跟随我姐姐、姐夫上临床并自学(他们都是内科医生,我姐夫那时是科主任),然后又于 1974 年至 1975 年在市医院随师内科项发俭主任进修学习一年。所以,直到现在,我在按脉时发现有异常的患者,会用听诊器进一步确认心律情况,很多期前收缩、房颤都是听诊器听出来的,从按脉上考虑也就是结、代、疾之类。因为听诊出现的时间并不长,比两千年前的闻诊进了一步,也是发展的必然。

3. 问诊

问诊,是一门学问、一种技巧,也是一种艺术。有患者在夸中医时说,他真有本事,问都没问我,脉一拿,就知道是什么病。少数所谓的神医、游医,他们以拿脉唬人、捕风捉影、启发引导式牵住患者,其实并不是真的拿脉便知。绝大多数有名的中医,都是在同患者谈心时不知不觉中了解其基本情况,这应该称之为艺术。中医向来重视问诊,早在《素问·征四失论》中就尖锐地指出"诊病不问起始,忧患饮食之失节,起居之失常,或伤于毒,不先言此,卒持寸口,何病能中? 妄言作名,为粗所穷,此治之四失也"。中医不仅要问,而且要问得详细,既要全面了解,又要抓住重点。前人为我们总结得最好的便是《十问歌》:"一问寒热二问汗,三问头身四问便,五问饮食六问胸,七聋八渴俱当辨,九问旧病十问因,再兼服药参机变,妇人尤必问经期,迟速闭崩皆可见,再添片语告儿科,天花麻疹全占验。"这是多么全面又多么扼要,随着疾病谱的变化,关于儿科的后面两句,我把它作了变动"儿科注重流行病,热痛斑疹要细验"。

4.切诊

切诊,不单是拿脉,它包括切脉和按诊,有关脉学的论述丰富、著作很多,我学徒时候学的是《濒湖脉学》。切脉有肯定的诊断参考价值,这是西医数脉搏所不能比拟的。历来沿用的多是寸口诊法,因为"寸口者,脉之大会,手太阴之动脉也",说明寸口脉可以了解全身脏腑经脉气血的情况。当然,取脉方便也是一个缘由。如何切脉? 用文字描述,只需几个字,轻中重,举按寻,即轻用力按在皮肤上浮取,名为"举";重用力按至筋骨为沉取,名为"寻";不轻不重按至肌肉为中取,名为"按"。所谓"三部九候",即寸、关、尺三部,各部有浮、中、沉三候,故称九候。《濒湖脉学》分27种脉,《诊家正眼》又加了一个"疾"脉,故总的是28种脉,还有很多兼脉,真可谓"心中了了,指下难明"。中医只需拿脉,无须其他,这是一种错误的认识,只靠三个指头、一个枕头是误人误己的,正如国家名医蒲辅周先生所说"不能把切脉神秘化,以切脉代替四诊,盲目夸大其诊断意义"。至于切诊中的按诊,它包括按肌肤、按手足、按胸膜、按腧穴等,相当于西医的触诊、叩诊,《内经》就有按诊的记载,《金匮要略》曾在肠痈诊断上记载"肠痈之为病,其身甲错,腹皮急,按之濡,如肿块,腹之积聚,身无热……",又云"肠痈者少腹肿痞,按之即痛……"。如果不实际去摸去按,张仲景是不可能有如此详细的描述记载。按诊是切诊很重要的部分,是临床不可或缺的诊断手段。

所以说,望闻问切,四诊合参,缺一不可,马虎不得。

二、漫谈中药生品与炮制后的功效区别

中药的临床应用,大多是生用,即直接使用原药材,在加工炮制上只需经过挑选、水洗、切片、干燥之后即可使用,但有很多药材需要水制、火制、水火共制

198

的,少数需发酵、发芽、制霜、精制、药拌等,通过炮制,起到了防腐、防虫、矫正气味、降低毒性、增强功效等作用。其中,还有不少药材经过炮制之后,从根本上改变了药物性能,生与制相比,功效迥然有别。若处方用药,一字之差,甚至会出现错误。所以说,处方上的生、炒、炙、炭不可随意写来,用一味药之生炒各半也有其一定的缘由。现就临床常用的29种中药生品与炮制后的不同功效,结合中药理论,谈谈个人的一点体会。

1. 麻黄

功效:发汗解表,宣肺平喘,利水消肿。

生麻黄对风寒表实而喘者尤为合适,与桂枝同用以增强发汗散寒解表之功,合杏仁止咳平喘力宏。因其入肺与膀胱经,上则宣肺气,下则通调水道、利水消肿,急性肾炎患者早期水肿常用之。

炙麻黄,经过蜜炙之后,辛温燥性及发散之力大减,主要功效在于润肺止咳、发汗力弱,所以,多用于表证已除而仍有咳喘者及慢性呼吸疾病咳喘再发者。

从门诊来看,现在患者在感冒风寒前几日已自购了感冒药,或在当地医院用药,往往是咳嗽多日不愈或兼气喘者,方求治于中医,故而临床用生麻黄的机会相对减少,而用炙麻黄的机会更多一些。慢性肺系疾病咳喘再发者,处方配伍得当,往往效如桴鼓,所以说,生者发汗解表功大,炙者润肺止咳力强。

2. 荆芥

功效:解表散风,透疹消疮,收敛止血。

生用发汗解表,治感冒头痛,对风寒风热表证均左右逢源,配辛温的防风、苏叶,则辛温解表;配辛凉的薄荷、金银花、桑叶,则辛凉解表。治疗皮肤病,可透疹止痒。

炒炭用能收敛止血,不仅仅用于书本上讲的产后血晕,亦常用于崩漏、便血等出血过多的证候。

其生与炭,一发一收,一表一里,其功效可谓风马牛不相及。

3. 大黄

功效:泻下攻积,清热泻火,凉血解毒,逐瘀通经,利湿退黄。

生大黄,主攻泻热,用于实热便秘,血热吐衄、痈毒、肠痈、湿热痢疾、黄疸、妇人瘀血经闭等。生大黄后下力猛,通便攻下力强,故被称为"将军",用清制通过身体上部而驱热下行。

熟大黄是生大黄用酒炖或蒸制后而成,其清热泻火之力锐减,泻下之力缓和,适用于老年体弱者。

大黄炭,凉血化瘀止血,用于血热有瘀的出血征,如大肠有积滞的大便出血。

大黄生与炭,一通便攻下,一化瘀止血。生与熟,则有急缓之别。

4. 薏苡仁

功效:利水渗湿,健脾止泻,排脓,解毒散结。

生薏苡仁,利湿、排脓、舒筋,其利水消肿可结合相应的其他药,用于水肿诸证,清热排脓治疗肠痈、肺痈;舒筋利关节,治疗风湿痹证、筋脉拘挛疼痛;利湿解毒治疗皮肤病,如湿疹、痤疮,还可解毒散结用于治疗癌肿。

炒薏苡仁,主要作用为健脾止泻,对于各种原因的泄泻,特别是脾虚湿盛的泄泻,效果很好。临床上很多喜欢生炒各半,既利湿又健脾。我治疗脾虚泄泻,常用炒薏苡仁-炒扁豆对药。

5. 白芍

功效:养血调经,敛阴止汗,柔肝止痛,平抑肝阳。

生白芍,养阴补血,柔肝平肝,偏于益肝之阴血,常用于血虚诸症、月经不调,因其养阴柔肝而止痛,又常用于胁痛、腹痛、四肢挛急疼痛,还有肝阳上亢的头痛眩晕等症。对治疗自汗盗汗而分别配伍相应药物,如营卫不和之汗出恶风,配桂枝调和营卫;虚劳自汗出,配黄芪、党参、白术之类补气药;阴虚盗汗者,则配煅龙骨、煅牡蛎、浮小麦、糯稻根等。

炒白芍,则有用清炒或用土炒的,清炒者能和中缓急,止痛效果更好;土炒者,理脾止泻的作用更大。现在就是一个炒白芍,处方也没有清炒、土炒之分了。

6. 何首乌

功效:滋补肝肾,益精血,乌须发,强筋骨。

处方上的何首乌,必须写明是生首乌还是制首乌,这是绝不能含糊的,因为它们的功效完全不同。

制首乌,能补肝肾,益精血,乌须发,强筋骨,因其有化浊降脂的作用,常用于高脂血症、糖尿病、肥胖病等,具有抗衰老、抗动脉粥样硬化等作用。

生首乌则可解毒,消痈散结,截疟,润肠通便,用量不宜大。

生与制,疗效有天壤之别。

7. 龙骨

功效:镇惊安神,平肝潜阳,收敛固涩。

生龙骨,平肝潜阳,镇静安神,常用于心神不宁、心悸失眠、癫狂痫症、肝阳上亢、头晕目眩等。

煅龙骨,主要是固涩收敛,用于遗精、滑精、遗尿、尿频、崩漏、带下、自汗、盗汗等诸虚之滑脱证候,对亡阳证的大汗不止、脉微欲绝,用参附汤配煅龙骨、煅牡蛎,有回阳救逆固脱、挽救生命之功。

生煅之分,概括之,即生镇潜,煅收敛。

还有一个药叫龙齿,同龙骨一样都是古代哺乳动物的化石,龙骨是骨骼化石,龙齿是牙齿化石。龙齿的主要作用在于镇惊安神,主治惊痫癫狂、心悸怔忡、失眠多梦。

8. 牡蛎

功效:潜阳补阴,重镇安神,软坚散结,收敛固涩,制酸止痛。

生牡蛎,主治肝阳上亢、眩晕耳鸣、惊悸失眠、痰核瘰疬、癥瘕痞块。

煅牡蛎,则是收敛固涩,主治带下崩漏、遗精遗尿、自汗盗汗,与煅龙骨作用一样,可用于多种滑脱不禁之证。另外,煅牡蛎还有制酸止痛的作用,用以治胃痛、泛酸、胃溃疡。

9. 瓦楞子

功效:消痰化瘀,软坚散结,制酸止痛。

生瓦楞子,用于顽痰胶结、痰稠难咯,散郁结,治瘿瘤,消瘰疬,化瘀血,疗癥瘕痞块。

煅瓦楞子,主要是制酸止胃痛,用于肝胃不和、胃痛吐酸者。对于胃酸过多、胃十二指肠球部溃疡的治疗,本人喜煅瓦楞子、乌贼骨、煅牡蛎同用,效果不错。

10. 木香

功效:行气止痛,健脾消食。

201

木香,广东产的称"广木香",国内云南引种的叫"云木香"。主治肠胃气滞、脘腹胀痛、食积不消、不思饮食,对胸胁胀痛、黄疸、疝气疾病亦常用之,其气芳香,能醒脾开胃,用补药时,少佐之,能减轻补药的腻味和滞气之弊,如归脾汤方。

煨木香,木香煨后去其油,有实肠止泻之功,用于泄泻腹痛,如配黄连治痢,配炒薏苡仁、炒扁豆等有健脾止泻之功。凡治疗泄泻之疾,本人喜用煨木香,意在辛行苦降、行气化滞以止泻止痛。

11. 黄芩

功效:清热燥湿,泻火解毒,止血,安胎。

生黄芩,泻中焦实火,燥肠胃湿热,清少阳邪热,善清中上焦湿热,广泛应用于湿热、暑湿、痞满、泻痢、黄疸、肺热咳嗽、痈肿疮毒,现在常用的中成药双黄连口服液,即是其中主药之一。

炒黄芩,经炒制后既降低了黄芩的苦寒之性,也减轻了对胃部的刺激,常用于安胎。

黄芩炭,止血作用强,用于各种热性出血,如吐、衄、便、尿血,月经先期,量多,妇人崩漏出血。

过去将黄芩细分为枯芩和子芩,谓之"枯泻肺火,子清大肠火",正如《药性歌括》所云"黄芩苦寒,枯泻肺火,子清大肠,湿热皆可"。枯芩用于泻肺热,如治疗肺炎;子芩用于泻胃肠之火,如治疗急性肠炎的热泻。现已不再区分枯芩、子芩,但还须分生、炒、炭。

12. 山栀

功效:泻火除烦,清热利湿,凉血解毒,外用消肿止痛。

生山栀,能泻三焦火,泻上焦心火,主治热病心烦;清中焦肝胆湿热,治黄疸;清下焦湿热,治疗淋证涩痛。清热泻火,凉血解毒,治疗目赤肿痛、热毒疮疡。用新鲜山栀果捣成泥,与黄酒调成糊状,外敷,治扭挫伤痛效果好。

炒山栀和山栀炭,入血分而凉血止血,可用于血热妄行的吐血、衄血、尿血,对妇人经水提前、量多,由血热引起的崩漏时,本人常用山栀炭。

山栀,生者泻热,炒炭止血,作用也是不同的。

13. 生地

功效:清热凉血,养阴生津。

202

生地,甘寒,入营血分,故应用于热入营血、温毒发斑、血热出血、热病伤阴、舌绛烦渴、内热消渴、阴虚发热、骨蒸劳热、津伤便秘等。

生地炭,为生地炒炭存性,主要作用是止血,用于血热引起的吐、衄、便、尿血及崩漏出血。古人还常用鲜生地,其清热生津功效更强,且能凉血、止血,用于热病伤阴、舌绛烦渴、温毒发斑、吐血、衄血等,可单独炖,频服,当茶喝,效果好。由于药源问题,现在的鲜生地也是鲜见了。

14. 艾叶

功效:温经止血,散寒止痛,调经,安胎。

生艾叶,辛、苦、温,能温中祛寒,温暖子宫,对腹中冷痛、小腹寒痛及子宫寒冷、久不受孕、寒性痛经有效。

艾叶炭,主要用于止血,对下元虚寒性月经过多、崩漏,以及孕妇受寒引起的腹痛、胎动不安,可配合应用。

治疗出血,绝不可用艾叶。

15. 干姜

功效:温中散寒,回阳通脉,温肺化痰。

干姜可应用于脘腹冷痛、呕吐泄泻。与附子相须为用,治疗心肾阳虚、阴寒内盛的亡阳征,挽救四肢厥逆、脉微欲绝之证候;配细辛、麻黄、五味子等,用于温肺散寒化饮,治疗寒饮喘咳。

炮姜,干姜砂煲至鼓起,表面棕褐色为炮姜,炒炭存性即炮姜炭,功效是温经止血,偏治小腹、脾肾之寒,温中而止痛、止泻,常用于阳虚失血、吐衄、崩漏和脾胃虚寒的腹痛泄泻。

16. 蒲黄

功效:止血,化瘀,通淋。

生蒲黄,主在化瘀,利尿通淋,可治疗经闭、痛经、胸腹刺痛,刺痛即提示有瘀,而蒲黄的作用就在于化瘀以止痛,常与五灵脂配伍,如失笑散。对于淋证,尤其是血淋涩痛者,甚效,既利尿通淋,又可止血。

蒲黄炭,经炒炭后性涩,增强了止血效果,吐血、衄血、咯血、尿血、崩漏等均可应用,有止血而不留瘀的特点。本人在治疗妇人时崩时漏、经期延长者,无论偏寒偏热,均常用蒲黄炭、广三七配合相应药物,每获效。对外伤出血,可以用蒲黄粉直接敷患处。

17. 茜草

功效:凉血,祛瘀,止血,通经。

生茜草,活血通经,用于月经闭止、经水不行,对风湿痹痛日久和跌打损伤等血瘀经络闭阻之证,亦常用之。

茜草炭的作用主要是止血,对吐血、衄血、崩漏外伤出血均可应用。实验研究证明,茜草有明显的促进血液凝固作用,茜草炭的作用强于茜草。故茜草是通,茜草炭是止。

18. 地榆

功效:凉血止血,解毒疗疮。

生地榆,凉血清热,尤其能清下焦血热和止血,对下部的出血,如便血、痔出血、尿血和妇人血热引起的崩漏,其性苦寒酸涩,故又能凉血涩肠而止痢,治疗血痢(痢疾、便脓血者)时常用。

地榆炭,主要用于止血,所以出血患者常用地榆炭。

现代药理学研究证实,地榆煎剂可明显缩短出凝血时间,且生地榆止血作用明显优于地榆炭,这就给临床运用提出了新的思考。我在临床治疗崩漏等血热者,喜用地榆,或生或炒,而对出血量多时,还是按照传统用法,多用地榆炭,这样放心,不违规,是否符合药理,还待后辈们的研究。

19. 侧柏叶

功效:凉血止血,化痰止咳,生发乌发。

生侧柏叶,性寒凉,入血而祛风,益阴而清热,尤善清肺热,化痰止咳,用于肺热咳喘、痰稠难咯,还有生发乌发之效,可用于血热脱发、须发早白。

侧柏炭,主要功效是止血,因其性微寒,凉血止血,故常用于热性出血,能治各种出血。

现代药理学研究证实,生侧柏叶能缩短出凝血时间,炒炭后,凝血作用反而较生者效果差,而临床上止血还是多用侧柏炭。应该说,生侧柏叶肯定有凉血止血作用,前人也有用生侧柏叶的例子,如"四生丸"方。

20. 藕节

功效：收敛止血，化瘀。

生藕节，其味涩，质黏，性收敛，既能收敛止血，又能化瘀，有止血而不留瘀的特点，是治疗各种出血的常用药物，只要是出血都可以用，但对虚寒性出血，宜炒炭用。

藕节炭，止血的力量更强，由于其收敛止血之中兼能化瘀，是止血佳品，无留瘀之弊。实验研究证明，本品能缩短出血时间，炒炭后作用更显著，故临床止血常用藕节炭。

21. 麦芽

功效：行气消食，健脾开胃，回乳消胀。

治疗食积不化、脘腹胀满、脾虚食少、乳汁淤积、乳房胀痛、回乳、肝郁胁痛、肝胃气痛等。

生麦芽，有健脾和胃、疏肝行气、鼓舞胃气之效，用于治疗脾虚食少。本人在临床上治疗久病、年老、纳食不馨、口干乏津者，喜用生麦芽来健脾养胃气，助消化以开胃。

炒麦芽，偏于治饮食积滞，行气消食，能化一切米面积滞，常与稻芽合用，称为"炒二芽"，再加神曲为"焦三仙"，三者相互配合，可增强消食导滞的功效。

古人云"麦芽消麦食，谷芽消谷食，山楂消肉食，神曲消一切之积食"，临证处方时常二芽、三仙同时配合应用。

22. 山楂

功效：消食健脾，行气散瘀，化浊降脂。

生山楂，入肝经，能行气散结止痛，治疗气痛，同时入肝经血分，同行气血，有活血祛瘀之功，治疗血瘀经闭、痛经、产后瘀阻及胸部心痛（冠心病），化浊降脂治疗高血压、高脂血症等。

炒山楂，山楂经炒黄炒焦后增强了消食导滞的作用，用于治疗食积不化，尤其是油腻肉食积滞效果较好。炒山楂还能止泻止痢，治疗泻下不爽、腹痛。山楂炒成炭为山楂炭，对消食止泻效果好。

23. 白扁豆

功效:健脾化湿,和中消暑。

生扁豆,治疗暑湿吐泻,胸闷腹胀,有消暑祛湿之力。

炒扁豆,甘温而气香,补脾而不腻,化湿而不燥,有健脾化湿、养胃的作用,常用于治疗食饮不振、脾虚泄泻、白带过多等症。

扁豆花,散暑邪之力大于扁豆,健脾祛湿之力不如扁豆。

扁豆衣,清暑热、利暑湿作用大于扁豆,但健脾祛湿之力不如扁豆。

24. 山药

功效:补脾养胃,生津益肺,补肾固精。

生山药,补肺气健养肺阴,治疗肺虚久咳或虚喘,补肾气,兼能滋肾阴,治疗肾气虚的腰膝酸软、滑精、早泄、遗尿。既补脾肺肾之气,又补脾肺肾之阴,是治疗消渴气阴两虚的主要药物。现代药理学研究证明,山药有保护胃黏膜,增强小肠吸收功能,降血糖,提高机体免疫力,还有抗氧化、抗衰老、降血脂、抗肿瘤的作用。

炒山药,适用于脾虚食少、久泻不止、白带、白浊、溲频,有补脾固涩、止泻、止带的作用。

25. 白术

功效:健脾益气,燥湿利水,止汗,安胎。

生白术,既补气健脾,又燥湿利水,可治痰饮眩悸、水肿、气虚自汗、脾虚胎不安等症。古人称白术为"补气健脾第一要药",与补血药同用,又有益气生血的作用。

炒白术,增强了燥湿、助消化、芬芳开胃的功效,补气健脾止泻的作用大增。先贤们认为炒制方法分为多种,炒白术能健脾燥湿,焦白术开胃助运,故炒白术尤适宜于补脾胃而止泄泻。现在炒法基本不再区分,均是一锅炒,药房里也都是大统货,临床应用也不再区分。

26. 白芍

功效:养血调经,敛阴止汗,柔肝止痛,平抑肝阳。

生白芍,益肝之阴血,治血虚萎黄、眩晕心悸、月经不调,有敛阴止汗之功,可用于自汗盗汗,其养血柔肝又有止痛作用,可治疗血虚肝郁、胁肋疼痛,阴虚血亏、筋脉失养所致的手足拳急作痛亦可用之,如《伤寒论》中的芍药甘草汤。白芍既能养血敛阴,又可平抑肝阳,常用于肝阳上亢、头痛眩晕。

炒白芍,有和中缓急、调肝理脾、柔肝止痛之功,用于脾虚肝旺、腹痛泄泻、痢疾等症。土炒白芍更能安脾止泻,脾虚泄泻者常用之。现在药房的炒白芍也不那么细分了。

27. 黄芪

功效:补气升阳,固表止汗,利水消肿,生津养血,行气通痹,托毒排脓,敛疮生肌。

黄芪能助卫气以固表止汗,补中气以升提诸气,托疮毒而利小便,生津养血补气以通痹。

炙黄芪,重在走里,补中益气,升提中焦清气,既能补气生血、利尿,脾胃虚弱、中气不足、久病重病之后身体虚弱者常用,又能补气而生血,如当归补血汤。

生黄芪,偏于走表,能固表止汗,托里排脓,敛疮收口。在治疗表虚自汗的玉屏风散中,为君药。治疗内热消渴病,亦常用生黄芪。在治疗气虚血滞、半身不遂、痹痛麻木等中风后遗症等证时,也是重用生黄芪补气以行血。

本人在临床,无论是补气升阳、补脾益气,抑或补气生血,常用黄芪生、炙各半,表里兼顾。

28. 甘草

功效:补脾益气,清热解毒,祛痰,止咳,缓急止痛,调和诸药。

《药性赋》云"甘草甘甜性本温,调和诸药首为尊",故甘草有"国老"雅号。

炙甘草,补脾胃不足而益中气,作用缓和,补脾养胃多作为辅助药用,如四君子汤;补心气而益气复脉,用于心气不足的脉结代、心悸动,如炙甘草汤;对脾虚肝旺的脘腹拳急作痛,与白芍相须为用,如芍药甘草汤,能调和诸药,故习惯在处方之末,写上炙甘草6g以调之。

生甘草,主要功效是清热解毒,常用于痈疽疮疡,古代有人认为甘草能解百毒。生甘草还能治肺热所致的咽喉痛、咳嗽、扁桃体炎、咽喉炎。现代药理学研究证实,甘草有抑制结核杆菌的作用,常配合抗结核药,用于治疗肺结核。

29. 人参及参类药

人参功效:大补元气,复脉固脱,补脾益肺,生津养血,安神益智。

所有的参类均可补脾益肺,养元气,生津养血,安神益智,对脾虚食少、肺虚、喘咳、气血两亏、心气不足、惊悸失眠、阳痿宫冷、津伤消渴、久病之人等均有疗效。人参系五加科,主产于东北三省,以吉林省抚松县质量最好,称之为"吉林参"。野生者,名"山参",又叫"野山参""老山参",补气又滋养阴津,复脉固脱,为救急固脱之要药,独参汤即是。对五大症状(大汗、大吐、大泻、大失血和大病之后)所致的元气虚极欲脱、气息微弱、脉微欲绝(虚脱、休克)之危候,单用量大浓煎频服,前人多云效验如神。兼亡阳征象者,配附子(参附汤);亡阴征象者,配麦冬、五味子(生脉饮)。而今,野山参货源奇缺,价格昂贵,精品包装还不知是真是假,真正的野山参我们基本上看不见,也用不上。这是因为随着现代医疗水平的提升,对危急重症患者的挽救,多是西医为主,如用独参汤挽救患者,既缺乏野山参货源,也没有单独应用的经验,故较少应用。

目前药房供应的和市售的,多是人工栽培的人参,称为"园参",播种在山上林间自然生长的称为"林下山参"。人工栽培的人参,又分红参、白参和生晒参。红参是蒸制的,常有刚健温燥之性,能振奋阳气,适用于急救回阳;生晒参是直接晒干的,性平和,既可补气,又能养津;白参又叫白糖参,用白糖腌制过,性最平和,补力相对较小,适用于健脾益肺。以上所说的参,临证时多是根据病情需要让患者自行购买,另煎汤分服,处方开的较少,以避免一锅煮,浪费药材。

至于高丽参,产于朝鲜、韩国,也有红、白、生晒之分,药效用法同上。据说进口的质量好,也未可知,价格贵一些。

关于党参,系桔梗科植物,功效健脾益肺,养血生津,可作为人参的代用品,因货源广、药材多,广泛应用于临床,可治疗肺气虚、食少倦怠、咳嗽虚喘、气血不足、面色萎黄、心悸气短、气津两伤的口渴和内热消渴等。

关于太子参,系石竹科植物,功效益气健脾,生津润肺,既补脾气,又养胃阴,用于治疗脾气虚弱、胃阴不足的食少倦怠、口干舌燥。对于病后虚弱、气阴不足、自汗口渴者,常作病后调补用药;对肺燥干咳,亦有补肺润燥之功。因其不温不燥,性平力薄,凡气阴不足之轻证,故老人、小孩均常用之。

关于西洋参,功效补气养阴,清肺生津,属五加科植物,主产于美国、加拿大,我国亦有栽培。主治气阴两脱，相似于人参而药力不足。因其性偏凉，兼能清热养阴生津，多用于热病或汗、吐、下、失血之后耗气伤阴证候，长于补肺气，养肺阴，清肺热，补心气，养心阴，气虚津伤、口燥咽干、内热消渴均可用，多单独炖服，处方复方用得少。现在的药材多，供应足，西洋参已从医疗转移到保健，很多人都在喝西洋参枸杞茶、西洋参石斛茶、西洋参菊花茶等，西洋参已经成为千家万户的保健食品。

三、动物介石类药在眩晕症的运用

动物介石类药是中药的重要组成部分，是利用动物和动物贝壳类以及矿石类的功效来治疗某些疾病。本人在治疗眩晕症时，常根据这类药质重沉降、重则能镇的特点，治疗眩晕症，效果很好。

所谓眩晕，是指目眩且头晕的一组症状，目眩以眼花、眼前发黑、视物不清为特征；头晕以自我感觉周围物体旋转、站立不稳，甚则欲倒为特征，因常同时并见，故称之为眩晕。外感内伤均可发生，临床以内伤为多见。外感的眩晕，以风邪上扰为主，根据风寒、风热、风燥、风湿的不同表证，或疏风散寒，辛温解表；或疏风清热，清凉解表；或轻宣解表，凉润燥热；或疏风散湿，不在动物介石类药物运用的范围。

至于内伤引起的眩晕，大体分为肝阳上亢、痰浊中阻、瘀血阻窍、气血亏虚、肾精不足等证型，多虚实夹杂，本虚标实，各证型之间可互相兼夹或转化。在治疗选方用药上，属肝阳上亢型，当平肝潜阳，清火息风，常用天麻钩藤饮加减；痰浊中阻型，治则燥湿祛痰，健脾和胃，常用半夏白术天麻汤加减；瘀血阻窍型，治则祛瘀生新，活血通络，常用血府逐瘀汤加减；气血亏虚型，当补益气血，健运脾胃，常用十全大补汤加减；肾精不足型，当补肾养精，充养脑髓，常用左归饮加减。内伤眩晕多虚实夹杂，本虚而标实，且各证型之间又互相兼夹和转化，同时考虑到本病的病位在脑，又与心肝脾肾密切相关，特别是心肝为主，肝肾阴虚、气血不足是病之本，风、火、痰、瘀是病之标，临床上往往是标本兼见，虚实交错。基于此，本人在治疗眩晕症时，考虑肝肾阴虚是病之机，阴阳失衡状态中，须补其阴，潜其阳，阴虚阳亢者，常在应证方药中，加用一些动物介石类药来滋阴补肾，平肝潜阳，以起到重镇定眩的效果。常用的此类药物有：石决明、珍珠母、生牡蛎、齿贝类、龟甲、鳖甲、灵磁石、代赭石等，它们有一个共同的功效，即平肝潜阳，下面从药物功效分别介绍如下。

1. 石决明

龟甲科动物的贝壳，具有平肝潜阳、清肝镇肝的作用，其咸寒质重，专入肝经，长于潜降肝阳，清泄肝热，兼益肝阴，为平肝清肝之要药，善治肝肾阴虚、阴不制阳而致肝阳亢盛之头痛眩晕，常配伍珍珠母、生牡蛎等贝壳类平抑肝阳的中药。

2. 珍珠母

蚌科动物的贝壳，有平肝潜阳、安神定惊等作用，治疗肝阳上亢头痛眩晕，常与石决明、牡蛎、磁石、龙齿等平肝潜阳药同用。珍珠母有安神定惊之功，与琥珀、龙骨、牡蛎同用，治疗心神不宁、惊悸失眠。

3. 生牡蛎

牡蛎科动物的贝壳，能潜阳补阴，重镇安神，味咸性寒质重，入肝经，作用与石决明类似，平肝潜阳，并能益阴，多用于水不涵木、阴虚阳亢、眩晕耳鸣之证，常与龟甲、鳖甲、龙骨、白芍等同用，早在《伤寒论》中就记载有"桂甘龙牡汤"。龙骨、牡蛎是临床最常用的对药之一，均有平肝潜阳、重镇安神、收敛固涩的作用，治眩晕等症常相须为用。

4. 紫贝齿

宝贝科动物的贝壳，有平肝潜阳、镇惊安神、清肝明目之功，常用于治疗肝阳上亢、头晕目眩，多与石决明、生牡蛎、龙骨、灵磁石同用。

5. 龟板

动物乌龟的背甲及腹甲，即乌龟的壳，有滋阴潜阳等作用，为血肉有情之品，味咸、甘，性微寒，既能滋补肝肾之阴以退内热，又能潜降肝阳而息内风，故多用于肝肾阴虚而引起的眩晕症。治阴虚内热配知母、黄柏、熟地；治疗阴虚阳亢、头晕目眩者，常与牡蛎、鳖甲、白芍配伍。

6. 鳖甲

动物鳖的背甲，味咸，性微寒，亦为血肉有情之品，能滋阴潜阳，退热除蒸，既善滋阴退热除蒸,又善滋阴潜阳息风,适用于肝肾阴虚所致的阴虚内热、阴虚阳亢诸证,治疗阴虚阳亢、头晕目眩,常与龟板、龙骨、牡蛎相配伍。

7. 灵磁石

重则能镇,矿石类药物具有质重沉降之性,故有重镇安神、平肝潜阳的作用。灵磁石为磁铁矿石,性咸寒,有镇惊安神、平肝潜阳之功,既可平肝阳,又能益肾阴,亦常用于肝阳上亢、头晕目眩,多与石决明、珍珠母、生牡蛎同用,肾阴虚者配龟甲、熟地、白芍。

8. 龙骨

古代哺乳动物的骨骼化石,味甘涩,性平,能镇惊安神,平肝潜阳,因其质重沉降,有较强的平肝潜阳作用,适宜于肝阴不足、肝阳上亢之头晕目眩,常与牡蛎、代赭石同用。

9. 代赭石

赤铁矿石,味苦性寒,有平肝潜阳、重镇降逆的作用,用于肝阳上亢、眩晕、耳鸣,常与龙骨、牡蛎、白芍等滋阴潜阳药同用,肝火上炎、头晕、头痛者配珍珠母。

以上这些动物、介石类药物,它们有一个共同的功效,即平肝潜阳,大多还有滋阴、潜阳之功。眩晕发作时即头晕眼花,是不稳的表现,而这些动物介石类药有重镇而稳的作用,所以眩晕无论何型,在其发作期间,我们常在应选方药中加入几味此类药物,往往能够取得很好的治疗效果。

四、心衰患者在住院期间的选方用药

心衰,即西医的心功能不全,是由不同病因引起的,心脉气力衰竭,心体受损,心动无力,血流不畅,逐渐引起脏腑功能失调,以心悸、喘息、尿少、水肿为主要临床表现的危重病证。临床有急、慢性之分,其急者表现怔忡,气急,不能平卧,端坐位,面色苍白,汗出如雨,口唇青紫,阵咳,咯粉红色泡沫样痰,脉多疾数。慢者表现为心悸、短气不足以息,夜间尤甚,不能平卧或梦中憋醒,胸中如塞,口唇、爪甲青紫,烦躁,腹胀,右胁下瘀块,下肢水肿(慢性右心衰、全心衰)。

1. 中医心衰的诊断标准

(1)病史:原有心脏疾患,如心痛、心悸、肺心同病等,多由外感、过劳而复发或加重。

(2)主症:心悸,气短,活动后加重,乏力。

(3)次症:咳喘不能平卧,尿少,水肿,下肢肿甚,腹胀纳呆,面色晦暗或颧紫,口唇紫暗,颈静脉怒张,肋下瘀块,急者咯粉红色泡沫样痰,面色苍白,汗出如雨,四肢厥冷,更甚者昏厥,脉象数疾、雀啄、促、结代。

具备病史、主症,可诊断为心衰之轻症,再兼有次症 2 项者,可明确诊断。

2. 关于心衰的病因分类

(1)原发病因:①源于心——患心脏之症;②源于肺——慢阻肺,肺心衰;③源于肾——久患肾病,由肾及心,发为心衰;④源于脾胃——久患脾胃疾病,中气虚衰,日久心体失养,体用俱损,发为心衰。

(2)诱因:①外感——外感六淫之邪,袭卫束表,内迫于肺,肺失宣降,痰浊内蕴,肺功能受影响,致心不主血脉,加重心衰;②过劳——劳则气耗,心气受损,发为心衰;③药物的影响——输液速度过快诱发心衰。

3. 心衰的病机分类

(1)发病:起病多缓慢,逐渐加重,少数发病急骤,突然气急,端坐呼吸,不得平卧,面色苍白,汗出如雨,甚则咯粉红色泡沫样痰(急性左心衰)。

(2)病位:在心,为心之体用俱病,与肺、脾、肝、肾相关。

(3)病势:发病缓慢,初起症状轻,逐渐加重,亦可突然发病。

(4)病性:属本虚标实者,本虚有气虚,阳损阴伤,或气阴两虚,或阴阳俱损。病初多为气虚,病久则为阳虚,少数可见血虚、阴虚。在病变过程中,逐渐形成病理产物,为饮,为痰,为瘀,为浊,阻滞气机,发展为气滞,血瘀水结之标实之疾,最终为心肾阳虚,肺肝血瘀,虚实夹杂。

中医过去没有"心衰"病名,分散于"心悸""怔忡""喘症""水肿"病中,还有人概之为"悸-喘-水肿联征",直到近年来才定为"心衰病"。

4. 心衰的治疗方案

关于心衰病的治疗方案,一般分为两期七证型。其中,慢性稳定期分为 4 个证型。

1)心肺气虚,血瘀饮停证

证候:胸闷气喘,心悸,活动加重,神疲乏力,咳嗽,咯白痰,面色苍白,或有发绀,舌质淡或边有齿痕,或紫暗,有瘀点瘀斑,脉象沉细,虚数或涩、结代。

治法:补益心肺,活血化瘀。

方药:保元汤合桃红四物汤、葶苈大枣泻肺汤加减。药用人参、黄芪、茯苓、白术、桂枝、桃仁、红花、当归、川芎、赤芍、葶苈子、甘草、大枣等。

2)气阴两虚,心血瘀阻证

证候:胸闷气喘,心悸,动则加重,乏力,自汗,两颧泛红,口燥咽干,五心烦热,失眠多梦,或有发绀,舌红少苔,或紫暗,或瘀点瘀斑,脉沉细,虚数或涩、结代。

治法:益气养阴,活血化瘀。

方药:生脉散合血府逐瘀汤加减。药用人参、麦冬、五味子、生地、黄精、玉竹、红花、柴胡、当归、川芎、赤芍、车前子、冬瓜皮等。

3)阳气亏虚,血瘀水停证

证候:胸闷气喘,心悸,咳嗽,咯稀白痰,肢冷,畏寒,尿少水肿,自汗,汗出湿冷,舌质暗淡或绛紫,苔白腻,脉沉细或涩、结代。

治法:益气温阳,化瘀利水。

方药:参附汤合丹参饮、苓桂术甘汤加减。药用红参、制附子、茯苓、白术、桂枝、丹参、檀香、赤芍、益母草、炒葶苈子、砂仁、大腹皮、大枣、车前子、泽泻、猪苓等。

4)肾精亏损,阴阳两虚证

证候:心悸,动辄气短,时尿少肢肿,腰膝酸软,头晕耳鸣,四肢不温,步履乏力,或口干咽燥,舌淡红质胖,苔少,或舌红,苔浮白乏津,脉沉细乏力,或数,或结代。

治法:填精化气,益阴通阳。

方药:左、右归丸合生脉饮加减。阳虚较甚,选右归丸合生脉散(熟地、山药、萸肉、枸杞、菟丝子、鹿角片、制附子、肉桂、麦冬、红参、五味子);阴虚较甚,选左归丸合生脉散(生熟地、萸肉、枸杞、菟丝子、鹿角片、山药、猪苓、茯苓、泽泻、生晒参、麦冬、五味子)。

213

在急性加重期,大致分为 3 个证型。

1)阳虚水泛证

证候:喘促气急,痰涎上涌,咳嗽,咯粉红色泡沫样痰,口唇青紫,汗出肢冷,烦躁不安,舌质暗红,苔白腻,脉细促。

治法:温阳利水,泻肺平喘。

方药:真武汤合葶苈大枣泻肺汤加减。药用熟附片、白术、猪苓、茯苓、车前子、泽泻、葶苈子、炙甘草、地龙、桃仁、煅龙牡等。

2)阳虚喘脱证

证候:面色晦暗,喘悸不休,烦躁不安,或颧汗如油,四肢厥冷,尿少,肢肿,面色苍白,舌淡苔白,脉微细欲绝或疾数乏力。

治法:回阳固脱。

方药:参附龙牡汤加味。药用人参、炮附子、煅龙牡、干姜、桃仁、红花、紫石英、炙甘草等。

3)痰浊壅肺证

证候:咳喘痰多,或发热形寒,喘息不得平卧,心悸气短,胸闷,动则尤甚,尿少肢肿,或颈脉显露,舌淡或略青,苔白腻,脉沉或弦滑。

治法:宣肺化痰,蠲饮平喘。

方药:三子养亲汤合真武汤加减。药用炙苏子、白芥子、莱菔子、款冬花、地龙、葶苈子、车前子、桃仁、杏仁、炙枇杷叶、制附子、白术、白芍、茯苓等。

在治疗的同时,要注意控制危险因素和合并症,如高血压、糖尿病、高脂血症,积极地进行降压、降糖、降脂治疗,把"压、糖、脂"控制在合理的范围内。

住院患者处方用药应注意的问题介绍如下。

心衰患者往往是在急性加重期来住院的,我们之所以要收患者住院,说明该心衰患者处在急性发作期或急性加重期,大多表现为胸闷、气急、喘促不安,或咳嗽痰多,心慌气短,或额汗如油,四肢厥冷等重症危候。无论是综合医院还是中医院,无论是西医师还是中医师,患者一旦入院均立即采取一系列抗心衰治疗措施,包括供氧、强心剂;心衰加重,或伴快速房颤者,可选用毛花苷 C、利尿用药(呋塞米+螺内酯)、美托洛尔,静脉滴注中成药针剂,如生脉注射液、参麦注射液、银杏叶注射液、丹红注射液、参附注射液、灯盏花素,等等。大家可以看到,在抢救、治疗心衰患者时静脉用药大多是中成药,由中药开发而来,无论中医或西医,抢救的过程实际上就是中西医药协同治疗的过程。

急性发作期的心衰患者,肯定是西药、中成药针剂抢救在先,并且要求在很短的时间控制心率,利尿消肿,纠正心衰,缓解症状。这时候,我们在查房用药处方时,就应该注意考虑:①使用西药和中成药的情况,例如阳虚水泛证或阳虚喘脱证,如静脉用药已用参附注射液,那么我们在选用真武汤或参附龙牡汤时,就可以不再用附片、干姜,或减少熟附片的用量;阳虚症状缓解的心率偏快者,或心气不足、气阴两虚者,可考虑用生脉散加味,已用生脉注射液者可不用或少用。②考虑到利尿药的利尿效果,对于水肿患者,在利尿药之后,水肿明显消退或已用利尿剂未再水肿的,当不用或少用利水消肿药,如猪苓、泽泻、车前子、茯苓皮、冬瓜皮等。中医查房要检阅医嘱,对西药的作用和效果要有预见性。③避免同类药的重复使用。④灵活调整中药剂量。

我在查房翻阅医嘱时,凡遇两种利尿药联合使用者,开具中医处方时便不再考虑有利尿功效的中药,而会加大补脾扶正之品,如黄芪、党参、白术、薏苡仁、陈皮、玉米须等。对于痰浊蕴肺证的咳喘痰多、发热形寒、胸闷气短等证,在西医抗感染的同时,可选用宣肺化痰、蠲饮平喘的中药。因为化痰平喘,西药的效果不如中药,故我常喜用二陈汤,以及瓜蒌衣、川贝、桑白皮、丝瓜络、葶苈子、炒苏子等。

总体来说,心衰的主要病因是内虚,心气心阳虚衰,不能运血;肺气虚衰,不能通调水道;脾虚失运,水湿内停;肾阳虚衰,膀胱气化不利,反复发病,则形成本虚标实,产生痰、瘀、水等病理产物,故心衰的病机可用"虚(气虚、阳虚)、瘀(血瘀)、水(水停)"三者来概括。尽管心衰有左、右、全心之别,症状有喘憋、水肿之不同,但其基本病机是一致的,本虚标实、虚实夹杂、心肾阳气亏虚是心衰各阶段的基本病机。

鉴于心衰以气虚、阳虚、血瘀、水停为主要病机,故基本治法概括为益气、温阳、化瘀、利水,辨证论治具体包括:①心肺气虚者多以保元汤为主;②气阴两虚者多以生脉散、炙甘草汤为主;③阳虚水泛者多以五苓散、真武汤、苓桂术甘汤加减;④气虚血瘀者多选用补阳还五汤;⑤水饮犯心肺者多以葶苈大枣泻肺汤为主。我在临床上多采用这些方剂,随症增损为治,各证型的代表方是相对固定的,关键在于临床用药的加减变化。

五、诊治不难而又难的泄泻

泄泻是指大便次数增多、粪便稀薄,甚至泻出以水样为主要临床表现的病证,为临床常见病。古代中医把大便溏薄者称作"泄",大便为水样者称作"泻",早在《内经》中就有"濡泄""洞泄""飧泄""注泄"之分,汉唐时期称之为"下利",宋代之后都叫作"泄泻"。《丹台玉案》指出:"泄者,为水之泄也,势犹舒缓;泻者,势似直下,微有不同,而其病则一,故总名之曰泄泻。"

诊断泄泻一病,对医生来说,不是难事,主症就是拉肚子,多伴有腹痛,也有无腹痛的。其病位也很清楚,主要在脾胃与大小肠,当然,也与肝肾有关,其发病的内因与脾虚关系最大,外因与湿邪关系最密切,基本病机是脾虚湿盛、脾虚失运可导致湿盛,而湿盛又可反过来导致脾虚。1995 年,国家中医药管理局发布的《中医病症诊断疗效标准》中有明确泄泻的诊断依据,证候分类和疗效评定指出:"泄泻系因感受外邪,或饮食内伤,或脾失健运、传导失司。证候分类为寒湿困脾、肠胃湿热、食滞胃肠、肝气郁滞、脾气亏虚、肾阳亏虚等 6 个证型,主要鉴别于痢疾和霍乱,痢疾是痢下赤白、里急后重,而里急后重是鉴别的重要特征,特别是起病急、变化快、病情凶险,且两者都是传染性疾病。"至于大便失禁,虽然大便次数增多,但量不多,是脾运机制失调,多见于肛瘘手术、直肠癌手术或女性阴道手术后,属中医气虚下陷的证候。

之所以说泄泻诊治困难,是因为随着现代医学的发展,按照病史、证候、体征,临床以泄泻为主要表现的西医病名越分越细,如溃疡性结肠炎、肠易激综合征、肠结核、克罗恩病、伪膜性肠炎、慢性结肠炎、感染性腹泻。其中,溃疡性结肠炎、肠结核、克罗恩病等,又是反复发作、难以治愈的疾病,少则数月,多则数十年,除了泄泻等肠道表现,还常伴有全身症状。这对中医来说,也是一道难题。到目前为止,对溃疡性结肠炎、克罗恩病还没有疗效确切的方药。

关于泄泻的治疗,总以健脾除湿为大法。脾虚健脾,脾宜升则健,湿盛当除湿,湿去则肠安。鉴于急性泄泻多属实证,慢性泄泻为虚实夹杂;本虚标实,或为虚证,故应先分急慢,再论虚实,感受外邪者当祛邪,分清寒热;饮食所伤者,当消导,勿伤正气;肝脾不调者当调和,巧用补泻;脾胃虚弱者当健运,给邪以出路;脾肾阳虚者当温补,兼以收涩。

关于治疗方剂、用药,仍按照诊断、疗效标准,对照 6 个证型确定各个类型的代表方剂,但方剂是死的,人是活的,要因时因证因人而随证加减用药,所谓"有是证即用是药,病千变药亦千变"。

病案举隅

患者:明某,男,43 岁。

初诊:2022 年 3 月 8 日。

主诉:腹泻腹胀反复发作 4～5 年。

病史:近 4～5 年来腹泻反复发作,时重时轻,每天大便 4～6 次,不成形,有时夹有黏液冻,劳累、饮酒后症状加重,伴腹部胀满,下腹部为甚,纳寐可。

肠镜检查:"降结肠息肉(已钳除)、直肠炎",舌淡红苔薄黄,脉弦缓。

诊断:泄泻,脾虚气滞湿阻/慢性结肠炎。

治则治法:健脾行气,化湿为法。

方药:参苓白术散化裁兼行气导滞。

炒枳壳 9g　川厚朴 9g　大腹皮 10g　炒白术 15g　茯苓 10g　炒薏苡仁 20g　炒扁豆 15g　炒白芍 15g　炒山药 15g　莲子肉 15g　煨木香 9g　建神曲 15g　乌药 9g　砂仁(打、后下)6g　黄芩 9g　干姜 6g　炙甘草 6g

上方 10 剂。

二诊:2022 年 3 月 19 日。服药后腹胀明显减轻,大便次数减少,2～3 次/日,未再出现黏液冻。舌淡红苔薄白,脉弦缓。仍守原方去大腹皮,加广藿香 9g,14 剂。

三诊:2022 年 4 月 6 日。近未再腹胀,纳谷正常,大便 1～2 次/日,成形,舌淡红,苔薄黄,脉缓,继守参苓白术散方加减。

炒党参 20g　炒白术 15g　炒白芍 15g　山药 20g　莲子肉 15g　煨木香 9g　川厚朴 9g　建神曲 15g　乌药 9g　砂仁(打、后下)6g　茯苓 10g　炒薏苡仁 20g　炒扁豆 15g　陈皮 9g　炙甘草 6g

上方 14 剂。

后始终坚守此方,加减一二味,调治 3 个月而愈。

为了便于年轻中医背诵记忆,我曾写过一首"泄泻歌诀",现抄录于后。

217

泄泻歌诀

泄泻为病,常见临床,腹痛稀便,所系胃肠。

感受外邪,饮食所伤,思虑郁怒,或亏二脏。

上述五因,切记心上。再言病位,脾胃及肠。

急泄属实,寒热湿食;慢泻属虚,脾胃受戕。

病机之要,脾虚湿阻,脾失健运,湿盛阻肠。

辨证关键,先分急缓,寒热虚实,尤须端详。

治疗大法,健脾利湿,急莫补涩,慢不攻妄。

寒湿困阻,散寒化湿,藿香正气,或胃苓汤。

湿热蕴肠,清热化湿,葛根芩连,佐以清肠。

饮食停滞,或用保和,枳实导滞,通因通方。

脾胃虚弱,参苓白术,肝木乘脾,痛泻要方。

肾阳虚衰,四神加减,温脾补肾,止泻固肠。

上述六证,代表之方,权作基础,变化无量。

六、漫谈咳嗽

咳嗽是指外感或内伤等多种病因引起的肺失宣肃、肺气上逆,以咳嗽咳痰为主要症状的病证,古人认为"有声无痰谓之咳,有痰无声谓之嗽,有痰有声谓之咳嗽",临床两者互见,统称之为咳嗽。它包括西医的上呼吸道感染、急慢性支气管炎、支气管扩张、肺炎等疾病。咳嗽是肺系疾患的主要症状之一,《内经》云"肺为咳"。究其成因,一外感,一内伤,其主要病机为邪犯于肺、肺失宣肃、肺气上逆。

咳嗽的病因分为外感与内伤两个方面:①风寒暑湿燥火,六淫之邪侵袭犯肺,是引起外感咳嗽的主要病因。由于风为六气之首,又"风为百病之长""善行而数变",虽然四时主气有不同,人体感受的病邪有区别,但多以风为先导,有风寒、风热、风燥等不同证候,以风寒为最多。②脏腑功能失调,内邪干肺,肺脏自病或他脏有病及肺,均可引起内伤咳嗽。古云:"五脏皆令人咳,非独肺也。"

其病机包括以下几个方面:

(1)发病:外邪犯肺发病急,内伤致咳发病多缓慢。

(2)病位:主脏在肺,与肝、脾、肾密切相关。

（3）病性：外感咳嗽，因外邪犯肺、肺气壅遏不畅，故属邪实；由于感邪不同，有风寒、风热、燥热之分；内伤咳嗽，属邪实与正虚并见，以邪实为主的，病机与湿、痰、火关系最为密切；以正虚为主的，多阴虚、气虚。

（4）病势：外感咳嗽初起在肺，日久损伤正气，可由肺及脾及肾，病势由上而下，内伤咳嗽表现不一，又可由脾肾及肺。

（5）病机转化，主要表现为虚实、寒热的转化。外感有寒有热，寒邪可以化热，外感日久可由实转虚，虚实并见。内伤有痰有火，痰有寒热之别，火有虚实之分，痰郁而化火，火能炼液灼津为痰；内伤日久，正气耗伤，又易受外邪的侵袭而表现为邪实为主。他脏及肺的，多为因实致虚；肺脏自病者，多为因虚致实。

咳嗽的治疗原则应先分清邪正虚实和标本缓急，以"实则泻之，虚则补之""急则治其标，缓则治其本"为基本原则，同时标本兼顾。一般来说，外感咳嗽属实，以祛邪利肺为主，用药宜轻扬，忌收涩留邪，因势利导使邪去正安。内伤咳嗽为虚实夹杂，本虚标实，标实为主的祛邪以止咳；本虚为主者，当以补肺、健脾、补肾纳气；标本并重者，当标本兼治。用药忌宣散伤正，耗气伤阴，当调护正气，以免久咳肺损成痨，治疗咳嗽的法则大致有宣、降、清、温、补、润、敛（收）等。宣是宣散、宣通之意，如宣肺止咳；降有肃降、降气之意，如豁痰肃肺、降气止咳；清有清热泻火、清燥之意，如清热化痰，清燥养阴；温有温肺、温阳之意，如温肺化痰，温肾纳气；补有补虚之意，必须在久咳肺虚，确无实邪时方可用，古人云"肺无补法"，故不可妄用。况且肺虚多与脾虚肾虚兼见，又有阴虚、阳虚之分，故互相参照治之。临床分为补气止咳、补阴止咳、健脾止咳等法，而用于肺虚、阴虚、脾虚咳嗽。润有濡润、润燥之意，如养阴润肺止咳，适用于肺燥咳嗽及热病、久病之后所致的阴虚津亏咳嗽；敛有收敛之意，如敛肺止咳，适用于久咳不愈、肺中确无实邪。其中的宣、降、润、敛十分重要，分别用于咳嗽的各个发展时期。

按照外感内伤的不同病因病机，在分证论治上大体分为 10 个证候。

1. 外感咳嗽

（1）风寒束肺：咳嗽声重，痰薄白，咽痒，鼻塞，流涕，可伴头身痛，恶寒发热，舌苔薄白，脉浮紧。

治则治法：疏散风寒，宣通肺气。

方药：止嗽散，合三拗汤化裁。

(2)风热犯肺:咳痰黄稠,咳而不爽,口渴咽痛或头痛身热、恶风有汗等,舌苔薄黄脉浮数。

治法:疏风清热,宣肺化痰。

方药:桑菊饮加减。

(3)燥热伤肺:干咳少痰,不易咯出,咽干鼻燥,咳甚胸痛,舌苔薄黄,脉小而数。

治法:清肺润燥。

方药:桑杏汤加减。

(4)风燥伤肺:咳嗽,痰少而黏,喉痒,咽干唇燥,头痛恶寒发热无汗,舌苔薄白而干,脉浮紧。

治法:温散润肺。

方药:止嗽散加减。

2. 内伤咳嗽

(1)痰湿蕴肺:咳嗽痰多,咳声重浊,痰黏腻,色白易咯,胸闷脘痞,呕恶食少体倦,苔白腻,脉濡滑。

治法:健脾燥湿,理气化痰。

方药:二陈汤合三子养亲汤加减。

(2)痰热郁肺:咳嗽痰多,痰稠色黄难咯,气粗息促,口干渴,便秘尿赤,面部烘热,胸胁胀满咳痛,舌质红,苔黄腻,脉滑数。

治法:清热化痰,肃肺止咳。

方药:清金化痰汤加减。

(3)肝火犯肺,气逆:咳嗽阵作,咳引胁痛,咽喉干燥,面红目赤,心烦口苦,常感痰滞咽喉而难咯出,甚至咯血,舌苔薄黄少津,脉弦数。

治法:清肝泻肺,顺气降逆。

方药:泻白散合黛蛤散加减。

(4)肺阴亏耗:干咳,咳声短促,痰少黏白或痰中带血,口干咽燥,或声音逐渐嘶哑,手足心热,潮热盗汗,形瘦神疲,舌红少苔,脉细数。

治法:滋阴润肺,止咳化痰。

方药:沙参麦冬饮加减。

(5)肺气虚寒:咳声低弱无力,气短不足以息,咯痰量多,清稀色白,神疲懒言,食少、面色㿠白,畏风自汗,易感冒。舌淡苔薄白,脉细弱。

治法:补气温肺,止咳化痰。

方药:温肺汤加减。

(6)寒饮犯肺:咳嗽气急,呼吸不利,咯白色清稀泡沫痰,形寒,背冷,喜热饮,在冬季或受寒后发作或加重。舌苔薄白滑,脉弦滑。

治法:温肺化饮。

方药:小青龙汤加减。

所以说,咳嗽虽然有外感、内伤两个方面,但其本质都是肺脏受邪失于宣肃,上逆而咳。即使是内伤导致的慢性咳嗽,在发作期间就诊者,亦是邪实正虚、虚实夹杂,而仍以标实为主,祛邪用药十分重要,宣降肃肺、化痰止咳仍是首选之法。从症状上看,无论有痰无痰,或是干咳,气道多是有痰黏附的,止咳必当化痰。对本虚为主要表现者,在补脾益肾润肺之中,有必要选用两三味化痰止嗽之品,还需标本兼顾。在具体治法上有宣肺、肃肺、清肺、润肺、健脾益肾,行气化痰,补虚泻实,以期达到痰不堵,气得顺,咳乃止,以恢复肺脏清肃、宣降之功能,不用补法亦获得补的效果。

在治疗咳嗽诸证时,我喜欢在应证方药中选加以下常用的中药。

炙麻黄、杏仁、桔梗、贝母、紫菀、款冬花、炙百部、炙枇杷叶、炙桑白皮、前胡、南沙参、天门冬、麦冬、蝉蜕、木蝴蝶等。用炙麻黄的作用是润肺化痰,多用于表证已解,而症见气喘咳嗽者,以止咳平喘,生麻黄则主要是发汗解表。凡有咳嗽者,无论外感、内伤,均可据情应用炙麻黄。杏仁的功效是降气止咳平喘,既可降上逆之肺气,又能宣发壅闭的肺气,以降促宣,降中兼宣,对咳嗽气喘、胸闷痰多者,无论寒热新久,皆可配伍应用。桔梗可宣肺祛痰利咽,还有排脓的作用,有胸闷不畅、咳嗽痰多的症状,即用之。贝母能清热化痰止咳,有川贝、浙贝、平贝、皖贝等之分,主要分川贝母、浙贝母两种。川贝母润肺止咳,常用于阴虚内热所致的咳嗽;浙贝母与川贝母作用类似,且清肺热的作用更大,尤适用于外感咳嗽,也适用于内伤咳嗽,因川贝母价格太贵,故能用浙贝母的尽量用浙贝母;至于土贝母,主要作用是清热解毒散结,没有止咳作用。紫菀和款冬花是常用的对药,作用基本一致,润肺下气,化痰止咳,无论外感、内伤,寒热虚实,只要见咳即可应用,对肺气壅塞、咳嗽有痰者用其最宜,两药蜜炙后润肺的作用更强,一般是外感新咳者生用,肺虚久咳者蜜炙用。咳嗽一般用炙百部,生百部的主要作用是杀虫灭虱,多外用。炙枇杷叶能降肺气,清肺化痰止嗽,对肺热、燥邪伤肺、肺阴受戕均可配伍应用,止咳应用蜜炙,生用主要用于胃热呕吐呃逆。炙桑白皮润肺平喘,能清泻肺火,对肺热喘咳效果好,而桑白皮生用主要作用是肃降肺气、通调水道而利水消肿。前胡辛散苦降,其作用是降气化痰,散风清热,只要用于外感咳嗽,无论风寒、风热均可选用,配伍温化寒痰药,还能治疗寒痰、湿痰之症。南沙参清肺化痰养阴,能补肺阴润肺燥,亦能清肺热,多用于肺热燥痰、阴虚劳嗽,外感咳嗽后期亦常用之。天冬、麦冬是对药,处方常写作天麦冬或二冬,两者均有养阴润燥、清肺热的功效,合用功效更强。这里要讲的蝉蜕和木蝴蝶不属于化痰止咳类药,蝉蜕属发散风热药,木蝴蝶属清热解毒药。蝉蜕长于疏散风热,利咽开音,但疏散的是肺经风热,以宣肺利咽,咳嗽往往伴有咽痒不适症状,用蝉蜕可疏风宣肺,利咽开音,可缓解咳嗽症状,蝉蜕似乎还有抗过敏的作用。木蝴蝶的功效是清肺利咽,能清肺热,利咽喉,化痰,止咳,多用于肺热咳嗽,对胃食管反流引起的咳嗽多加用木蝴蝶,因其还有疏肝和胃的作用,故对咳嗽伴咽痒、咳嗽不利者,我常常加入蝉蜕和木蝴蝶二味。

七、中医病证诊断与现状的尴尬

中医的病证诊断,是以望闻问切四诊为方法,以阴阳表里寒热虚实八纲辨证为纲领,以脏腑辨证为基本内容的辨证理论。所谓"辨证论治",辨,就是辨别分析;证,就是症状、证候;论,就是讨论、考虑;治,就是治疗的方法和处方用药。辨证是决定治疗的前提和依据,论治是治疗疾病的手段和方法,也是对辨证是否正确的检验。辨证论治的过程,就是认识疾病和解决疾病的过程,两个部分不可分割,正是理论和实践相结合的体现,是中医临床的基本原则。随着中医学的完善与发展,后来又有了六经辨证、卫气营血辨证,从而形成了完整的辨证体系,也逐步从症状、证候到病证、病名的辨证统一。为了达到中医病证诊断标准规范,经过 10 年的编写,直到 1994 年 6 月 28 日,国家中医药管理局发布了《中医病证诊断疗效标准》,并于 1995 年 1 月 1 日起实施。本标准明确了各学科病证的病名、诊断依据、证候分类、疗效评定,是促进中医标准规范化的重要举措。它规定了各病种的诊断依据、证候分类和疗效评定,可以说是中医内部的一个法规。虽然各地在执行上行动不统一,如中医处方书写病名诊断,各地远远不能统一明确,但都在不断地朝这个标准的方向去努力,而且取得了很好的效果;再加上医院上等级、创建验收、检查评比,均要求中医病历处方必须书写中医病名及证型,有的实行扣分制度,以严管中医病证书写,这就使中医病证诊断更加专业、正规。这与有些人提出的辨病与病证相结合,用西医病名诊断,中医分型来辨证论治,有了很大的不同,既重申了中医理论为指导突出中医特色,又体现了中医的系统化、规范化,确实是一件好事。

223

　　然而,在临床实际中,却出现了难以回避的事实:我们按照中医的病证诊断标准,根据辨证论治的诊断,认真书写中医病名,如胸痹心病(痰浊内阻型)、咳嗽(痰浊蕴肺型)、消渴(胃燥津伤型),等等,结果导致一些慢性病患者为报销来回奔波。尽管中医的诊断准确无误,但医保不予报销,因为系统里没有这些慢性病的病名,必须改胸痹为"冠心病",改咳嗽为"慢阻肺",改消渴为"糖尿病",患者的处方才能报销。在这个方便患者、让患者获益的系统里,没有中医病名,没有中西医病名对照,使得那些高调鼓吹"振兴中医药,发展中医药"的口号在现实面前显得苍白无力。中西医并重,谈何容易,一方面要求推广中医,另一方面又要求凡中医处方必须写中医病名和证型,不得使用西医病名,否则就是不合格处方,真的是难为了中医。本着对患者负责的宗旨,为了让患者公平公正地享受到应当享受的医保待遇,我们的中医处方只好添加上西医的诊断,这样一来患者报销的问题解决了,但中医现实遇见的尴尬却未能得到解决,也给我们对中青年中医的传承、带教蒙上了一层阴影,作为名老中医,如鲠在喉,不吐不快。

　　如何解决这一问题,让我们拭目以待。

八、乡镇行医期间遇上传染病

　　我从事中医临床60年,乡下医院工作了20年,在农村经历过不少传染病的大流行阶段,比如疟疾、细菌性痢疾、麻疹、黄疸型肝炎、流行性脑脊髓膜炎、乙型脑炎、流行性腮腺炎、肺结核、百日咳等,但没有见过天花。在我的中医学徒时期,天花已基本消失,只见过许多人有患天花留下的"麻子"。20世纪60—70年代,我们在乡下经常遇上传染病大流行,那时候虽然有了几种疫苗,但免费打预防针得费不少口舌，群众不了解，不肯打，我们只能挨家挨户上门去做思想工作，有的一家会跑上好几趟。对于传染病的治疗，不仅可供选择的西药品种少，而且数量少，计划分配供不应求。记得我在朱村卫生所的时候，有很长一段时间，医药公司每季度分给我们的青霉素40万单位只有10支，链霉素100万单位只有5支，根本不够用，看病治病主要是靠中草药，基本上所有常见病，抑或传染病，也都是中草药打头阵，靠的是"一根针，一把草，一心一意"治病救人。

那个年代，由于卫生条件差，预防不到位，因此传染病一旦发生，传播非常迅速，可以说是"一人头痛全家发热，一户有疾全村相染"。我们每天都是揣着药箱走村串户，不分昼夜，巡回医疗，是切切实实的送医送药上门。那时我们在临床实践中也在创新运用，主要采取的是"中药＋草药""针灸＋中草药"的模式，就地取材，自采自用，药方的应用也是药味少、药量大，这也是那时期的一大特点。如在甲肝流行时，基本上都是用自采的茵陈、六月雪、石马齿苋（垂盆草）、春柴胡各一把，切碎煎水喝。现在想想，应该有20～40g，退黄效果好，身体恢复快，至于肝功能恢复得如何，限于当时没有检验的仪器设备，也就不得而知，只晓得患者病愈后又都下田干活。在麻疹大流行时期，多数是小儿，一般是吃中药，选用桑叶、薄荷、金银花、连翘、蝉蜕、菊花等几味药煎水喂服，咳嗽者加知贝母、杏仁、紫菀、前胡、桔梗、枇杷叶；咽嗌者加木蝴蝶、胖大海；疹出不透者，嘱用芫荽煮水服，疹子即出；合并肺炎者，多以麻杏石甘汤合紫菀汤主之，加一枝黄花、鱼腥草。记得那时候，上海的医生对我们说，一枝黄花相当于青霉素，鱼腥草则类似链霉素，所以我们采了很多以备在临床上使用。对于菌痢的用药，常选用黄芩、煨木香、马齿苋、炒白芍等，排红色黏液便赤痢者，就用炒赤芍，所谓"芍药治痢，赤治赤者，白治白同"，有时加用炒地榆和地锦草。对乙脑、流行性腮腺炎患者常用大青叶、马勃、石膏、金银花、连翘等。记得在上门卫生院时，有个村子叫"茶花坪"，当地称它是"飞机场"，一进村，到处都是"咳咳咯咯"的声音，他们都是肺结核患者。我们在采取正规抗结核治疗时，多用中药，如黄芩、百部、鱼腥草、知贝母、杏仁、炙紫菀、炙款冬花、炙枇杷叶、炙桑白皮、地骨皮等，还加上陈皮、法半夏、茯苓化痰、健胃，患者咳嗽好转快，食欲恢复，体重也增加得很快。故中医在治疗传染病方面颇具特色，也有优势，往往效如桴鼓。

回忆乡镇医院工作的20年，当时的我年轻有朝气，胆大肯干事，在医疗条件那么差的地方,医患关系也十分融洽。缺医少药,就依靠中草药,也收到了良好的治疗效果,主要是因为医生全心全意以患者为中心,患者对医生高度信任,所以医生无私无欲无后怕,只愿尽快治愈患者,这是十分难得的。现在我们经常讲"能中不西,先中后西,中西医相结合",而早在 20 世纪 60—70 年代,我们在乡下行医,就是坚持以患者为中心,以中医药为核心,中西医相结合,充分发挥中医、中药、草药、针灸的协同作用,真正做到了能中不西、先中后西。

九、中医膏方的临床应用

膏方,又称煎膏、膏滋,是用于冬季调治疾病的一种方法,也是中医独特的调补方式。膏方是中药剂型之一,中医传统的剂型有很多,如汤、丸、散、膏、丹、锭、饼、条、线等。现代的制剂方法,又不断出现新的剂型,如针、片、冲、糖浆、浸膏、流浸膏,其中的膏方是中药制剂很重要的一种剂型。它起源于汉代,发展于唐宋,成熟于明清,盛行于当代,特别是在上海、江浙等经济发达、收入相对较高的地区,群众对膏方是非常信赖和钟爱的,一到冬季,争相开膏方。20 世纪 90 年代初,我院曾组织团队去上海中医院参观考察学习膏方配制,被他们的规模之大所触动。

中医膏方,首先要分清是"素膏"还是"荤膏"。素膏是用冰糖、砂糖(红糖、白糖)和蜂蜜所收的膏剂,如益母草膏、枇杷膏都是素膏;荤膏是在素膏中加入阿胶、龟板胶、鹿角胶、鳖甲胶而制成的膏剂。有人说"冬季进补,春来打虎",那怎么补呢? 首选中医膏方。

（一）膏方的作用——调未病, 治已病

1. 调未病

（1）亚健康人群:亚健康是健康与疾病之间的临界状态,各项理化检查未显示明显异常,但经常感到各种不适,这被称为"疲劳综合征"。中医根据望闻问切辨证诊治得出结论,多用膏方调治。

（2）体质偏颇者:按照王琦教授的 9 种体质分类,再用对证的膏方纠正体质的偏盛偏衰。

（3）中老年人的养生保健:自古以来,膏方被当作养生的重要方式之一。中医膏方能够调和阴阳,补益气血,调理脾胃,从而改善老年人的气血阴阳偏衰状态,所以膏方不仅能养体祛病,还有延年益寿的作用。

2. 治已病

(1)单独应用治疗疾病:膏方对内外妇儿各科多种疾病均有治疗作用,特别适合一些慢性疾病治疗。

(2)辅助治疗,减少药物不良反应:膏方可以配合化疗、放疗用于肿瘤治疗,可以起到减少药物不良反应、改善患者生活质量的作用。

(3)重病、大病、久病后的康复:如手术后、失血后、产后、大病等病后身体虚弱者,膏方能够调理脾胃,补益气血,扶正助弱,所以适用于需进行康复治疗的患者。

(二)膏方的用药原则

1. 组方原则

与方剂的基本结构一样,分为君、臣、佐、使,那什么是君、臣、佐、使?古人早已注释,"主病之谓君,佐君之谓臣,应臣之为使也"。《内经》有云:"君二臣三,奇之制也;君二臣六,偶之制也。"膏方是"制之大也",是复法大方,多君多臣,几十个佐使。君药,一般以补益药为主,针对正气虚的主证,如气虚、血虚、阴虚、阳虚等,符合证候,用多法、多个方剂组团,联合用药,协同作用;臣药,可以是辅助君药加强治疗的药物,更多的是针对重要的兼病、兼证来起到治疗作用的药物。如气虚兼血瘀者,在补气中用活血化瘀药;肺阴虚伴痰热者,在养肺阴中用清热的化痰药等。佐药,主要是配合君药、臣药,来加强治疗作用的药物,或直接治疗次要兼证的药物,如党参、黄芪补气,加入陈皮、木香行气,可使补而不滞。在滋补药中加入砂仁、神曲,能更好地发挥补益药的作用。灵磁石平肝潜阳但易伤胃,加入神曲助消化,以减轻脾胃的不良反应等。使药,主要是起调和作用的药物,如炙甘草,古人称甘草是"国老",《药性赋》上说"甘草甘甜性本温,调和诸药首为尊"。

中医养生和滋养的基本思想,是利用药物的偏盛之性,来纠正人体阴阳气血的不平衡,以达到"阴平阳秘,精神乃治"的目的,这也是制作膏方的组方原则。

2. 选药原则

膏方的药物组成分为治疗药、胶类药、果品类药和调味品。

所谓治疗药,就是处方常用药,包括绝大多数中药材,如"参茸桂燕地,子实果仁风,草叶花芽梗,青黄绿白红"等,可占处方重量的2/3~3/5,有20~35味之多。但这些药难以熬制成膏,最多是一锅浓汤,故还需要加入含胶质类药物和果品类药物收膏。胶类药一般1~3味,如阿胶、龟板胶、鹿角胶;果品类药2~4味,如红枣、莲子肉、龙眼肉、核桃仁、芝麻、银耳等,选几味就行。为了改善口味,以便患者长期服用,膏方还要用调味剂,多用甜味剂,常用的有蜂蜜、冰糖、砂糖(红糖、白糖),饴糖也可用。

对糖尿病、糖尿病前期或其他不宜摄入糖类者,可用木糖醇或元贞糖代替,或不加糖(但不好吃)。木糖醇含热量是蔗糖的40%,甜度为蔗糖的90%,但过多使用,有升高甘油三酯的可能性,且可能导致腹泻,临床需注意。元贞糖的甜度是蔗糖的10倍,但热量仅为蔗糖的8%,具有高营养、高甜度、超低热量的特点,为糖尿病的理想代糖品。

(三)膏方的基本用药和剂量

1. 补益药及治病纠偏药

此类药包括大部分中药材。补益药包括补气、补血、补阴、补阳、气血双调、脾肾同补、脾肾同调、阴阳双补等,治病纠偏药包括清热、利湿、行气活血、平肝、安神、祛风、化痰药等。

2. 辅助用药

(1)防膏方之滋腻药,常用陈皮、砂仁、木香、二芽、山楂等,女性可用一些舒肝行气解郁的药如绿梅花、佛手花、玫瑰花等。

(2)调和诸药,如甘草、大枣。

(3)收膏之胶类,一般情况下必用阿胶(就是太贵了),阳虚加鹿角胶,阴虚加龟板胶、鳖甲胶,阴阳两虚用龟鹿二仙胶。讲到阿胶贵,我觉得医生要了解药价,如阿胶、川贝、鹿茸、枣仁等药的价格,有一段时间白及贵。了解药价,可以避免大处方。如确实需要,可事先告诉患者,让患者思想上不抵触,这样也可避免医疗纠纷,有利于维护医患关系。

3. 用药剂量

药味,一般20~40味,多在30~35味,是汤剂的2~3倍,其中补益药的味数占到药物总量的2/3(因为膏方的应用以滋补为主要目的)。味数太少,熬不出多少汤,成膏量就少,不能满足治疗需要。

药量,每味药大多是平时处方量的10~20倍,一般是15倍,用量大多数在100~200g(砂仁约50g)。一服膏方常用总量在3 000~5 000g。

细料药是参、茸等贵重中药材的统称。人参(野生的叫山参,栽培的叫园参、红参、新开河参、高丽参、白参、生晒参、西洋参)、枫斗(金石斛、宁国的铁皮石斛)、藏红花、川贝母、广三七、冬虫夏草、灵芝、鹿茸、海马等,均另研细粉,不要同煎,收膏时兑入,充分调匀,总量60~150g。

胶类药——用1~3味,总量200~500g,先用黄酒浸泡软化去腥臭味。

糖类(蜂蜜、冰糖、砂糖等),300~500g,不宜食糖的可用元贞糖或木糖醇代替。

黄酒,与胶类比例一般1:1,500g阿胶就用500g黄酒。

（四）膏方的组方要点

1. 辨识体质把握阴阳

膏方的作用是调补体质,纠正偏差,以恢复人体阴阳的平衡,在制作膏方时,可参照王琦教授的九种体质分类和辨识方法,即"平和质、气虚质、阳虚质、阴虚质、痰湿质、湿热质、血瘀质、气郁质、特禀质"。如气虚质重在补气,阳虚质重在温阳,阴虚质重在滋阴,痰湿质重在健脾化痰,血瘀质活血化瘀通络,气郁质重在调肝解郁。

2. 五味合化,以平为期

中药有四气五味,四气是寒热温凉(平),五味是酸苦甘辛咸(淡),或是五味六气,膏方中一般是五味俱全。五味相配有合化作用(辛甘合化为阳,如甘草干姜汤;酸甘合化为阴,如芍药甘草汤),可根据病性、病位、病机,调整气味之侧重。《内经》云"形不足者,温之以气,精不足者,补之以味",达到以平为期。

3. 调补五脏，尤重脾胃

脾与胃，一个先天，一个后天，肾为先天之木，脾胃为后天之本。从前人治疗虚劳的经验来看，基本都是从脾胃入手，补脾补肾。

4. 动静结合，补而勿滞

补药以静为主，要注重动静结合，防止滋腻，阻碍中焦运化，所以砂仁、陈皮、二芽、山楂、云木香、茯苓都是常用的行气和胃之药。

5. 补泻兼施，寓行于补

膏方是以补益虚损为主要目的，人体往往是因虚致邪，《内经》云"邪之所凑，其气必虚"，而邪气又能致正虚，"扶正必须祛邪，祛邪方能扶正"，所以，纯补的膏方相对较少，用药往往据情施法，都是补泻结合，补脾要行气，补肝要疏肝等。

6. 调和气血，贵在流通

处方要注意调理气血阴阳的平衡，气血用调，以达到气机的升降出入有序有常。

7. 辨病辨证，临症互参

开膏方和临床处方差不多，以辨证为主，辨病为辅，辨证与辨病相结合，临床上的四诊八纲辨证，有时会遇到无证可辨，如高血压患者很多无任何症状，测血压时才发现血压很高，又如糖尿病体检结果诊断明确，但没有任何症状，这就需要辨病加辨证。除此之外，还应结合中药现代化研究的成果，以提高临床疗效，如高血压，选加天麻、钩藤、白蒺藜、地龙、野菊花等；糖尿病选加黄连、地锦草、玉竹等；高脂血症选加决明子、荷叶、泽泻、山楂、海藻等。

8. 胶类滋补，五果为助

胶类是制作膏方必用的（除少数素膏外），一是胶类药滋补填精有大补之功，二是帮助收膏。另外，还需要加果品类，红枣、莲子、核桃仁、龙眼肉等，起到"五果为助"的作用。正如《内经》中说的"五谷为养，五果为助，五畜为益，五菜为充"。

9. 膏宜甘饴，慎用腥苦

膏方一定要味道好，医生就好比厨师，要会用配料。厨师用胡椒、鸡精提鲜，而膏方医生要用蜂蜜、冰糖调味。要避免用那些很苦、有腥臭味的药,如龙胆草、鱼腥草、臭梧桐等。黄连苦,是吃的时候苦,而龙胆草苦,是吃了后想想还苦。

10. 膏滋长服,避免毒性

制作膏方时,有毒性的药物要避免使用,包括现代研究的具有毒性的药或含重金属的药物,不是非用不可的不用,如生首乌、川楝子等。

（五）膏方的服用方法及注意事项

1. 服用季节

中医进补,四季皆宜,补法各不相同,但服用膏方,必须在冬季,多从冬至日起,50天左右,进九至出九为最佳时间。如果有人想一冬两剂,可适当提前,最早从立冬开始。从立冬到九九(第二年立春)前后(现在有冰箱保存,可从11月底至2月,可服用3个月),而冬至到立春是最佳时机,这个时候,通过膏方调补,养精蓄锐,到了来年的春天,可能真的有上山打虎的劲头。

2. 服用方法

(1)因膏方滋补,有碍脾胃的运化,所以有人主张先服些"开路方",先调理脾胃,行气化湿开胃,为膏方的消化吸收创造条件。开路药方中,往往有几味补药,特别是补气药,进行试探性调补,也可以直接用膏方。这些年,除极个别人外,我基本上都是直接开膏方,很少碰上有不良反应的,基本都能接受。

(2)膏方最好是空腹服用。开始是早晨空腹一汤匙(15～20g),含化咽下,或开水化服,一日一次,待几天之后适应了,早晚空腹各服一次(清早和临睡各1汤匙)。注意,每次汤匙需擦干净,以防膏方长霉变质。

3. 注意事项

(1)服用期间,如遇感冒或突发其他急性疾病,应停服。

(2)膏方服用后有腹胀、纳差、舌苔厚腻等不适时,要减量服用,或暂停服用,必要时用汤药以理气和中,运脾化湿;有腹泻者,减量服用或停服,或改为饭后服用,或以健脾助运的中药调理,如炒薏苡仁、炒白扁豆、云木香、建神曲、广藿香、炒白芍术等,待大便正常后再服膏方。

4. 不适宜人群

（1）新近感冒咳嗽咳痰未愈者；

（2）体质健壮的年轻人及 4 岁以下小儿（5 岁以上及 12 岁以下小儿宜服素膏）；

（3）急性疾病及感染疾病未愈的；

（4）慢性病发作期或活动期，如胃病（慢性胃炎急性发作期）、腹泻（慢性结肠炎）、胆囊炎急性发作、胆囊结石、慢性肝炎活动期等；

（5）自身免疫性疾病，免疫球蛋白或抗体很高的；

（6）慢性结肠炎、溃疡性结肠炎（有腹泻症状者，不宜服用膏方）；

（7）服用膏方上火，齿龈、鼻腔出血的减量服，或加清热泻火的汤方；

（8）少数中药，如何首乌、补骨脂、川楝子等，对一些特殊体质易致肝损，所以要注意检查肝功能；

（9）有过敏性皮疹、瘙痒不适的，停药观察，并作相应处理，疏风止痒药用荆防风、蝉蜕、炒僵蚕、白蒺藜、白鲜皮或氯雷他定、左西替利嗪；

（10）服膏方期间不喝茶，不吃芥菜、绿豆、生萝卜及辛辣刺激食物。

综上所述，我们了解了膏方补虚扶弱，抗衰老，改善亚健康状态、防病治病，特别在中医治未病养生保健方面，有着非常显著的作用，它发挥中医辨证论治的优势，量身定制，体现的是理法方药的中医特色。在膏方的制作过程中，有着非常深奥却又浅显易懂的学问，像熬膏什么时候起膏？前人的经验是"滴水成珠""拉扯成旗""挂膏"，这些都是经验，也是学问，所以说膏方是中医文化的一朵奇葩，应当传承不息并发扬光大。传承，是我们共同的责任和担当，中医院制作膏方已有十余年历史，因制作工艺烦琐，加之医院场地有限，故不能满足广大群众的需求。让我们共同努力，让膏方在中医药创新发展中能更好地发挥其防病、治病、养生保健，特别是治未病的作用，造福人民。

十、《新型冠状病毒感染诊疗方案》（中医治疗）学习感悟，兼谈组成清肺排毒汤的 4 个经方

在抗击新冠感染疫情的救治过程中，国家卫生健康委办公厅、国家中医药管理局办公室先后印发了 10 版《新型冠状病毒感染诊疗方案》。记得 2020 年 2 月

23 日,我在学习第六版诊疗方案的"中医治疗"部分时,感到第六版的修订意义很大,所以就把各版的中医治疗方案找出来,将 1 月 27 日的试行第四版、2 月 9 日的试行第五版(修正版)和 2 月 18 日的试行第六版中有关"中医治疗"内容的修改,进行了比较,然后写了一篇文章,浅谈一点个人的体会。

当时,我在检阅国家中医药管理局印发的新冠感染诊疗方案时看到,第四版到第五版(修正版)的"中医治疗",在医学观察期、临床治疗期的分期用药,基本上没有变化,都遵循着两期 5 个阶段。到了 2020 年 2 月 18 日诊疗方案试行第六版的"中医治疗",其内容就有了很大变化。在辨证分型上,临床治疗期由第五版之前的初、中、重三期,第六版调整为 4 型 7 证,即轻、普通、重、危重 4 型共 7 个证候,部分中药的用量很大。所以,在前言中增加了"涉及超药典剂量,应当在医师指导下使用"这句话。临床治疗期的中医治疗,首先推出了由 4 省大样本治疗观察有显著疗效的清肺排毒汤。

(一)医学观察期

临床表现和推荐中成药,与第四、五版均相同,但在"解读"时强调了一句"医学观察期推荐使用中成药"。

(二)临床治疗期(确诊病例)

清肺排毒汤的适用范围:适用于轻型、普通型、重型患者,在危重症型患者救治中可结合患者实际情况合理使用。(我们了解到,清肺排毒汤是"防治新冠肺炎中医药有效方剂筛选研究"课题中取得的一项重大突破。)

基础方剂:

麻黄 9g　炙甘草 6g　杏仁 9g　生石膏^(先煎)15～30g　桂枝 9g　泽泻 9g　猪苓 9g　白术 9g　茯苓 15g　柴胡 16g　黄芩 6g　姜半夏 9g　生姜 9g　紫菀 9g　冬花 9g　射干 9g　细辛 6g　山药 12g　枳实 6g　陈皮 6g　藿香 9g

该方由麻杏石甘汤、五苓散、射干麻黄汤和小柴胡汤 4 个《伤寒杂病论》中的经方化裁而成。2 月 7 日,我初读这个方剂时,颇感甚佳,为便于记忆,当天即编成汤头歌诀一首,发在团队微信群。当时医院公众号也登载了,后来经过修改,形成了现在这个歌诀。

清肺排毒合四方，

麻杏石甘加藿香。

柴胡芩夏无参枣，

五苓利水化气强。

射干麻黄少五味，

紫菀冬花细辛姜。

再加枳陈与山药，

新冠各型此方良。

四方即麻杏石甘汤、五苓散、小柴胡汤(去人参、大枣)和射干麻黄汤(去五味子)，加山药、枳实、陈皮共 21 味药组成。

1. 轻型

1)寒湿郁肺证

临床表现：发热，乏力，周身酸痛，咳嗽咯痰，胸紧憋气，纳呆，恶心呕吐，大便黏滞不爽。舌质淡胖齿痕或淡红，苔白厚腐腻或白腻，脉濡或滑。

推荐处方：

生麻黄 6g　生石膏 15g　杏仁 9g　羌活 15g　葶苈子 15g　贯众 9g　地龙 15g　徐长卿 15g　藿香 15g　佩兰 9g　苍术 15g　茯苓 45g　生白术 30g　焦三仙[各] 9g　厚朴 15g　焦槟榔 9g　煨草果 9g　生姜 15g

与第五版比较，证型相同，但处方由原来的 9 味调整到 20 味，既用麻杏石甘汤辛凉疏表、清肺平喘，又用达原饮开达膜原、辟秽化浊、清热解毒。藿香、佩兰、苍术芳香化湿，葶苈子、地龙平喘，羌活、贯众、徐长卿疏风清热解毒并止痛，用大剂量的茯苓利水，白术补脾祛湿，但焦三仙在此处的用量又显得太少了。

2)湿热蕴肺证

临床表现：低热或不发热，微恶寒，乏力，头身困重，肌肉酸痛，干咳痰少，咽痛，口干不欲多饮，或伴有胸闷脘痞，便溏或大便黏滞不爽。舌淡红，苔白厚腻或薄黄，脉滑数或濡。

推荐处方：

槟榔 10g　草果 10g　厚朴 10g　知母 10g　黄芩 10g　柴胡 10g　赤芍 10g

连翘 15g　青蒿^(后下)10g　苍术 10g　大青叶 10g　生甘草 5g

以上两个方子都有厚朴、槟榔、草果,而湿热蕴肺证推荐的处方还有知母、黄芩、赤芍、生甘草,实际上这就是一张达原饮的加味方。

关于"达原饮",出自明代吴又可的《温疫论》一书,由以上所说的 7 味药组成,其功效为开达膜原,辟秽化浊,主治温疫秽浊毒邪伏于膜原半表半里证。何为膜原? 何能达原? 吴师在《温疫论》中云:"疫者感天地疠气,邪从口鼻而入,则其所客,内不在脏腑,外不在经络,舍于夹脊之内,去表不远,附近于胃,乃表里之分界,是为半表半里。"清代王孟英在《温热经纬》中进一步指出:"膜原者,外通肌肉,内近胃腑,即三焦之门户,实一身之半表半里也。"所以须用槟榔、草果、厚朴气味辛烈之三味,直达膜原逐邪外出,芩知芍泻火解毒,清热滋阴,生甘草既解毒又调和诸药。

"达原饮"是治疗温疫的一张著名方剂,近代一直把它广泛应用于流感等流行性传染性疾病,包括 SARS 的治疗。我多次翻阅高等中医药院校所用的《方剂学》教材,以前的教材上载有该方,可是,"十二五"规划教材第九版的《方剂学》却把它删除了。个人认为大学生不学这个方剂有点遗憾,尽管"膜原"一说尚不十分明确,但临床据证用之,救人有效,就是一个好方。至于理论,让后起之秀们掌握该方,然后在临床上作进一步研究,也定会有新的突破,但愿"达原饮"能重新载入高等院校《方剂学》教材。

2. 普通型

1)湿毒蕴肺证

临床表现:发热,咳嗽痰少,或有黄痰,憋闷气促,腹胀,便秘不畅。舌质暗红,舌体胖,苔黄腻或黄燥,脉滑数或弦滑。

推荐处方:

生麻黄 6g　杏仁 15g　生石膏 30g　薏苡仁 30g　苍术 10g　藿香 15g　佩兰 15g　青蒿 12g　虎杖 20g　马鞭草 30g　芦根 30g　葶苈子 15g　化橘红 15g　生甘草 10g

该证由轻型"湿热蕴肺"发展到普通型的"湿毒蕴肺"证,由湿热发展为湿毒,故用麻杏石甘汤辛凉疏表,清肺平喘,加苍术苦温燥湿以祛湿浊,藿香、佩兰芳香化湿,薏苡仁利湿清肺热,青蒿清热,虎杖苦降泄热又止咳化痰,马鞭草清热解毒又有利水之功,芦根清泄肺热、祛痰排脓,葶苈子泻肺平喘,化橘红燥湿化痰。

2)寒湿阻肺证

临床表现:低热,身热不扬,或不热,干咳少痰,倦怠乏力,胸闷脘痞,或呕恶,便溏。舌质淡或淡红,苔白或白腻,脉濡。

推荐处方:

苍术 15g　陈皮 10g　厚朴 10g　藿香 10g　草果 6g　生麻黄 6g　羌活 10g　生姜 10g　槟榔 10g

(这个方子 9 味药及其用量,与第四、五版的"初期寒湿郁肺"完全相同,也是在"达原饮"的基础上加减的。)

3. 重型

1)疫毒闭肺证

临床表现:发热面红,咳嗽,痰黄黏少,或痰中带血丝,或喘憋气促,疲乏倦怠,口干苦黏,恶心不食,大便不爽,小便短赤。舌红,苔黄腻,脉滑数。

推荐处方:

生麻黄 6g　杏仁 9g　生石膏 15g　甘草 3g　藿香^(后下)10g　厚朴 10g　苍术 15g　草果 10g　法半夏 9g　茯苓 15g　生大黄^(后下)5g　生黄芪 10g　葶苈子 10g　赤芍 10g

此方是用辛凉疏表、宣肺平喘的麻杏石甘汤和芳香化湿的藿朴夏苓汤加味而成的。辛温与寒凉相伍,又与芳香化湿相配,使寒湿疫毒得清,肺气闭阻得宣。

2)气营两燔证

临床表现:大热烦渴,喘憋气促,谵语神昏,视物错瞀,或发斑疹,或吐血衄血,或四肢抽搐。舌绛少苔或无苔,脉沉细数,或浮大而数。

推荐处方:

生石膏^(先煎)30～60g　知母 30g　生地 30～60g　水牛角^(先煎)30g　赤芍 30g　玄参 30g　连翘 15g　丹皮 15g　黄连 6g　竹叶 12g　葶苈子 15g　生甘草 6g

此方是由白虎汤、犀角地黄汤和清营汤合方化裁而成的,白虎汤由石膏、知母、生甘草组成,有清热生津之功,主治阳明气分热盛证,症见壮热面赤、烦渴引饮、汗出恶热、脉洪大有力。后人把白虎汤证称为"四大",即大热、大渴、大汗、脉洪大。而清营汤由犀角(水牛角代替)、生地、玄参、竹叶、麦冬、丹参、黄连、金银花、连翘组成,功效清营解毒,透热养阴,意在使入营之邪透出气分而解,所谓"透热转气"法。时热温毒疫病的气营两燔证,是正邪交争非常关键的时刻,病情凶险,所以急当用白虎、清营二方来两清气营,解毒救阴,否则,就会进入内闭外脱证候。当此之时,刻不容缓,单用汤剂恐时间上来不及,所以要格外重视中西结合的救治,强调中成药注射液的使用。

4. 危重型(内闭外脱型)

临床表现:呼吸困难,动辄气喘或需要机械通气,伴神昏烦躁,汗出肢冷。舌质暗红,苔厚腻或燥,脉浮大无根。

推荐处方:

人参 15g　黑附片^(先煎)10g　山萸肉 15g,送服苏合香丸或安宫牛黄丸

这一型和第五版"危重期内闭外脱"的症状、用药是一样的,均为参附汤加山萸肉,功在益气回阳固脱,此时静滴参附注射液等中成药就显得尤为重要。我们注意到,第六版在这里加了一个"注:重型或危重型中药注射液推荐用法",推荐的中成药也在第五版基础上增加了许多种,如血必净、热毒清、痰热清、醒脑静、参附、生脉、参麦等注射液,并且分别详细介绍了用量用法。

5. 恢复期

在恢复期,第五版之前只有"肺脾气虚"一证,在第六版改为 2 证,除肺脾气虚外,又增加了气阴两虚证,这就比较完整了。因为在肺炎后期,正气大伤,既伤阳又损阴,肯定有相当部分患者是气阴两虚的,这样一调整,应该是面面俱到。

1)肺脾气虚证

临床表现:气短,倦怠乏力,纳差呕恶,痞满,大便无力,便溏不爽。舌淡胖,苔白腻。

推荐处方:

法半夏 9g　陈皮 10g　党参 15g　炙黄芪 30g　炒白术 10g　茯苓 15g　藿香 10g　砂仁^(后下)6g　甘草 6g

此方是六君子汤加芪、砂、藿,主治脾胃虚弱兼痰湿,加用炙黄芪增加益气补中之功,砂仁化湿开胃,仍用藿香来化湿和中。我们比较了一下,在第五版的推

荐处方里,没有炒白术和甘草,加两味就增加了健脾的作用。

2)气阴两虚证

临床表现:乏力,气短,口干,口渴,心悸,汗多,纳差,低热或不热,干咳少痰。舌干少津,脉细或虚无力。

推荐处方:

南北沙参^(各)10g　麦冬15g　西洋参6g　五味子6g　生石膏15g　淡竹叶10g　桑叶10g　芦根15g　丹参15g　生甘草6g

这是以生脉饮和竹叶石膏汤合方化裁而成的。生脉饮功能益气生津,敛阴止汗,气阴同治,补敛合法,使元气充,阴津复,脉来得生。竹叶石膏汤功在清热生津,益气和胃,主治热病后期,余热未清,气阴耗伤,是清热与益气养阴并用,祛邪扶正兼顾。

通过《新型冠状病毒肺炎诊疗方案》(试行第六版)有关"中医治疗"的学习,个人认为,在短短的20多天的临床防治过程中,中医专家们在实践中不断总结研究救治方法并修订出第六版方案,边治疗、边补充、边完善并及时发布,形成了更加成熟的临床指南。同时在疾病认识上基本达成共识,一致认为是寒湿疫,所以在疫情初起,治疗以温肺驱寒、健脾利湿为主要方法,这和教科书上对肺炎的认识和治疗又不尽相同。

我们再来看一下中医对肺炎的定义,历代古籍原本没有"肺炎"一病,临床上以发热、咳嗽、胸痛、咳痰为主要症状,古代有风温、肺热的记载,所以近代中医将其合而为一,定名为"风温肺热病"。1994年,国家中医药管理局发布的《中医病证诊断疗效标准》,在诊断依据、证候分类方面指出该病"由风热病邪犯肺,热壅肺气,肺失清肃所致,相当于急性肺部炎性病变"。这次以武汉为重点疫区的全国大范围的新冠感染,中医专家们一致认为是寒湿疫,也就是说原发病因是寒湿,我想这和教科书上所说的肺炎就是风温肺热病是有所差别的。"风温肺热病"也只能算是肺炎病证的一个主要类型,不能把肺炎笼统地称为风温肺热病。另外,个人认为,以上各证的推荐用药是一个基本方,但不是说就一味不改一成不变,临床上还应遵循中医辨证论治、理法方药、三因制宜的原则,随证加减,即前人强调的"有是症即用是药、病千变药亦千变"。

以上是我学习第六版《新型冠状病毒肺炎诊疗方案》中的关于中医治疗的一

237

点感想,并于 2020 年 2 月 23 日写好后发在我的传承团队群,由于是在那段非常时期匆匆写成的,所以十分粗糙。

到了 3 月 4 日,间隔半个月之后,国家中医药管理局又发布了诊疗方案第七版,在医学观察期,推荐中成药中减去了防风通圣丸,并在其他 3 药的后面括号里加了"颗粒"二字,就是说用中药处方颗粒也行。关于防风通圣丸,它由 17 味药组成,由麻黄、荆芥、防风、薄荷、大黄、芒硝、滑石、栀子、石膏、黄芩、黄连、桔梗、当归、芍芎、白术、甘草组成,它有解表通里、清热解毒的功效,主治外寒内热、表里俱实、恶寒壮热、头疼咽干等症。该方出自《黄帝内经·素问·宣明论方》,作者是金代的刘元素,金元四大家之一,他认为疾病多由火热引起,被后世称为寒凉派,另外 3 人是张子和的攻下派、李东垣的补土派、朱丹溪的养阴派。从防风通圣丸方药的功用来看,它是不适用于新冠感染的医学观察期的,所以不用它是对的。

《新型冠状病毒肺炎诊疗方案》第七版各期各型所用的理法方药与第六版无明显变化,只是在"2.5 危重型"患者用参附黄肉汤的下面加了一段:"出现机械通气伴腹胀便秘或大便不畅者,可用生大黄 5～10g;出现人机不同步情况,在镇静和肌松剂使用的情况下,可用生大黄 5～10g 和芒硝 5～10g。"

时隔半年之后,2020 年 8 月 19 日,国家卫生健康委办公厅下发了《新型冠状病毒肺炎诊疗方案》第八版,又过了 8 个月,在 2021 年的 4 月 14 日又下发了诊疗方案第八版(修订版),其方案的中医治疗部分均没有变动,同第七版,这就说明在实践中不断形成、修改、充实、完善的中医诊疗方案基本上固定了下来。

十一、清肺排毒汤临床常见问题

(一)关于清肺排毒汤

根据"中医中药网"报道,该方是由葛又文医师所拟,他从《伤寒论》入手,对伤寒 3 方、金匮 1 方共 4 个经方融会贯通,古方新用,创新组合了清肺排毒汤,使寒湿热排出的速度更快更好。他认为要破除湿毒郁肺,就要温肺化饮,应对疫情,细辛用 3g 达不到效果,前 3 服建议用到 6g。后来通过山西、河北、黑龙江、陕西 4 省的临床观察应用,接着在湖北武汉推广使用,效果均很好。2020 年 3 月以后,各省都用上了清肺排毒汤。

2021年1月26日,国家中医药管理局又发了进一步规范清肺排毒汤使用和生产的公告,再次强调:①应使用传统中药饮片调配,水煎煮使用,生石膏须先煎,共煎共煮程序必不可少,不得使用单味中药配方颗粒调配使用,以免降低疗效,延误救治;②该方对新冠感染核心病机研判充分,具有普适、速效、决胜的特点和优势,第一个疗程须按原方使用,第二个疗程可结合实际情况辨证加减。为保证药力精纯,不建议与别的药品(包括中成药)同时使用。

时隔一年,2022年1月,上海中医药大学张文东教授团队发表了研究论文。论文指出,清肺排毒汤能明显改善患者异常的生化指标和临床症状,减少不良反应,提高疗效。通过研究,他们发现该方可以表现出免疫调节、抗感染、抗炎和器官保护作用。4月21日,"中医中药网"又刊文,介绍中国医学科学院李静团队的研究成果。论文发表在中国科学院SCI期刊分区杂志上,认为清肺排毒汤可使新冠感染住院患者的死亡率下降一半,他们研究了8 939例患者,其中29%的患者口服清肺排毒汤,未服中药的死亡率是4.8%,服清肺排毒汤的死亡率只有1.2%。

（二）关于三药三方

三药:金花清感颗粒、连花清瘟胶囊、血必净注射液。三方:清肺排毒汤、化湿败毒方、宣肺败毒方。

1. 金花清感颗粒

由麻杏石甘加金银花、黄芩、连翘、知贝母、大力子、青蒿、薄荷12味药组成。它是在2009年甲型流感大流行期间研发的中成药,适用于轻型或普通型新冠患者。主要功效为疏风宣肺,清热解毒。

2. 连花清瘟胶囊

由麻杏石甘加银翘、贯众、板蓝根、薄荷脑、藿香、红景天、鱼腥草、生大黄13味药组成。适用于轻型或普通型新冠患者。主要功效为清瘟解毒,宣肺泄热。

3. 血必净注射液

由红花、赤芍、川芎、丹参、当归5味药组成。它是2003年非典期间研发上市的中成药,在治疗重症、危重症时应用,适用于因感染诱发的全身炎症反应综合征,也可配合治疗多脏器功能失常综合征的脏腑功能受损期。主要功效为化瘀解毒,治疗脓毒症(与西药合用提高治愈率,以减少重症转危重症)。

4. 清肺排毒汤

前面已经提及此方是由《伤寒杂病论》的 4 个经方合方化裁而成的,该方适用于新冠轻、普、重、危重各型,主要功效为宣肺透邪,清热化湿,健脾化饮,对改善发热、咳嗽、乏力等症状见效快而明显,可有效促进重症患者肺影像学改善和肺部病灶吸收。

5. 化湿败毒方

是由麻杏石甘加藿香、法夏、厚朴、苍术、草果、茯苓、生黄芪、赤芍、葶苈子、大黄 14 味药组成。适用于轻、普、重型新冠,主要功效为解毒化湿,清热平喘。

6. 宣肺败毒方

由麻杏石甘加薏苡仁、苍术、藿香、青蒿、虎杖、马鞭草、芦根、葶苈子、化橘红 13 味药组成,适合于轻、普通型新冠。主要功效为宣肺化湿,清热透邪,泻肺解毒。

(三)关于组成清肺排毒汤的 4 个经方

以上 6 个方子中,除了血必净用活血化瘀的 5 味药,各方都有麻杏石甘汤的 4 味药,或加疏风解表,或加清热解毒,或加芳香化湿,或加泻肺化痰之品。那么,麻杏石甘的功用是什么?清肺排毒汤中还有射干麻黄汤、小柴胡汤、五苓散,它们的药物组成及功效又是什么?下面我们来复习一下这几个经方。这 4 个方剂都是张仲景所著《伤寒杂病论》中的方子,所以称之为经方,3 个记载于《伤寒论》,1 个出自《金匮要略》。

1. 麻杏石甘汤

该方是《伤寒杂病论》的方子,属辛凉解表剂的重剂。主治外感风邪,邪热壅肺证,如身热不解,有汗或无汗,咳逆气急,甚则鼻煽,口渴,舌苔薄白或黄,脉浮而数。本证是表邪入里化热,壅遏于肺,肺失宣降所致。正如《方剂学》方解云:方中麻黄辛甘而温,宣肺平喘,解表散邪;石膏辛甘大寒,清泄肺热以生津。二药相伍,一宣肺,一清肺,合而用之,既宣散肺中风热,又清宣肺中郁热,共为君药。石膏倍于麻黄,相制为用,全方主以辛凉,麻黄得石膏,宣肺平喘而不助热;石膏得麻黄,清解肺热而不凉遏。杏仁苦温,宣利肺气以平喘咳,与麻黄相配则宣降相因,与石膏相伍则清肃协同,为臣药;炙甘草既能益气和中,又防石膏寒凉伤中,更能调和于寒温宣降之间,为佐使药。四药合用,共奏辛凉宣肺、清热平喘之功。该方的辨证要点:发热,喘咳,苔黄,脉数。歌曰:仲景麻杏石甘汤,辛凉宣肺清热良,邪热壅肺咳喘急,有汗无汗均可尝。

2. 射干麻黄汤

出自《金匮要略》,是由射干、麻黄、生姜、细辛、紫菀、款冬花、大枣、半夏、五味子9味药组成,为辛温解表剂,功效为宣肺化痰,降气止咳。主治痰饮郁结、气逆喘咳证,症见咳而上气,喉或胸中有水鸣声者。

3. 小柴胡汤

出自《伤寒论》,功用是和解少阳。主治伤寒少阳证,是和解少阳法的基本配伍,且升降并用,邪正兼顾。它既是少阳病的基础方,又是和解少阳法的代表方,以往来寒热、胸胁苦满、默默不欲饮食、心烦喜呕、口苦、咽干、目眩、苔白、脉弦为辨证要点。

4. 五苓散

出自《伤寒论》,功用是利水渗湿,温阳化气。主治蓄水证、痰饮、水湿内停证。方用泽泻为君(量最大)猪茯术(中等量),均起利水渗湿的作用。白术补气健脾运化水湿,用桂枝小量以温阳化气以助利水,并可辛温发散以祛表邪,一药而表里兼治,诸药合用,共奏淡渗利湿、健脾助运、温阳化气、解表散邪之功。其配伍特点是主以淡渗,辅以温通,兼以健脾,表里同治而侧重治里,邪正兼顾而着眼于祛邪。其辨证要点:本方为利水化气的代表方,以小便不利、苔白、脉浮或缓为辨证要点。

这4个经方纳在一起,共同起到宣肺透邪、清热化湿、健脾化饮的作用,加藿香芳香化湿辟瘟祛邪,枳实行气,陈皮化痰,那12g山药是做什么用的呢? 应该说是健脾,但量不大,不用它行不行? 我看也行。清肺排毒汤在固定下来之后,第一疗程守原方不变(如果变一两味药会怎么样? 我估计问题不大),这说明清肺排毒汤已经成为群体化的治疗方案。中医临床处方用药，绝大多数还是以个体化治疗方案为主，同时遵循辨证论治原则，守住主方并根据患者不同情况以随证加减，正如《伤寒论》所说"观其脉症，知犯何逆，随证治之"。一年多来，我一直关注着《新型冠状病毒肺炎诊疗方案》的修改和最后确定的证型分类、治法方药，同时重温了组成清肺排毒汤的 4 个经方，并表达了个人的一些见解，也提出来与大家共同讨论。

时势造英雄，抗疫显中医，在这里不能不感叹东汉张仲景著《伤寒杂病论》之伟大，他不愧被后人奉为"医圣"。该书作为我国第一部中医内科学古籍，一千多年来指导于临床，并且经历代医家深入研究不断发展，使中医理论体系越来越完善，辨证论治的内容越来越丰富，这就是传承精华、守正创新。《伤寒杂病论》真的是百读不厌，越读越新，是非常值得我们反复认真阅读，深入研究，并灵活运用于临床的。

2022 年 5 月 1 日

附件

一、在 2019 年宣城市卫健系统"8·19 医师节"先进事迹报告会上的发言

吕美农

各位领导、各位同道：

今天，我十分荣幸地参加这次报告会，谈不上先进事迹介绍，只来讲讲我从事中医工作 58 年的一些体会。我是中医学徒出身，1962 年 1 月，我开始学习中医，走上了中医之路。那时候的学徒是成天到晚地背诵《药性赋》《医学三字经》《汤头歌诀》《黄帝内经》《难经》《伤寒论》《金匮要略》等医药古籍，师父要求我们背得滚瓜烂熟、倒背如流。还发了一套中医中级教材，要求自学，并写好读书笔记送老师阅批。读书之外，便是跟师抄方，这样 5 年之后，就算出师了，安排在卫生所，悬壶乡里。待到 1978 年，经当时的邓小平副总理批示，在全国范围内通过选拔考试，招录一万名中医药人员充实到国家医疗队伍中来，其中安徽省 500 名，我以全县第 1 名的好成绩被录取，转为国家干部，被承认大专学历，定职称为中医师，这给一大批中医学徒出身的人创造了成为"铁杆中医"的机会。凭借自身的刻苦努力，我在实践中学习，在学习中实践，在实践中提高，所以进步很快。到了 1985 年，宁国县中医院成立，我被举荐担任宁国县中医院首任院长。随着年岁的增长，经验的积累，医疗技术的精进，群众信誉的增加，我从中医学徒一步步晋升到主任医师，成为一名享誉一方的合格中医。几十年来，我先后带教了几十名徒弟，自觉或不自觉地在努力传承着，我把从师父那儿继承下来的东西，又传授下去，所以，我体味到中医的传承就是这么一代一代，师门相承，传统正规。如今的中医现代教育，仅仅依靠校园学习是不够的，工作之后多西少中，想要进步非常困难。要在中医药方面有所造诣，最快的方法还是跟名老中医学习，事实上这其中仍存在着传承，问题在于在新形势下，如何将中医药继续传承下去，而且能够越传越创新，越传越发展，越传越兴旺。

2012 年，我被遴选为全国第五批老中医药专家学术经验继承工作指导老师，

带了两名硕士研究生,当时的安徽省县级医院中获此殊荣的只有我一人,故颇感压力巨大,不敢丝毫懈怠,所以竭尽全力。2014年,我的工作室又被确定为全国名老中医药专家传承工作室,并且有了由10人组成的传承团队,我暗下决心非得好好地带教不可。经过4年努力,我的传承工作室顺利通过国家中医药管理局的验收。

回想我从事中医工作的58年,我基本做到了年少时,刻苦钻研岐黄,认真学习中医理论,在师承中锻炼自己的本领;中年时,全身心投入中医院建设,甚至是夜以继日、废寝忘食地拼命工作,在担任院长的同时,搞好门诊临床,白天看病,晚上行政办公,所有会议都是在晚上召开,所有工作研究都在夜间进行。我始终认真履行着我在当院长时提出的"早上班、晚下班,不送走患者不下班"和对患者"多解释、多交代,多说一句话"的"三多"承诺,尽最大努力向德艺双馨的高峰去登攀。

所谓"德艺双馨",德是职业道德,即医德;艺是技艺,即医疗技术水平。如果这两个方面都做好了,就是一个称职的医生。关于医德医风建设,对中医院来说应该是得天独厚的,因为千百年的杏林佳话,充分体现着传统的中医美德,我们的先辈在医德医风方面为我们树立了光辉的榜样。从古至今,凡重视医德的医生,都是非常重视医术的。虽然中医院在医德医风建设上有优势,但也必须加强医疗法规、党风党纪教育,做好思想政治工作。实践告诉我们,思想政治工作的效果,往往取决于宣传者、领导者自身的形象,必须要自己做到言行一致,身先士卒,带头执行自己拟定的制度,带头实践自己提倡的奉献精神。只有你带头按照自己说的去做了,你的话才有号召力,要求别人做到的,自己要首先做到,"己所不欲,勿施于人"。也就是说,思想政治工作首先是身教重于言教,要靠真理和人格力量,自己要起到模范带头作用。

以上是"德"的方面。关于"艺",我们是中医,应当树立足够的信心,热爱中医,争当名中医。如何去争取当好名中医?我的体会是要做到以下几个方面:

一、立志中医,坚定不移。我们要立中医之志,立名中医之志,对于青中年中医来说,还应立志在某一专科专病方面有所建树,成为某专科专病的名中医。我院经过多年的"送出去"和"院内带徒"培养,已形成了名中医的基本框架,正在为创建名院、名科、名医而努力着。

二、狠抓基础,功底扎实。立志于中医,首先是学好四大经典著作,现在的年青中医都是本科毕业,中西理论基础较好,需要在实践中进一步诵读经典,能记会背最好,要进行深入细致的阅读、理解、研究,要把书中的文字读活起来,以应用于临床。

三、跟师临床,虚心好学。中医不同于西医,需要悟性,需要摸索,需要较长时间的经验积累,这是一个漫长的过程。如果说有什么捷径可走的话,那就是有一位明师的指点,那样就会快很多。明师,不一定非要有名的师父,但必须是一个热爱中医、献身中医的好老师。

四、悬梁刺股,刻苦勤奋。学中医要死读书、读死书、背古书,这是一件枯燥无味又十分艰苦的事,不想学时很无奈,一旦钻进去了会感觉越读越有味。我不聪明,但我很勤奋。在从事中医工作的 50 多年里,我做到了"一心两看",一心即一心扑在中医事业上;两看就是除了看病,便是看书。

245

五、医德高尚,勇于创新。一个好的医生,他一定具有强烈的事业心、高度的责任心和对患者的同情心。历代先贤们都强调为医者应具有精湛的医术和高尚的医德,缺一不可。而最基本的条件还是热爱中医,立志坚定,勤奋好学,基础扎实,善于思辨,乐于总结,医风端正,医德高尚,这样长期坚持下来一定会成为名中医。

"老牛明知夕阳短,不用扬鞭自奋蹄。"我退休后的 14 年,是更加努力工作,积极传承带教,认真总结临床经验的 14 年,也得到了各级组织的表彰和广大群众的好评,先后被评为"宁国市名老中医""安徽省名中医""全国基层优秀名中医""全国名老中医专家",县、市、省、全国卫生系统先进工作者,地级专业技术拔尖人才,县十佳人物并 20 多次获得"优秀共产党员"等荣誉称号。在我所带的徒弟中,有一名被评为"宣城市名中医",三名被评为"宁国市名中医",对我来说,这是最大的欣慰。我虽然已是古稀之年,但还不想躺平,还想在有生之年,继续为人民健康书写好中医处方,继续做好传承带教工作,把毕生的精力献给中医事业。最后,我想用 2005 年我在退休那天晚上写的一首诗中的两句作为结束语,"安得一技奉百姓,余热廿载续春秋"。

谢谢大家!

2019 年 8 月 16 日

二、"医路先锋"吕美农的事迹报告

五十八载杏林路　献身中医传承人

走进"医路先锋"吕美农

（一）年轻时不断刻苦，一心钻研中医药

吕美农，1961 年毕业于宁国中学，1962 年 1 月参加云梯中医带徒学习班，整整 5 年，从《汤头歌诀》《药性赋》到《内经》《伤寒论》《温病条辨》，把十几本中医经典背得滚瓜烂熟，揣着药箱跟着师傅走村串户，学徒期满时被公社安排在虹龙朱村卫生所工作。5 年的中医学徒时光，吕美农同志打下了深厚的中医理论基础。同时，为了同步提高自己在西医方面的诊治水平，满足广大群众的就医需求，他虚心请教老前辈，翻阅大量书籍，认真做好笔记，夜以继日潜心钻研，主动要求进修，梅花香自苦寒来。数年如一日的刻苦磨炼，使吕美农同志成为公社卫生院小有名气的医疗骨干，各个地方的求诊患者慕名而来，他总是不厌其烦，耐心对待每一位患者，病情稍重的，他放心不下，总是要亲自上门查看。乡村的清苦生活，使他愈发坚定做一名让群众放心的好医生的信念。

（二）中年时不畏艰苦，带头创建中医院

1978 年，中央批转卫生部报告，在全国范围内，从集体所有制和散在民间的中医药人员中选拔 1 万名中医充实到全民卫生体制的队伍中来。吕美农同志以全县第一名的优秀成绩被录取，从大集体身份转为全民所有制的中医师。当时，除了高兴，他更是下定决心，一定当好一名铁杆中医。

1984 年，吕美农同志受命组建宁国县中医院。建院之初，中医院条件差、底子薄，只有职工 27 人，吕美农身先士卒带领职工全身心投入医院建设，肩挑背扛搞基建，满腔热情待患者。从简陋门诊到病房楼，从只能做化验的三大常规，到心电、放射、B 超，一步一个脚印慢慢发展壮大起来。经过十余年艰苦的努力，中医院新建了门诊和住院大楼，职工逾百人，医院科室功能已较为齐全，1995 年被省中医管理局批准为"全省合格中医医院""十佳中医医院"，1998 年通过二甲医院评审。

医院行政事务繁忙，吕美农同志总是坚持白天看诊，晚上行政办公。他率先提出"早上班、晚下班，不送走患者不下班"和"多解释、多交代，多说一句话"的口号。在忙碌的工作中，吕美农同志坚持读书学习，坚持中医特色不变、优势不减，深入钻研中医内、妇科，总结出治疗脾胃病、妇科病的独到经验，形成自成一体的用药特色，先后发表临床经验论文 40 余篇，成为皖东南地区最具影响力名中医之一。

（三）退休后不辞辛劳，传承创新献余热

2005 年，吕美农同志退休后，谢绝了多家医院的高薪聘请，毅然接受中医院返聘，仍然是早上班、晚下班，坚持门诊、查房、带教。如果问退休后吕美农同志有哪些变化，那就是更忙、更累、更辛苦了。

2012 年，经层层评选，吕美农同志被国家五部委确定为全国老中医药专家，并带教了两名硕士研究生，这在当时全省县级医院中只有他一人；2014 年，他的工作室被确定为全国名老中医传承工作室，并发展为由 10 余名中青年中医组成的传承团队；也是 2014 年，他被评为"安徽省名中医"，并被确定为安徽省名中医学术经验继承指导老师。传承任务加大，带教徒弟增多，团队里出类拔萃的人才也逐渐涌现出来，在他的传承团队里，有副主任医师 4 名，硕士研究生 4 名。近几年，徒弟中有被评为"宣城市名中医"者 1 名，"宁国市名中医"者 3 名，今年又有两名徒弟分别被评为宁国市"医坛名医"和"医坛新秀"。

鉴于吕美农同志对中医所做的贡献，他已成为我市乃至全省卫生系统的典型、榜样。几十年来，他先后获得全国卫生系统先进工作者，省、地、县卫生系统先进工作者，地级专业技术拔尖人才，县级卫生系统十佳人物，"全国基层优秀名中医"等荣誉称号，10 余次被评为优秀党员，2019 年 10 月 27 日被表彰为"安徽省最美中医"。

吕老曾在他的诗中写道"古稀偏爱传承事，退而不休一老马""都说夕阳无好，不惧黄昏唱晚霞"，他说："只要我说话还清，走路还稳，为了传承，再干几年吧。"58 年来，他对中医倾注了辛勤的汗水和毕生的心血，已是古稀之年仍为中医的传承发展而努力工作着，他寄希望于传承团队，寄希望于后生，寄希望于中医院团结奋进、快速发展、守正创新、再铸辉煌。

2020 年 11 月 30 日登载于《健康宁国》

三、吕美农所作有关中医药诗歌

写给中医药的歌

吕美农主任中医师不仅一生热爱中医、献身中医，忙碌于中医临床工作，还爱好文学、诗歌，常常忙里偷闲，一时兴起写上几句，抒发情怀享受生活。他创作的诗歌多达几百首，现摘选有关中医药、中医院发展的诗歌作品 30 首，汇编整理如下。

1. 为荣获"宁国市名老中医"称号而作

"名老中医"肩重任，

大红证书颁七君。

四十六载杏林路，

耳顺之年荣誉新。

犹记油灯读拂晓，

难忘风雪夜出诊。

德艺双馨平生志，

只为百姓不为名。

2008 年 10 月 22 日

2. 参加首届省国医沙龙有感

师徒四人过长江，

驱车直入大学堂。

老中青年齐聚会，

国医大师论华章。

深究《内经》结硕果，

苦研《本草》出锦囊。

中医迎来新时代，

创新发展兴岐黄。

2015 年 10 月 4 日

3. 宁国市中医院名中医馆序

中医中药	瑰宝芬芳	悠久历史	无限春光
宁国杏林	今来古往	名医辈出	代代留香
欣逢盛世	中医院立	回顾卅载	发展苗壮
勤求古训	博采众长	学风严谨	医德高尚
特色突出	优势自强	三名战略	初露锋芒
老中青人	薪火相传	中西融通	和谐激荡
全院团结	坚定理想	关爱生命	护佑健康
而今修馆	创新向上	振兴中医	再展辉煌

2015 年 11 月 25 日

4. 二〇一七元旦抒怀

这，还是冬日寒冷的时光，
带着春意的元旦，来到我们的身旁。
撕去旧日历的最后一页，
我们开启了二〇一七新的篇章。

回顾过去一年，
我们春风满面、心潮激荡。
在党的中医政策指引下，
在各级领导的关怀支持下，
在全院同志的共同努力下，
中医院又创下新的辉煌。

全年就诊患者超过历年，
业务收入各项指标直线上扬；
医联体工作初见成效，
深化改革让老百姓心情舒畅；
元月，旧楼改造焕然一新，

方便就医，处处为群众着想；

7 月，迁扩建 PPP 项目落地生根，

开工典礼，大伙儿喜气洋洋；

三年，只用三年啊，

崭新的中医院将屹立在中津河旁……

感叹祖国的医药学历史悠久，

回顾宁国的中医发展源远流长。

中医药维系着老百姓的性命，

名医辈出，一代更比一代强。

新中国成立后的宁国中医界，

杰出代表有王英培、万复初、郑星甫、王坤芳……

2008 年，我市首次评出 7 位名老中医，

2016 年，5 位名中医又被评选、表彰，

全市在岗的 11 位名中医，

我院就有 8 名荣耀上榜！

抚今追昔，1985 年成立中医院，

三十一年的历程成绩辉煌。

三十一年的艰苦创业，

我们坚定了中医的信仰；

三十一年的奋力拼搏，

我们追逐着振兴中医的梦想；

三十一年由小变大，

见证着我们每一点进步；

三十一年的春华秋实，

记录着我们茁壮成长。

我们从全省首批"合格中医院"的行列，

登上了"二甲中医医院""示范中医医院"的光荣榜；

我们的临床科室越来越多，

我们的中医优势越来越强；

内、外、妇、儿、针灸、推拿、骨伤，

各科齐全，中西融通，

特色突出，疗效优良。

为弘扬名院、名科、名医的"三名"战略，

全院团结、努力继承发扬。

严谨的学风、高尚的医德，

展示着德艺双馨的中医形象。

251

我们还需百倍的努力，

去实现习近平总书记对中医人的殷切期望：

"深入发掘中医药宝库的精华，

充分发挥中医药的独特优势，

在建设健康中国、

实现中国梦的伟大征程中，

谱写新的篇章。"

振兴中医梦，

我们励精图治，不断创新发展；

实现中国梦，

我们立足本职，贡献自己的力量！

2016 年末

5. 午后湖边独思

上午病号有几多？

午后闲坐湖一角。

外孙明年大学去，

老翁岂不空蹉跎。

2018 年 4 月 16 日

6. 新址工地前感怀

半日中医半日闲，

胡思乱想工地边。

钟漏并歇无多岁，

坐诊新楼能几年？

2018 年 11 月 28 日

7. 为医院新大楼题字而歌

今日，中医院领导们约我一道讨论新大楼大厅正前方如何题字，特记之。

杏林春暖别样景，

悬壶济世治未病。

仁心仁术奉献爱，

大医精诚为苍生。

2019 年 4 月 20 日夜

8. 医师节参加宣城市卫健系统先进事迹报告会有感

大红绶带胸前扎，

上台迎来掌声哗。

围绕中医谈体会，

只把杏林当爱家，

弱冠巡诊山路徒。

壮年垒巢汗水洒。

古稀偏爱传承事，

退休愿做伏枥马，

甘当人梯献余热，

尤望团队再升华。

都说夕阳无限好，

不惧黄昏唱晚霞。

2019 年 8 月 19 日晚

9. 为宁国市中医药学会成立而作

学会成立聚群贤，

忽如一时杏花开。

发展中医同心干，

创新百药携手来。

邻学江浙温病祖，

近追徽州新安派。

宁国岂是等闲辈，

敢为人先有吾侪。

2019 年 9 月 29 日

10. 参加安徽省最美中医颁奖大会有感

"最美中医"赠老朽，

饱含热泪不曾流。

五十七载初心在，

大医精诚毕生求。

2019 年 10 月 30 日

11. 窝居赋（新冠肆虐，医院让老中医们休息在家）

醒来茶一杯，菜蔬两三盘。

手机看天下，宅家不添乱。

愁绪结眉上，担心挂胸间，

微信解他忧，窝居亦贡献。

庚子年正月十六（2020 年 2 月 9 日）

12. 为我院李长清、储贵菊驰援武汉而歌

勇士奔武汉，同心战疫情。

大展中医力，再添宁国兵。

点赞储贵菊，称扬李长清，

危难英雄在，骄傲杏林人。

2020 年 2 月 20 日

13. 新冠感染疫情感怀

春花雨水后，

柳芽惊蛰前。

口罩人蹙眉，

眼望园空闲。

何时疫情罢，

同享艳阳天。

2020 年 2 月 25 日

254

14. 为我院李长清、储贵菊援鄂抗疫凯旋而歌

七九正逢雨水天，

援鄂抗疫千里外。

义无反顾舍家去，

临危不惧救人来。

防护服里盛汗水，

护目镜下抒情怀。

喜看英雄凯旋日，

樱花牡丹一并开。

15. 读抗疫良方清肺排毒汤后，为便于记忆写此歌诀

清肺排毒合四方，

麻杏石甘加藿香。

柴胡芩夏无参枣，

五苓利水化气强。

射干麻黄少五味，

紫菀冬花细辛姜。

再加枳陈与山药，

新冠各型此方良。

2020 年 3 月 9 日

16. 运动，坚持天天走路

> 傍着津河走路闲，
>
> 八千碎步逆水来。
>
> 一河倒影随风动，
>
> 两岸竹径迎面开。

2020 年 6 月 9 日

17. 欣闻我市开展医坛新秀、骨干、名医评选活动，中医院多名医生榜上有名，其中有我的徒弟 2 人，高兴非常，以诗贺之

> 名医新秀题金榜，
>
> 誉满杏林竞芬芳。
>
> 白衣执甲展风采，
>
> 德才兼备乃栋梁。

2020 年 8 月 18 日

18. 午睡之后，走路尚在思考上午的诊病处方

> 又来大桥下，信步竹林间。
>
> 上午诊室累，午后脑未闲。
>
> 反思脉舌象，推敲处方笺。
>
> 性命相托事，责任重如山。
>
> 唯有认真者，心中自坦然

2020 年 8 月 31 日

19. 创建全国文明城市，走在城中有感

> 创建文明城，全民齐参战。
>
> 数年拼搏苦，一朝硕果甜。
>
> 小区风尚新，大街气象鲜。
>
> 欢歌伴笑语，绿水绕青山。
>
> 且看迎检日，宁国定夺冠。

2020 年 9 月 9 日

20. 贺中医院乔迁新址（其一）

风清气爽秋分半，

乔迁正好两节前。

傍居中津一河秀，

紧靠南山百草妍。

振兴中医再发展，

保障健康续新篇。

凭借高楼凌云上，

大爱写在天地间。

2020 年 9 月 30 日

21. 贺中医院乔迁新址（其二）

宁国中医卅五过，

再挂云帆奔不惑。

德宗药王为百姓，

技承医圣起沉疴。

犹记伊始人才少，

可叹今朝栋梁多。

喜看新楼新气象，

群英荟萃动津河。

2020 年 9 月 30 日

22. 建党百年抒怀

胸前党徽心相印，

灿烂辉煌照征程。

世纪沧桑天地变，

百年华诞日月新。

志愿誓言永牢记，

使命担当为终身。

光荣在党已不惑，

愿将余热献杏林。

2021 年 7 月 1 日

23. 抗疫感吟

时光如白驹过隙,转眼间中医院迁入新址已一年。

喜迁兴致未曾减,

经冬历夏正一年。

齐心救治忘却累,

团结抗疫不言难。

几许周末陪老小?

多少日子夜无眠。

砥砺前行不松劲,

中西防治谱新篇。

2021 年 9 月 29 日

24. 下午走路,看到河边游乐场景,想到奋战在门诊病房的同行们

忙罢诊室又路过,

纸牌小伞舞婆娑。

突念医院救病危,

犹记妙手起沉疴。

救病危,

起沉疴。

一心防治保康健,

医院同行最可歌。

2021 年 11 月 26 日

25. 昨日,我院彭根兴、熊润两同志荣获"宣城市名中医"称号,宣城市共 10 名,宁国就占了两位,其中有我的徒弟熊润,高兴而写以贺之

名医红榜动宣城,

满身荣耀传三津。

守正创新岐黄术，

一心赴救济苍生。

2022 年 8 月 20 日

26. 疫情放开，一时间新冠感染患者剧增，赞我院中青年医护骨干及所有同道

虚邪贼风一夜至，

人满为患几崩盘。

各科齐心战疫魔，

干群合力挽狂澜。

忍受高烧上急诊，

不顾疾病值夜班。

超常付出是医护，

危重抢救有党员。

父母卧床嘱饮水，

小儿饥饿谁送餐？

中青医护顶天地，

勇担大任佑江山。

2023 年 1 月 9 日

27. 团建活动在东坡

灿烂春花几多种？

最美还是映山红。

坡上丛拥色绮丽，

亭下如霞艳无穷。

《内经》探究公园里，

病案推敲小院中。

师徒难得此番乐，

放飞心情到碧空。

2023 年 4 月 16 日

28. 立夏日，名老中医们到胡乐义诊有感

正逢立夏万物盛，

名老中医胡乐行。

三指解开陈年痼，

一方抚平病中吟。

终身追寻大医梦，

时刻怀抱精诚心。

不弃垂暮晚霞暗，

竭尽余热献杏林。

2023 年 5 月 7 日

29. 庆祝第六个医师节（诗二首）

其一，为四徒弟荣获"医坛名医"等称号而写。

名医骨干秀，

德才技共优。

代有新人起，

薪火传千秋。

其二，医师节，医院为在岗医师工作满 35 周年者发放纪念杯，工作室又被市政府授予"宁国市优秀名医工作室"称号，甚喜而作。

医师节日里，

喜捧荣誉杯。

初心总牢记，

使命凭作为。

莫道夕阳晚，

老马尚未归。

2023 年"8·19 医师节"

30. 中医院重阳节敬老活动游记

秋风潇洒秋风劲，

一车笑语一车亲。

领导邀约游港口，

老友相聚走山门。

共忆建院岁月苦，

同赞今朝气象新。

三级宏图已开卷，

辉煌大业凭后生。

2023 年 10 月 21 日

*注：三级，指我院创建三级中医医院。

（吕　静）